Dietrich Grönemeyer

Gesundheit!

Dietrich Grönemeyer

Gesundheit!

Für eine menschliche Medizin

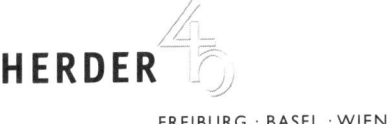

HERDER

FREIBURG · BASEL · WIEN

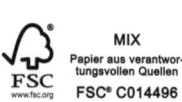

MIX
Papier aus verantwor-
tungsvollen Quellen
FSC® C014496

© Verlag Herder GmbH, Freiburg im Breisgau 2015
www.herder.de
Alle Rechte vorbehalten

Satz: de·te·pe, Aalen
Herstellung: GGP Media GmbH, Pößneck

Printed in Germany

ISBN 978-3-451-31259-5

Ich werde mich in meinen ärztlichen Pflichten meinem Patienten gegenüber nicht beeinflussen lassen durch Alter, Krankheit oder Behinderung, Konfession, ethnische Herkunft, Geschlecht, Staatsangehörigkeit, politische Zugehörigkeit, Rasse, sexuelle Orientierung oder soziale Stellung.
Ich werde jedem Menschenleben von seinem Beginn an Ehrfurcht entgegenbringen und selbst unter Bedrohung meine ärztliche Kunst nicht in Widerspruch zu den Geboten der Menschlichkeit anwenden.

(Genfer Deklaration, Auszug aus dem Eid des Hippokrates in der Fassung des Weltärzteverbandes)

Für eine würdevolle Medizin! Medizin ist ein Kulturgut!

Dietrich Grönemeyer

Inhalt

Perspektiven gesunden Lebens

Lebenslang: Sei dein eigener Arzt –
Freiheit und Verantwortung

Gesundheit!

Gesund sein ist etwas, was wir meist als selbstverständlich hinnehmen, was wir nicht spüren, worüber wir normalerweise nicht nachdenken. »Gesundheit!« wünschen wir uns zu Geburtstagen oder wenn wir niesen. Kinder beschäftigen sich nicht damit, und Erwachsene meist auch nicht – oder erst dann, wenn etwas nicht mehr so funktioniert, wenn wir krank sind oder werden. Dann wünschen wir uns den besten und freundlichsten Arzt, die fürsorglichste Krankenschwester oder Hebamme, das beste Krankenhaus, die beste und liebevollste und effektivste Medizin. Die Medizin, unser Gesundheitssystem sind aber nicht naturgegeben. Sie sind eingebettet in das gesellschaftliches System, unsere Kultur. Sie werden von Menschen gemacht und weiterentwickelt.

Der medizinische Fortschritt ist rasant. Spezialisierung und Technisierung schreiten rasch voran. Der Patient, der Mensch mit seiner konkreten Not, gerät dabei oft aus dem Blick. Unser Gesundheitswesen wird immer aufwendiger. Gespart wird auf dem Rücken der Betroffenen. Die Beziehung von Mensch zu Mensch kommt immer öfter zu kurz – zum Leidwesen auch derer, die eigentlich heilen wollen. Technisierung und Medikamentenverabreichung stehen auch für sie zunehmend mehr im Vordergrund. Statt Zuwendung eine Tablette, statt körperlicher Untersuchung eine Maschine, statt Seelsorge Sterbehilfe. Aber der Mensch ist keine Maschine, und Heilung ist etwas anderes als Reparatur. Gerade kranke und leidende Menschen haben – von der Kindheit bis ins hohe Alter – neben physischen auch soziale, spirituelle, emotionale Bedürfnisse. Und Heilung geschieht nicht nur auf der körperlichen Ebene, es ist immer auch ein Beziehungsgeschehen. Wer heilen will, muss sich auf den anderen einlassen; er muss eine Beziehung zu dem Patienten aufbauen.

In diesem Buch greife ich einige Problemfelder auf, die immer wieder auf der Tagesordnung stehen, wenn öffentlich über Gesundheit diskutiert wird: Gesundheitspolitik, Gesundheitsreform, die Entwicklung der Medizintechnik, Zivilisationskrankheiten, den gesellschaftlichen Strukturwandel, und dies in einer Betrachtungsweise, die das ganze Leben zwischen Geburt und Tod im Blick hat. Es sind Themen, die uns alle, jeden Einzelnen von uns, angehen. Meine Anregung: Bleiben Sie nicht passiv, wenn es um Ihre Gesundheit, Ihren Körper und vor allem Ihr Wohlbefinden geht. Wir alle altern vom ersten Lebenstag an. Wir alle können eine schwere Krankheit bekommen, dement werden. Je humaner wir gemeinsam die Gesellschaft gestalten, deren Teil wir sind, umso würdiger werden wir alle in schweren Zeiten miteinander umgehen können.

Was stärkt den Patienten, aber auch den Arzt oder die Krankenschwester? Informiertes Vertrauen, liebevolle Zuwendung auf Augenhöhe, gegenseitiger Respekt vor der Würde und Freiheit des Einzelnen sind Schlüssel zu einem neuen Klima und zu neuen Ansätzen im Medizinbetrieb. Was gibt innere Kraft und Lebensmut? Wie kann Gesundheit erhalten und gefördert, Heilung unterstützt und Lebensfreude intensiviert werden? Die Kernfrage, auf die wir Antworten brauchen, lautet: Was hilft, um persönlich gut und wohlbefindlich zu leben? Was ist das heilsame Elixir, um Gesellschaften und Kulturen menschlich weiterzuentwickeln? Was tun, um eine humane Humanmedizin weltweit zu etablieren, in tiefem Respekt vor der Würde des Menschen und der Schöpfung?

»Du selbst bist dein bester Arzt, die Ärzte sind nur deine Gehilfen«, so sagt Paracelsus, einer der berühmtesten Ärzte der Medizingeschichte. Ärzte sind keine »Halbgötter«. Ärzte und Patienten sind gleichwertige Menschen und Partner. Je aufgeklärter, interessierter und selbstverantwortlicher die Menschen sind, umso besser ist dies für uns Ärzte – und umso besser ist es auch für das körperliche, seelische und soziale Wohlgefühl des Einzelnen. Gesellschaften und Gesundheitssysteme profitieren davon. Körperlich und mental wohlbefindliche, wissende und selbstbewusste Menschen, selbst wenn sie chronisch erkrankt oder gehandicapt sind, schaffen die humane Zukunftsgesellschaft. Im Sinne einer solchen Perspektive habe ich dieses Buch geschrieben. Gesundheit!

Mensch bleiben

Medizin am Scheideweg

Visionen der Medizintechnologie

Stellen Sie sich vor: In einem hellen, modern eingerichte-
ten Raum mit freundlich anmutender Atmosphäre liegt
ein Patient auf dem Operationstisch. Entspannt ruht er in
einem halb offenen, schalenförmigen Gerät. Es ist – was
Sie ihm auf den ersten Blick gar nicht mehr ansehen – ein
Computertomograph der neuesten Generation. Medizintechnik vom Feinsten, keine bedrohliche Anhäufung von
Apparaten und Instrumenten. Auch der Arzt stolziert
nicht mehr als Halbgott in Weiß durch den OP. In warme
Farben gekleidet, beugt er sich über den Patienten, um
eine hauchdünne Nadel sanft in den Kopf einzuführen.
Auf mehreren Großbildschirmen können Sie den Eingriff
verfolgen, farbig und dreidimensional. Wie der Arzt und
der Patient nehmen Sie plastisch wahr, wie die Nadelspitze
immer tiefer in das Gehirn eindringt.

Die Stimmung ist konzentriert, fast andächtig. Im
Hintergrund hören Sie leise Klaviermusik. Dann scheint

sich der Arzt plötzlich mit den Geräten im Raum zu unterhalten. Auf seine Anweisung hin fährt der Patiententisch in jede beliebige Position, die Monitore richten sich seinen Wünschen entsprechend aus. Auf Zuruf löst sich von der Decke eine Halterung. Ein computerähnliches System senkt sich langsam herab. Ein fadenförmiges Gebilde wird vorsichtig durch die Nadel ins Gehirn eingeführt und präzise an einer bestimmten Stelle implantiert. Das Ende des Fadens, das aus der Nadel heraushängt, wird über eine Klemme mit dem Computer verbunden.

Dann hören Sie, wie sich der Patient auf einmal angeregt mit dem Arzt unterhält. Es geht um ethische Fragen aus dem Bereich der Neurowissenschaften. Wenn man ihn bittet, die entsprechende Fachliteratur zu nennen, kann der Patient die Titel nach Erscheinungsjahren geordnet und in alphabetischer Reihenfolge aufzählen. Wenn man genauer nachfragt, zitiert er bestimmte Textpassagen. Das Wissen der ganzen Welt scheint ihm problemlos zur Verfügung zu stehen. Auf einem Monitor sehen Sie außerdem die Publikationen, über die er gerade spricht.

Was Sie sich eben vorgestellt haben, war die erste Implantation eines Biochips in das Gehirn eines Patienten – das direkte Ankoppeln des Menschen an den Computer. Diese Bausteine sind den Nervenzellen nachgebildet und arbeiten nach demselben kybernetischen Prinzip wie unsere grauen Hirnzellen, nur sehr viel schneller. So wird der Biochip in der Lage sein, hundertmillionenfach höhere Informationsmengen zu speichern, und das auch noch mit einem zehnmilliardenmal schneller arbeitenden Datentransfer als unsere heute gebräuchlichen PCs. Primär soll die Biochiptechnologie für eine Echtzeitüberwachung der

Vitalparameter des Körpers und seiner Organe verwendet werden. So kann es möglich werden, Krankheiten früh zu erkennen, z. B. im Bereich der Krebstherapie, und nicht nur anhand der gewonnenen Daten zu diagnostizieren, sondern auch gezielt individuell zu therapieren. Aufgrund der persönlichen Datenlage sind spezielle, auf den einzelnen Menschen zugeschnittene Medikamente möglich. Biochips könnten in den Körper implantiert oder am Körper getragen werden: eine Perspektive, die mich zutiefst beunruhigt.

Diese Vision habe ich 1996 niedergeschrieben. Heute, bald 20 Jahre später, frage ich mich noch mehr: Wie müssen wir die Zukunft der medizintechnischen Forschung und Entwicklung gestalten? Was sind die ethischen und philosophischen Fragen in diesem Kontext? Diese Fragen erscheinen mir umso dringlicher, als wir technisch schon bald dazu imstande sein könnten, entstehendes Leben nach Belieben zu manipulieren, den Menschen dieses oder jedes Design zu verpassen. Der Biochemiker Erwin Chargaff (1905–2002) hat schon vor Jahren gemeint, dass wir in den Wissenschaft den Rubikon überschritten hätten. Als Forscher beteiligt an der Entschlüsselung der DNA, des Trägers der Erbinformationen, wusste er nur zu genau, dass alles, was einmal gedacht wurde, nicht wieder aus der Welt zu schaffen ist. So wie die technische Entwicklung uns weiter voranbringen kann, kann sie auch zum Fluch der Menschheit werden. Wir stehen an einem Scheideweg. Gerade in der Medizin dürfen wir heute nicht mehr nur über technische Möglichkeiten sprechen, sondern müssen endlich anfangen, neu darüber nachzudenken, was das Menschliche ist und was es uns bedeutet.

Cyborgs – eine monströse Grenzüberschreitung

Es ist die Würde, die den Menschen von der Maschine, dem Roboter unterscheidet. Diese Einsicht verlangt deutliche Grenzziehungen, zumal im medizinischen Bereich. Die Bioethik spielt hier eine kaum zu überschätzende Rolle. Was darf man tun? Was bedeutet uns die Menschenwürde, wenn es in der Medizin um die Schnittstelle von Mensch und Maschine geht, wenn wir über das Klonen sprechen oder über Hybridbildungen? Wie weit kann diese Phantasie etwa in medizintechnischen Großprojekten weitergesponnen werden, ohne das zu verletzen, was den Menschen im Kern ausmacht?

Seit Jahrzehnten werden bereits psycho-operative Verfahren im Gehirn mit Erfolg durchgeführt, um bestimmte Erkrankungen oder Verhaltensweisen zu verändern. So können beispielsweise die Schüttelbewegungen eines Menschen, der an Parkinson erkrankt ist, in Spezialzentren mit einem stereotaktischen, also bildgesteuerten und Computer-assistierten Eingriff beruhigt werden. Hier wie in ähnlichen Fällen wirkt der Fortschritt segensreich. Wer wollte dagegen etwas sagen? Und dennoch: Wenn man sich anschaut, über welche Möglichkeiten der Prothesenentwicklung oder der Transplantation von Organen oder Geweben die Menschheit inzwischen verfügt, von der Hüfte bis zur Hornhaut, von der Leber bis zum Gesicht – mittlerweile können schon bis zu drei Viertel des Gesichtes transplantiert werden –, und wie vielerlei elektronische Mess- und Therapiesysteme (wie Herzschrittmacher oder Insulinpumpen) es inzwischen gibt, dann kann dennoch nicht übersehen werden, dass wir uns damit – bei aller bewundernswerten medizinischen Kunst sowie bei allem Segen, der für einzelne Betroffene damit verbunden ist – in Richtung einer Entwicklung zu Cyborgs bewegen, also zu Mensch-Maschinen – und zwar sowohl im Handeln als auch im Denken. Alle Organe, alle Gewebetypen – selbst das Gehirn – könnten eines Tages ausgetauscht oder durch Technik ersetzt oder sogar manipuliert werden. Für viele Menschen ist der Organersatz ein wundervoller Segen. Für viele ist er Rettung in letzter Not, die auch jeder sicherlich in ähnlicher Situation in Anspruch nehmen würde. Deshalb muss die Spendenbereitschaft, auch im Sinne der Nächstenliebe, wieder zunehmen. Aber trotzdem ist Wachsamkeit geboten.

Transplantiert werden heute Niere, Leber, Herz, Lunge, Pankreas und Darm. Die Implantation von Prothesen gehört mittlerweile zu den häufigsten Operationen. Allein die Hüftgelenksprothetik weist für das Jahr 2013 eine Fallzahl von über 200 000 auf, Anzahl steigend.

Hier sollten wir anfangen, genauer zu unterscheiden: Entsteht da mit der Zeit eine vom Menschen selbst gesteuerte und entwickelte Form der Existenz, die wegführt vom bisher menschlich gedachten und gefühlten evolutionären Prozess? Oder bleibt der Mensch so, wie er ist, in seiner eigenen Autonomie, und wird nur durch etwas Drittes in Form von technisch möglich gewordenen Funktionen unterstützt? Gibt es einen unveränderlichen Kern des menschlichen Wesens, oder besteht das Wesen des Menschen gerade darin, sich zu wandeln? Wo ist bei solchen Optimierungsabsichten die Grenze? Wo wird das Erleben menschlicher Würde, die Erfahrung des mit der Existenz als Mensch gegebenen eigenen Werts zerstört? Und wenn man diese technologischen

Funktionen unterstützt: Welche Auswirkungen hat das auf den Menschen als vernunftbegabtes Wesen in seiner Entwicklung als denkendes Ich, das die Welt auch emotional erfasst? Was brauchen wir eigentlich, um zu fühlen? Was ist das, was auch unser Denken inspiriert?

Selbst wenn wir immer mehr Wissen »anzapfen« oder speichern könnten, heißt das nicht, dass wir dieses Wissen auch verarbeiten und kritisch damit umgehen könnten. Es würden evolutionäre Prozesse übersprungen, die es uns erlauben, von Epoche zu Epoche mehr zu erfassen und zu lernen. Die Kapazität jedes einzelnen Gehirns ist auch bisher bei Weitem noch nicht ausgenutzt.

Nach Berechnungen aus dem Jahre 2009 besteht das Gehirn eines männlichen Erwachsenen aus durchschnittlich bis zu 94 Milliarden neuronalen und ebenso vielen nicht-neuronalen Zellen. Die Funktionsweise der neuronalen Vernetzung ist jedoch noch weitgehend unerforscht.

Wegen unserer Verstehensdefizite glaube ich, dass alle, die sich bereits in eine Welt des Körper-Maschinen-Imperiums hineindenken, einen grundlegenden Fehler machen. Es ist auch jetzt schon abzusehen, dass auf dem Weg dahin die Menschenwürde und die Menschenrechte verletzt würden.

Auch für die Medizin gilt: Die Ambivalenz des naturwissenschaftlichen und technischen Fortschritts besteht darin, dass er einerseits eine Verbesserung der Lebensqualität und der menschlichen Möglichkeiten mit sich bringt, dass aber gleichzeitig damit auch die Gefährdung steigt. Das Gefährdungspotenzial steigt mit der Hybris des Menschen, der alles können, alles ermöglichen will – am liebsten sofort – und dabei den Wald vor lauter Bäumen nicht sieht. Die Gefahr besteht darin, dass am Baum gearbeitet wird, aber nicht – um im Bild zu bleiben – an der Ökologie des Waldes. Das Ganze des Universums Mensch wird durch diese Blickverengung missachtet. Der Mensch wird, wenn man ihn nur im Kontext von Technik und Naturwissenschaft sieht, weder in der komplexen Realität seines Körpers sowie seines individuellen Denkens und Fühlens erfasst noch in seinen wechselseitig wirksamen Bezügen, also weder in seinen Sozialbezügen noch in seinen Bezügen zur Natur, zur Um- und Mitwelt. Diese Bezüge sind aber ein wesentlicher Teil unseres Menschseins.

Wir stecken, was unsere Kenntnisse von diesen Wechselwirkungen und den komplexen Bezügen angeht, noch in den Anfängen. Nehmen wir die Entschlüsselung des menschlichen Erbguts: Rund drei Milliarden Bausteine sind durch Forscher der internationalen Human Genome Organization (Hugo) identifiziert und ca. 25 000 Gene mit drei Milliarden chemischen Einzelverbindungen (Basenpaare) gespeichert worden.

Es ist jetzt also zwar bekannt, in welcher Abfolge die drei Milliarden »Buchstaben« unseres Erbgutes stehen. Was sie im Einzelnen bedeuten und was sie bewirken, wie genau das Wachstum oder die Reparaturmechanismen funktionieren, wie Gesundheit bzw. Krankheit entsteht, wie der Körper und die Psyche das Erbgut beeinflussen (oder umgekehrt), und vieles andere ist jedoch nach wie vor weitgehend unklar. Unbekannt ist auch, wie und in welcher Reihenfolge welche der Milliarden Gene zusammenwirken (müssen). Dieses »Konzert« und die Wirkung der von den Genen produzierten Bausteine ist kaum erforscht. Wir stehen erst am Anfang der Erkenntnis. Wir haben den

Grundstein zum Bau eines Hauses gelegt – und nicht mehr! Die Manipulation am Erbgut erscheint vor diesem Hintergrund als wahres Vabanquespiel. Die Komplexität des Lebens über das Körperliche hinaus bis zum Geistigen und Seelischen ist so gigantisch, dass wir äußerst behutsam mit unserem neuen Wissen umgehen müssen.

Menschenverträglichkeit muss das Maß sein

Medizinische Errungenschaften sind nicht nur wie andere technische Einrichtungen auf ihre Sozial- und Umweltverträglichkeit zu prüfen, sondern auch zu messen am Gebot der Achtung vor dem Mitmenschen. Der Konflikt zwischen dem Menschenmöglichen und dem Menschenverträglichen muss zugunsten der zweiten Option entschieden werden: also der Option für das, was dem Menschen am menschlichsten hilft und mithin ärztlich geboten ist. Nach meinem Medizinverständnis geht es um eine Gesundheit, zu der mehr gehört als das störungsarme Funktionieren des Körpers. Es geht um Lebensqualität im ganzheitlichen Sinn einer seelisch-leiblich-sozialen Geborgenheit. Sie erst lässt den Menschen wirklich Mensch sein. Er braucht in besonderer Weise die Fürsorge des anderen Menschen, sein Mitgefühl, ja seine Liebe.

Neben den Kriterien der Sozialverträglichkeit und der Umweltverträglichkeit muss also das Kriterium der Menschenverträglichkeit beachtet werden. Die ursprüngliche Einheit dieser drei Aspekte gilt es zu bewahren und wiederzuentdecken. Techniken, die dem nicht entsprechen, müssen in Zukunft abgelehnt, in der Entwicklung gestoppt oder so lange weiterentwickelt werden, bis sie diesen Kriterien genügen: Patientenzentrierung der Therapie und menschenwürdige Medizintechnik sind dabei entscheidend. Zu groß ist beim heutigen technischen Entwicklungsstand die Gefahr von irreversiblen Eingriffen mit unkontrollierbaren Folgen für die Evolution.

Wir brauchen das, was die Philosophen eine transversale Vernunft nennen, das heißt ein interdisziplinäres Netzwerk von Ärzten, Naturwissenschaftlern, Geisteswissenschaftlern, Theologen und Juristen in der täglichen Reflexion und Auseinandersetzung mit den rasant auf uns einstürmenden neuen Möglichkeiten in Medizin und Technik: fächerübergreifend an den Hochschulen – und beginnend schon in der schulischen Ausbildung. Wir brauchen nicht nur einen politisch initiierten Ethikrat, der ab und zu zusammentritt. Das genügt nicht.

Dem 2007 gegründeten Deutschen Ethikrat gehören 26 Natur- und Geisteswissenschaftler an. Sie diskutieren die gesellschaftlichen Konsequenzen, die sich insbesondere aus lebenswissenschaftlichen Forschungen und Entwicklungen ergeben, und geben vor diesem Hintergrund Empfehlungen für das politische und gesetzgeberische Handeln.

Seit Langem schon plädiere ich deshalb für den Erhalt und Ausbau der Geisteswissenschaften an den Universitäten. Auch für Ärzte muss das wieder ein selbstverständlicher Bestandteil ihre Ausbildung werden. Nur so werden wir verhindern, dass die Technisierung der Gesellschaft den Menschen zur Maschine macht.

Würde: das zentrale Kriterium

Würde ist ein Wert, an dem sich Verhalten orientiert, aber auch eine Haltung, die das Handeln ganz konkret bestimmt. Das Gegenteil einer Haltung, die den Wert der Würde des Menschen beachtet, ist Verachtung oder Demütigung. Man soll dabei jedoch nicht nur eine wirtschaftlich und technologisch getriebene inhumane Zukunftsphantasie im Blick haben. Man braucht nur an die alltägliche Würde-Verletzung, die Entwürdigung vieler Menschen zu denken: an alte Menschen, die mit Medikamenten ruhiggestellt, ans Bett geschnallt, zwangsernährt werden, weil eine qualifizierte menschliche Pflege zu teuer würde; oder an Menschen, die unter Schmerzen leiden, ohne dass eine körperliche Ursache dafür zu finden ist, und denen deshalb unterstellt wird, sie simulierten. Nicht zu reden von den Kindern, die in Armut leben, zunehmend auch in den reichen Ländern Europas. Selbst im klinischen Alltag wird die Würde der Menschen bisweilen sträflich verletzt, indem man die Kranken von oben herab behandelt, ihnen nicht zuhört (geschweige denn sie zu verstehen versucht), kaum mit ihnen redet. Dass es würdelos sei, wie mit ihnen umgegangen werde, höre ich immer wieder von Patienten, die nach einer Odyssee durch überlastete bzw. schnell abfertigende Praxen oder Krankenhäuser zu mir kommen. Menschen machen die Erfahrung der Ohnmacht, sie fühlen sich nicht respektiert, nicht ernst genommen und geachtet, in ihrer Integrität verletzt. Würde kann leicht abhanden kommen, und man muss sich immer wieder neu um sie bemühen.

Es geht dabei nicht um eine bestimmte Altersgruppe oder um die besondere Verletzlichkeit und Schutzbedürftigkeit alter Menschen, sondern um das grundsätzliche Ernstnehmen, die Würdigung des anderen, um die Ermöglichung von Selbsterhaltung und Selbstentfaltung. Ein Arzt, der sich nicht auf diese Ebene begibt, verliert das Grundprinzip menschlicher Medizin schneller aus den Augen, als es ihm bewusst sein mag.

Ein unantastbares Prinzip nicht mit Füßen treten

Wenn es um Würde und Humanität, um das Menschliche schlechthin geht, lohnt es sich nach wie vor, die Bibel zu Rate zu ziehen, ob man nun gläubig ist oder nicht. So kann man etwa bei Paulus lesen: »Es gibt nicht mehr Juden und Griechen, nicht Sklaven und Freie, nicht Mann und Frau; denn ihr alle seid ›einer‹ in Christus Jesus.« Will sagen: Der andere ist nicht vor allem anders, er ist vor allem meinesgleichen. Die fundamentale Gleichheit der Menschen ist göttlich. Jeder von uns ist anders, aber im Kern sind wir alle doch gleich, eben Menschen. Im säkularen Zusammenhang entspricht dies der Formel der Aufklärung und der politischen Emanzipationsbewegungen: Freiheit, Gleichheit, Brüderlichkeit. Das heißt: Jeder Mensch hat das gleiche Recht und den gleichen Anspruch auf die Achtung seiner Würde. Wir unterscheiden uns vom Tier, weil wir vernunftbegabt sind. Natürlich können wir als Kinder nicht schon im Vollbesitz unserer Vernunftkräfte sein, und wir können im Alter demenziell erkranken. Respekt verdienen wir dennoch alle gleichermaßen. Dass da manches im Argen liegt, habe ich bereits angedeutet. Im Gesundheitswesen mag das sogar auffälliger sein als in manchen anderen Bereichen. Gesetze und Verordnungen, die Abrechnungsmodalitäten der Krankenkassen, ein zunehmend bürokratisierter Arbeitsalltag, eine mangelnde Ausbildung in Ethik und Moral – all das beeinträchtigt unser Handeln als Ärzte. Die Würde des Patienten kann da schnell einmal auf der Strecke bleiben, auch die Würde des Arztes. Denn auch er ist zuerst ein Mensch wie der Kranke, den er behandelt, Bruder oder Schwester des Patienten. Das wird häufig vergessen. Die vielfach vorgebrachte Forderung, dass Arzt und Patient sich auf Augenhöhe begegnen sollen, signalisiert einen Notstand. Sie zeigt, dass bei aller Begeisterung für den medizinischen Fortschritt und die fachärztliche Exzellenz ganz offensichtlich vieles in Vergessenheit geraten ist.

Ich habe Paracelsus schon in der Einleitung erwähnt: »Die Ärzte sind deine Gehilfen, du, Mensch, du bist der wahre Arzt.« Auch heute noch gilt: Du weißt am besten, was dich bedrückt, was dein Kreuz brechen lässt oder dir auf den Magen schlägt. Paracelsus hat uns mit seiner Einsicht ein Stück weit schon in die richtige Richtung gebracht, und unsere Sprache hat diese Orientierung in Form von Redensarten übernommen.

Medizinisches Handeln ist immer Beziehungshandeln. Der Patient muss für den Arzt, für das System »jemand« und nicht »etwas« sein! Der Patient ist eine Person, ein Ich. Er ist nicht sein krankes Organ, nicht die Niere oder die Lunge, der Krebs oder die Hüfte. Das Kind, das sein Ich erst im Verlauf seiner Entwicklung entdeckt, ist nicht erst ab dem Moment eine Person, von dem an es wirklich »ich« sagen kann. In der Medizin tendieren wir dazu, über ein Etwas zu reden, und berauben den Menschen damit seiner Seele und seines Geistes, weil wir ihn methodisch und in unserem Vorgehen tatsächlich als eine Maschine betrachten, die, wenn sie defekt ist, wieder repariert werden muss. Wir sprechen von Defektheilung, wenn man ein Hüftgelenk einbaut, und akzeptieren damit eine falsche Definition. Heilen würde ich in dem Moment, in dem ich auf einer übergeordneten Ebene bin, in einem Heilprozess. Ich muss den Patienten, den Menschen begleiten, ihm zur Seite stehen bei der Integration seiner Empfindung, seines Ich-Seins – bei seinem Schmerz genauso wie bei seinen Gebrechen und seinen körperlichen und mentalen Unzulänglichkeiten. Ein Mensch, der dement ist, besitzt genauso Menschenwürde wie ein Mensch mit nur einem Bein. Ein Mensch, der seine Sinne verliert oder dessen Sinne sich nicht entwickeln konnten, besitzt Menschenwürde. Selbst Tiere verfügen über eine gewisse Würde, die es zu achten gilt. Ich will nicht so weit gehen wie Albert Schweitzer, der keine Pflanze herausreißen und kein Tier töten wollte. Meine Haltung ist da eher die des Indianers, der sich bei dem getöteten Tier entschuldigt, ehe er dessen Fleisch verzehrt.

Wir haben ein Recht auf Leben und körperliche Unversehrtheit. Wir haben ein Recht, nicht misshandelt zu werden, oder ein Recht auf Selbstbestimmung, auf Glaubensfreiheit, auf Meinungsfreiheit, auf Freiheit der künstlerischen und wissenschaftlichen Tätigkeit, auf Versammlungsfreiheit, auf Freizügigkeit, Berufsfreiheit oder Eigentumsfreiheit – alles Rechte, die mühsam und unter vielen Opfern über Jahrhunderte erkämpft wurden. Wir sind gleich vor dem Gesetz: Mann und Frau, Kind und Erwachsener sind gleichberechtigt. Wir haben erkämpft, dass wir keine Religion, keine Rasse, kein Geschlecht diskriminieren. Diese positiven Grundrechte schützen unsere Würde. Diese Würde gilt es zu erhalten – auch in unserem Gesundheitswesen. Damit steht es in einer großen humanistischen Tradition, die wir nicht aufgeben dürfen.

»Wir halten die nachfolgenden Wahrheiten für klar an sich und keines Beweises bedürfend, nämlich: dass alle Menschen gleich geboren; dass sie von ihrem Schöpfer mit gewissen unveräußerlichen Rechten begabt sind; dass zu diesen Leben, Freiheit und das Streben nach Glückseligkeit gehöre.« (Unabhängigkeitserklärung USA, 1776)

»Alle Menschen sind frei und gleich an Würde und Rechten geboren. Sie sind mit Vernunft und Gewissen begabt und sollen einander im Geist der Brüderlichkeit begegnen.« (Allgemeine Erklärung der Menschenrechte, 1948, Art. 1)

»Die Würde des Menschen ist unantastbar. Sie zu achten und zu schützen ist Verpflichtung aller staatlichen Gewalt.« (Grundgesetz der Bundesrepublik Deutschland, 1949, Art. 1, Abs. 1)

Unser Gesundheitswesen –
ein System in der Kritik

Wehe dem, der krank wird?

»Wehe dem, der krank wird!« So lautete der Titel einer Fernsehsendung, die problematische Einzelfälle aus dem klinischen Alltag vorführte und damit unser Gesundheitssystem an den Pranger stellte. Da war bei einer Operation medizinisches Besteck im Körper vergessen worden. Bei einer Frau war ein minderwertiges Siliconbrustimplantat geplatzt. Ein im Internet empfohlener Zahnarzt hatte einer Patientin unnötige und teure Implantate eingesetzt. Bei einer anderen hatte eine Infektion in der Klinik zu einem langen Leidensweg geführt, und jemand war an Krankenhauskeimen gestorben: Ärztliche Kunstfehler, Fehldiagnosen, kriminelle Beutelschneiderei, mangelnde Hygiene – jeder einzelne Fall war schlimm.

> Im *Krankenhausreport 2014* der AOK wird hochgerechnet, dass ca. 19 000 Menschen jährlich aufgrund von Behandlungsfehlern versterben.

Pfusch, Vertrauensmissbrauch und schwarze Schafe gibt es zwar in jeder Branche. Aber im Gesundheitswesen sind Menschenleben betroffen. Doch nicht alles lässt sich über einen Kamm scheren. Man muss unterscheiden zwischen den tragischen Einzelfällen einerseits und den strukturellen Problemen oder Systemfehlern andererseits. Ich bin überzeugt: Grundsätzlich verdient unser Gesundheitssystem Vertrauen. Nicht umsonst lassen sich Menschen, die im Ausland krank werden oder einen Unfall erleiden, so schnell wie möglich nach Hause bringen, in ein deutsches Krankenhaus. Sie vertrauen dem hiesigen Standard der Versorgung und Behandlung.

Tatsächlich haben wir ein Gesundheitswesen, um das uns viele beneiden. Der fachliche Standard der Heilberufe ist hoch, das Netz niedergelassener Ärzte dicht; selbst im ländlichen Raum gibt es erste Anzeichen dafür, dass sich dort wieder mehr Hausärzte niederlassen wollen. In der Breite gesehen haben wir die beste fachärztliche Versorgung, die es jemals gab. Die Krankenhausversorgung ist gut ausgebaut mit Akuthäusern und Spezialkliniken, die überwiegend nach den Krankenhausbedarfsplänen der Länder gefördert werden. Und wir haben den Rehabilitationsbereich. Nicht zu vergessen auch die psychosozialen Ansätze sowie die Versorgung durch Apotheker, Krankengymnasten, Logopäden, Orthopädiemechaniker, Ernährungsberater, Physiotherapeuten, Akupunkteure, Heilpraktiker etc. Insgesamt phantastische Grundvoraussetzungen für eine breite medizinische Versorgung für jedermann. Fast 90 Prozent der Menschen hierzulande sind gesetzlich krankenversichert, 10 Prozent privat. Sie haben Anspruch auf eine ambulante oder stationäre Krankenbehandlung mit allem, was dazugehört. Private Krankenkassen bieten Zusatzversicherungen. Die Kassen befinden sich untereinander in einem wettbewerblichen Verhältnis. Nicht jede zahlt alles. Manche bieten auch Hightech-Untersuchungen oder Hightech-Modalitäten in Diagnose oder Therapie an, die anderen wiederum zu teuer sind. Man kann sich für das eine oder das andere entscheiden. Alles in Ordnung also? Leider nicht.

Fehlsteuerungen im System – 30 Prozent mehr Operationen

Unser System funktioniert im Zusammenspiel von medizinischen und rechtlichen, politischen und gesellschaftlichen, sachlichen und personellen Faktoren. Seine Leistungsfähigkeit hängt an der Finanzierbarkeit. Kostendämpfung ist wichtig, auch um das Ganze erhalten zu können. Nur darf dabei – und jetzt sind wir schon wieder bei der Würde, dem zentralen und entscheidenden Punkt – der humanitäre Aspekt nicht außer Acht gelassen werden. Das geschieht aber immer wieder, und meist merken wir erst hinterher, was da angerichtet wird. So haben wir in Deutschland beispielsweise einen Fehler gemacht, seitdem wir versuchen, Kosten zu sparen, indem wir die Abrechnung medizinischer Leistungen im Krankenhaus nach Fallpauschalen eingeführt haben. Im Gegensatz zu zeitraumbezogenen Vergütungsformen – etwa Tagespflegesätzen – oder einer Vergütung einzelner Leistungen erfolgt bei den Fallpauschalen die Vergütung von medizinischen Leistungen pro Behandlungsfall. Nur der konnte und durfte die Krankenhäuser fortan noch interessieren. Wo es darauf angekommen wäre, das Zusammenwirken von niedergelassenen Ärzten, Krankenhäusern, Rehabilitation und anderen Therapieeinrichtungen integrativ auszubauen, waren die Krankenhäuser fiskalisch gehalten, ihre Fälle sozusagen losgelöst von der jeweils besonderen Krankengeschichte abzuwickeln. Das traditionelle Netzwerk ärztlicher Behandlung drohte – und droht noch immer – zu zerreißen.

Im Krankenkassenbereich ebenso wie bei den niedergelassenen Ärzten und den Krankenhäusern gewinnt der Wettbewerb inzwischen in einer durchaus bedrohlichen

Form an Bedeutung. Frei nach dem Motto »Der Bessere setzt sich durch« wird der Medizinmarkt sich selbst überlassen. Was das für den Patienten bedeutet, kann man an den steigenden Operationszahlen (laut Statistischem Bundesamt um 30 Prozent seit 2005 auf mittlerweile fast 16 Millionen chirurgische Eingriffe im Jahre 2013) ablesen und am deutlichsten im Bereich der »Pflege« erkennen, die den Namen, den sie sich gibt, oftmals nicht mehr verdient. Unter dem Druck der Einnahmenoptimierung einerseits und der Kostenoptimierung andererseits sind wir auf diesem Weg in den Pflegenotstand geraten. Seit der Einführung der Fallpauschalen im Krankenhaus 2003 ist die Zahl derer, die für die Pflege der zunehmend älteren Patienten unmittelbar zuständig sind, dramatisch gesunken. Wir haben heute fast 40 000 Krankenschwestern und Pfleger weniger als 1996.

Es gab im Jahre 1996 1 024 257 Mitarbeiter im nicht-ärztlichen Dienst in Krankenhäusern, im Jahre 2012 gab es 986 768 Mitarbeiter, also 37 489 weniger.

Die Entwicklung war absehbar. Denn wenn die Krankenhäuser jeden Krankheitsfall pauschal abrechnen müssen und zugleich gehalten sind, kostendeckend zu arbeiten – wo denn sonst, wenn nicht beim Personal, sollten sie sparen? Der Skandal dabei: Es handelt sich um einen Berufsstand, der dem Patienten täglich fürsorglich zur Seite steht und ihm viel näher ist als andere.

Das Problem stellt sich aber nicht bloß in den Krankenhäusern, sondern auch danach, in der häuslichen Pflege, da die Zahl der Rekonvaleszenten und der gebrechlichen Patienten, die aufgrund der Fallpauschale zu früh aus den

Krankenhäusern entlassen werden, dramatisch zunimmt: Die durchschnittliche Verweildauer in Krankenhäusern ist laut dem Statistischen Bundesamt von 14 Tagen im Jahre 1991 auf 7,6 Tage im Jahre 2012 gesunken.

»Kranke Schwestern« oder Krankenschwestern?

Auf den T-Shirts der Demonstranten vor einer großen Uniklinik sah man den Slogan »Kranke Schwester«. Ein sprechendes Bild! Die Statistiken zeigen: Die Pflegenden gehören zu den Berufsgruppen mit den meisten Arbeitsunfähigkeitstagen wegen psychischer Erkrankungen. Und das ist auch kein Wunder, wenn man bedenkt, was beispielsweise von den Krankenschwestern erwartet wird. Zwei Drittel von ihnen müssen schwerer heben als ein Bauarbeiter, drei Viertel stehen im Schichtdienst, die meisten arbeiten regelmäßig auch an Sonn- und Feiertagen. Viele haben ein Überstundenkonto, das sie infolge des akuten Personalmangels gar nicht mehr abbauen können – ganz zu schweigen von der hohen psychischen und physischen Belastung auf Dauer.

Wer je mit den Menschen zu tun hatte, die in der Pflege arbeiten, weiß, wie belastend der Alltag unter den Vorgaben der sogenannten »Minutenpflege« ist: schnell waschen, schnell anziehen, unter Zeitdruck zur Toilette bringen, die Gabe der Tabletten überwachen, wenige Worte wechseln … und bei all dem wartet schon der nächste Patient. Das ist nicht nur ein Problem der oft fehlenden Zusammenarbeit zwischen den verschiedenen Beteiligten: Angehörigen, Pflegekräften, Ärzten. Es ist schlicht auch ein Problem des Personalmangels.

Der als würdelos empfundene Umgang mit Patienten im Krankenhaus findet seine Ursache auch in der ökonomisch bedingten Überlastung des Pflegepersonals. Beim Personalschlüssel in der Krankenpflege liegt Deutschland zusammen mit Spanien europaweit an letzter Stelle. In Norwegen teilen sich vier Patienten eine Pflegekraft, in Deutschland sind es zehn. Abhängig Beschäftigte sind im Schnitt zwölf Tage im Jahr krank, beim Pflegepersonal sind es 19 Tage. Altenpflegerinnen fallen sogar durchschnittlich für mehr als 25 Tage aus – so der *Gesundheitsreport 2012* der Techniker Krankenkasse. Auch die Fluktuation ist in diesem Beruf überdurchschnittlich hoch. Die Pflegeberufe erscheinen als unattraktiv. Man kann allgemein sagen, dass der drohende oder bereits vorhandene Mangel an Pflegefachpersonal die pflegerische Versorgung gefährdet.

Die Pflegekräfte gehörten 2007 zu den Berufsgruppen mit den meisten Krankheitstagen wegen psychischer Erkrankungen. Das *Pflegethermometer 2009* des Deutschen Instituts für angewandte Pflegeforschung e. V. zeigt das folgende Bild: Aus Hochrechnungen ergibt sich für die Gesamtzahl der in Deutschland beschäftigten Gesundheits- und Krankenpflegekräfte, dass in Krankenhäusern für rund 15 000 fehlende Pflegekräfte in Vollzeit Überstunden geleistet worden sind.

Wer heute vom drohenden Pflegenotstand spricht, muss sich nicht mehr vorwerfen lassen, den Teufel an die Wand zu malen. Ab 2025 werden die ersten Babyboomer in Rente gehen. Wir werden dann noch viel mehr Personal für die Pflege brauchen. Kamen die Deutschen 2007 noch mit ca. 580 000 Pflegekräften aus, wird schon für 2030 ein

Bedarf von 700 000–900 000 erwartet. Es müssen also 120 000, wenn nicht gar 320 000 Pflegekräfte dazukommen. Das will vorausschauend geplant und schließlich auch finanziert sein.

Die Politik ist gefordert – jetzt!

Die Politik muss Geldmittel umverteilen, um den Personalschlüssel im Interesse der Menschen zu verbessern. Problematisch würde es freilich, wenn die Mehrkosten dann wieder allein durch eine Erhöhung der Beiträge zur Pflege- und Krankenversicherung gedeckt werden sollten. Das würde am Ende wenig, schlimmstenfalls gar nichts ändern. Nach Kurzem stünden wir wieder vor den gleichen Problemen. Wie bisher liefen uns die Kosten davon. Denn jeder weiß: Der Anteil der älteren Pflegebedürftigen wird steigen; und jeder Einzelne hat es nicht nur verdient, umfassend behandelt, sondern auch menschenwürdig und liebevoll betreut zu werden.

Der Staat hat, das ist seine Aufgabe, an der Erhaltung, Förderung und Wiederherstellung von Gesundheit als oberstem Ziel festzuhalten. Optimale Vorsorge, Gesunderhaltung und auch optimale Nachsorge, das sollte die oberste Priorität des Gesundheitsministeriums sein. Allerdings fängt die Schwierigkeit bereits bei der Begriffsbestimmung an: Was ist gesund, was ist krank? Wir werden auf diese grundsätzliche Frage noch kommen. Die Definitionsfrage führt mitten in praktische Probleme. Gefragt wird nach der körperlichen, der mentalen, der psychosozialen Gesundheit. Aber steht dabei das Herz mehr im Vordergrund oder der Rücken? Jeder Mensch wird da seine ganz eigenen Vorstellungen haben, je nach persönlicher Erfahrung. Die Frage, was Gesundheit ist, lässt sich so pauschal nicht beantworten. Die Politik aber ist es gewohnt, Prioritäten zu setzen, zumal wenn es um Sparmaßnahmen geht. Die Konsequenzen müssen die Patienten tragen; sie sind das schwächste Glied in der Kette.

Unser Gesundheitswesen ist in genau geregelte Verwaltungsabläufe eingebettet: Sachbearbeiter entscheiden nach strengen Vorgaben, was bezahlt wird und was nicht. Kontrolle muss sein, keine Frage. Aber ich höre immer wieder auch Berichte von Menschen, die über Schwierigkeiten mit der Bürokratie der Krankenkassen klagen. Da werden Bandagen oder Kompressionsstrümpfe nicht genehmigt, da wird der Antrag auf ein Hörgerät oder eine Reha-Maßnahme erst nach langer Zeit bewilligt. Unzählige Telefonate und »Papierkrieg« sind oft nötig, immer wieder, um Kleinigkeiten zu regeln, die aber zum Wohl eines Kranken wichtig wären – wie beispielsweise die Lieferung eines Rollstuhls. Natürlich muss eine Kasse genau prüfen, was nötige und was unnötige Ausgaben sind. Aber manchmal geht dabei der Blick auf den leidenden Patienten verloren.

Nicht immer kommen Beispiele, die das anschaulich machen, auch in die Presse, wie etwa folgender Fall: Da hatte eine Krankenkasse in Baden-Württemberg etwa ein Jahr lang dafür bezahlt, dass ein Pflegedienst einem Diabetiker regelmäßig Insulin gab, kam dann aber auf die Idee, dass die Ehefrau des Patienten dies übernehmen könnte. Nur war diese seine Frau dement – was die Kasse auch hätte wissen müssen, da die Frau ebenfalls dort versichert war.

Wir brauchen die »Pflege davor«

Wer heute vom Gesundheitsmarkt spricht, der spricht eigentlich von medizinischer Versorgung über Medikamente, oder er redet über den technischen Ansatz. Der typische Patient kommt zum Arzt, und der sagt: Ich schicke Sie einmal durchs Röntgengerät, einmal Ultraschall. Das macht Eindruck, kann abgerechnet werden, und der Patient ist in dem Glauben: Ich bekomme nachher ein Medikament und werde gesund. Technik und Tabletten sind die Zauberworte unserer Medizin. Wir arbeiten in einem medizintechnisch-wirtschaftlichen Komplex und reagieren auf Krankheiten mit den Mitteln der pharmazeutischen und medizintechnologischen Industrie. Auch der noch so engagierte Arzt oder die Krankenschwester werden immer wieder Technik und Tabletten anbieten, einfach weil das am ehesten verfügbar ist und das medizinische System so funktioniert und auch der Patient es fordert.

Die gesamte Erst-Konsultation beim Hausarzt dauert in Deutschland zwischen 6 und 11,5 Minuten. Die Eingangsredezeit des Patienten liegt zwischen 11 und 24 Sekunden, d.h. dann unterbricht der Arzt zumeist. Nach einer europäischen Studie Anfang des Jahrtausends haben Deutschland und Spanien von sechs untersuchten Ländern die kürzesten Sprechzeiten bei einer Konsultation in einer Praxis für Allgemeinmedizin (7,6 bzw. 7,8 Minuten).

Nun bin ich gewiss kein Gegner medikamentöser Behandlung oder gar ein Feind der Technik – bin ich doch selbst Anwender der Kernspin- und Computertomographen, von Computern, Lasern und sonstigem Hightech-Instrumentarium, sowohl zur Diagnostik als auch zur Therapie. Und ich habe Methoden entwickelt, die es den Ärzten aller Fachrichtungen ermöglichen, Medikamente gezielt und unter Sicht direkt am Wirkort zu injizieren oder so zu operieren, dass der Körper nicht mehr aufgeschnitten werden muss und solche Operationen, beispielsweise an der Bandscheibe, ambulant unter lokaler Betäubung durchführbar sind. Nie gab es bessere Möglichkeiten zur Diagnose und Behandlung unzähliger Leiden und Krankheiten. Ich weiß aber auch, wie wichtig das ruhige, vertrauensvolle Gespräch mit dem Arzt ist, wie wertvoll die therapeutischen Ansätze aus den traditionellen Heilweisen sind. Deshalb halte ich es für das Gebot der Stunde, diese verschiedenen Herangehensweisen ganzheitlich zusammenzuführen. Denn erst im Zusammenspiel mit traditionellen Heilweisen und der »sprechenden Medizin« kann die Hightech-Medizin zum wahren Segen der Menschheit werden. Sie muss eingebettet sein in den gesamten Prozess medizinisch-ärztlicher Lebensbegleitung.

So wie wir eine bessere Pflege nach dem Eintritt dieser oder jener Krankheit brauchen, so brauchen wir auch eine Pflege davor – eine gleichsam präventive Gesundheitspflege. Zu ihr gehört neben einer kontinuierlichen gesundheitlichen Aufklärung – was etwas anderes ist als etwa der Kampagnenjournalismus gegen das Rauchen oder die punktuelle Propagierung eines Veggiedays im Wahlkampf – vor allem eine fundierte Gesundheitserziehung von Kindesbeinen an. Persönlich bemühe ich mich seit Langem genau darum, indem ich aufklärende Kinderbücher schreibe, Schüler zu Gesundheitsbotschaftern ausbilde oder Vorträge an Kinderuniversitäten halte. Ich könnte viel von der Begeisterung erzählen, mit der die

Kinder bei der Sache sind. Wir schulden ihnen diese Aufklärung. Von daher ist es mir völlig unverständlich, dass wir einerseits über die sicher notwendige Einführung des Faches Wirtschaftskunde an der Schulen debattieren, aber niemand auf den Gedanken kommt, einen regelmäßigen Gesundheitsunterricht von der ersten Klasse an in allen Schulen anzubieten oder eine Stunde Bewegung und Sport an jeder Schule täglich. Das würde viele Erkrankungen verhindern.

Die Gesundheitsaufklärung für junge Menschen muss neu ansetzen. Sie muss zeigen: Bewegung und Ernährung sind Heilmittel. Bewegung, der Sport, ist letztendlich ein Teil der Medizin. In Gespräch mit Vereinen und Sportfunktionären wie dem Präsidenten des Fußball-Weltverbandes habe ich vorgeschlagen, Sport, auch den Fußball, als Teil der medizinischen Versorgung zu verstehen – allerdings nicht den Leistungssport, sondern den Breitensport. *Bewegung und Sport sind Medizin!*

Auch die Ernährung kann ein Heilmittel sein. Auch hier kommt es wie bei allem, auch dem Sport, auf die Dosis an, ob etwas mir guttut oder nicht. Auf einmal stellt man fest: Haferflocken senken Cholesterin, Orangen und Äpfel sind ja besser als Vitaminpillen, sie helfen, z. B. Zahnfleischentzündung (Paradontitis) vorzubeugen, eine der Ursachen von Zahnverlust oder Bluthochdruck. Wenn dann gleichzeitig der von mir geforderte Gesundheitsunterricht in Schulen eingeführt würde und wir Menschen so von Anfang an ein ganz anderes Bewusstsein bekämen, dann könnte der über Medikamente oder über technische Geräte generierte Umsatz in der Medizin deutlich reduziert werden. Viele Milliarden wären zu sparen. Wir wissen, dass man Grundsätzliches nur ändern kann, wenn man über den eigenen Tellerrand hinausschaut. Gesundheit ist eben auch Bildungssache.

Bereits seit den 90er Jahren des vorigen Jahrhunderts werden in vielen Ländern präventive Schulprogramme praktiziert, die der körperlichen Aktivierung und/oder der Aufklärung über gesundes Verhalten dienen. Dass eine beträchtliche Zahl dieser Interventionen erfolgreich war, wurde im Jahre 2008 in einer Überblicksstudie belegt.

Kommerzialisierung und die Herrschaft der Controller

Viele klagen: Der Gesundheitsbetrieb läuft heiß, es wird viel Unnötiges gemacht, es gibt zu viel Geld für überflüssige Medizin. Pauschalurteile sind jedoch immer problematisch. Da werden dann etwa Bandscheibenprothesen generell diskreditiert, weil zu viele davon eingesetzt worden sind. Aber die Bandscheibenprothese an sich ist eine überzeugende Entwicklung. Die Knorpeltransplantation, die oft als ineffezient diskreditiert wird, ist an sich eine wunderbare Therapie. Sie muss allerdings ganz gezielt eingesetzt werden. Um die richtige Indikation zu stellen, ist es sinnvoll, dass man sich vor einer Entscheidung in einer kleinen Expertenrunde berät. Ich mache das in meinem eigenen, interdisziplinären Institut. Als Radiologe habe ich Orthopäden, Neurochirurgen, Anästhesisten, Chirurgen, Neurologen, Sportmediziner, Kardiologen, Naturheilkundler sowie Schmerztherapeuten, Physiotherapeuten und Osteopathen in das Kompetenzteam geholt. Ich setze mich bei jeder Entscheidung mit zwei bis drei von ihnen zusammen. Jeder meiner Patienten sieht auch einen Arzt eines anderen Fachgebietes, der ihn mit untersucht. Gemeinsam besprechen wir, wie der nächste Schritt auszusehen hat. Ein konservativer Orthopäde denkt anders als ein operativer Orthopäde; ein Radiologe, ein Mikrotherapeut bringt wieder eine andere Perspektive ein als ein Naturheilkundler. Im Miteinander wird beispielsweise die Voraussetzung für die Indikation Bandscheibenprothese geprüft. Erst danach wird entschieden: Prothese ja oder nein? Ist eine Hüftgelenksoperation besser oder eine minimalinvasive Endoskopie oder eine mikrotherapeutische Hüftbehandlung – oder nicht doch erst einmal Physiotherapie bzw. eine Massage? Organe zu retten und nicht auszutauschen, sich auf die Selbstheilungskraft eines Körpers zu verlassen und sie zu fördern ist auch ein wesentlicher Baustein, um der Reparaturmentalität in der Medizin zu begegnen und sich dem Trend zum Cyborg, zur Mensch-Maschine, entgegenzustellen.

Pauschale Urteile, die die Individualität des Patienten außer Acht lassen, sind immer problematisch. Warum sollte eine Brust-Prothese für eine Krebspatientin überflüssig sein, die zwar dem Tode geweiht sein mag, aber einfach nicht in der Lage ist, in den Spiegel zu sehen, ohne sich elend zu fühlen? Daneben gibt es eine andere Frau, die stolz und voll innerer Stärke sagt: Ich brauche diesen Ersatz nicht. Das sind zwei ganz unterschiedliche Menschen und Lebenssituationen, die unterschiedliche Herangehensweisen verlangen.

Das Problem der Kommerzialisierung des Gesundheitswesens stellt sich aber noch viel schärfer in einem anderen Zusammenhang: nämlich dann, wenn der einzelne Patient sozusagen nicht mehr als Person vorkommt und nicht mehr in erster Linie im Blick ist, sondern nur noch die Finanzen zählen. Natürlich müssen Kliniken – und nicht nur privatwirtschaftliche – nach ökonomischen Gesichtspunkten geführt werden. Problematisch wird es aber, wenn die Controller in der Klinik die generelle Richtung in einem Sinn vorgeben, dass die Situation der Betroffenen aus dem Blick gerät. Wenn also Operateure eingestellt werden mit der Frage, ob sie statt vier auch fünf Operationen am Tag leisten können; wenn Zielvereinbarungen mit einem Chefarzt festlegen, wie die Fallzahlen gesteigert werden sollen, und nicht, wie viele Menschen von ihm wirklich langfristig geheilt werden können; wenn Betriebswirtschaftler nicht nur in den Krankenhäusern, sondern auch bei den Krankenkassen und ebenso in der Gesundheitspolitik grundsätzlich vorgeben, was medizinisch zu leisten ist, anstatt sich für das Wohlergehen und die Lebensqualität des Einzelnen zu engagieren – dann mutiert der eigentliche Sinn des Systems. Darunter leiden die Medizin, der Ruf der Ärzte und vor allem die Patienten. Eine steigende Zahl chronisch Kranker ist die Folge. Und auch die Zahl der Menschen wird steigen, die schon traumatisiert ins Krankenhaus gehen. Wenn es jährlich bis zu 15 000 Todesfälle durch Krankenhauskeime gibt oder wenn Menschen durch fehlerhafte, aber billige Prothesen Schaden erleiden, dann bedeutet das höchste Alarmstufe.

In Deutschland versterben pro Jahr ca. 10 000 – 15 000 Patienten an Krankenhausinfektionen.

Eine Patientin, die sich einen Krankenhauskeim geholt hatte, erzählte mir später, dass die Station, auf der sie mit 34 weiteren Patienten lag, nachts von einer einzigen Schwester und einer Hilfskraft betreut werden musste. So etwas kann nicht gut gehen. Dazu kommt: Das Personal auf den Stationen wird von der Bürokratie gepeinigt. Wir werden in der Medizin durch ein sinnlos aufgeblähtes Formularwesen regelrecht erschlagen – auch das eine Folge der Sparmentalität. Der Arzt kommt immer häufiger nicht mehr dazu, das zu tun, was er am besten kann, nämlich behandeln und für den Patienten da sein. Ein erheblicher Teil der Arbeitszeit des medizinischen Personals geht für das Ausfüllen von Formularen und Listen drauf: Nach einer Erhebung der Kassenärztlichen Bundesvereinigung aus dem Jahre 2012 wendet ein niedergelassener Arzt durchschnittlich 26 Prozent seiner Arbeitszeit für bürokratische Abläufe auf. Doch nicht nur Verwaltung und Organisation sind Zeitfresser. Auch die Technisierung spielt da eine große Rolle. Die Technik selbst verlangt von den Mitarbeitern das digitalisierte Ausfüllen der Krankenfragebögen. Und auch darüber hinaus hat die Technik ein Doppelgesicht, so segensreich sie ist. Sie hilft nicht nur, sie ist auch ein »Zeitdieb« und hat zu allem Überfluss noch dazu geführt, dass die Menschen, die heilen sollen, in einem immer stärkeren Ausmaß überwacht werden.

In einem Interview mit dem Journal der KV Hamburg stellte der Ökonom Mathias Binswanger 2012 fest, dass es ökonomisch unsinnig sei, 95 Prozent weiße Schafe mit Kontrollen zu behelligen, um 5 Prozent schwarze Schafe aufzuspüren.

Denn das Controlling möchte Tag für Tag wissen: Was hat der Einzelne gemacht, wie hoch war der Umsatz, wie hoch waren die Kosten? Es geht um die Kontrolle der Person, um die Kontrolle der Einnahmen und um die Auslastung der teuren Technik. Auch die administrative Software soll ja in möglichst allen Tools genutzt werden.

Dabei müsste das Ziel doch sein, den Zeiteinsatz nach den medizinischen Gegebenheiten und nach den medizinischen Erfordernissen zu leisten. *Zeit bei der Bürokratie sparen, Zeit für die Menschen gewinnen!* Das ist der Traum eines jeden Arztes und auch der Traum eines jeden Patienten. Der Arzt möchte autonom arbeiten, der Patient möchte als individuelles Wesen von einem Arzt behandelt werden, der seine Entscheidungen nach ärztlichen Prämissen trifft, nicht nach Kosten- oder Verwaltungsvorgaben.

Alles nur Profit? Ein Systemfehler

Ein trauriger Fall: Eine 86-jährige Patientin hat einen schweren Schlaganfall. Der Krankenwagen fährt die nächstgelegene Klinik an. Sie wird nicht aufgenommen. Ebenso wenig bei zwei weiteren Krankenhäusern, obwohl die Frau vom Tod bedroht ist. Die Angehörigen vermuten später: Nicht obwohl, sondern weil sie zu sterben droht – und ihr Tod nach der Aufnahme die Statistik der Klinik zu verschlechtern droht. Eine Privatklinik nimmt die alte Dame schließlich auf und setzt ihr gleich eine Magensonde, obwohl es eine Patientenverfügung der Betroffenen gibt, die solche Maßnahmen verhindern soll.

Oder da erzählt ein Privatpatient: »Ich bin im Rahmen unseres Gesundheitswesens privilegiert. Ich bekomme schnell und überall einen Termin. Ich bekomme alle diagnostischen Möglichkeiten und jede mögliche Therapie. Aber ich bekomme auch immer wieder je nach Arzt oder

Klinik diagnostische und therapeutische Maßnahmen verordnet, die unnötig sind oder von denen ich das Gefühl habe, dass sie unter Umständen gefährlich sein könnten. Ich habe den Eindruck, die tun das nur, weil es der Klinik bzw. dem Arzt Geld bringt. Ich weiß nämlich, dass ein Herzkatheter bei meiner Symptomatik unnötig ist und eine Ultraschall- oder Computertomographie-Untersuchung völlig ausreichend wäre.«

Im Jahre 2004 gab es in Deutschland über 715 000 Linksherzkatheter-Untersuchungen, im Jahre 2010 bereits über 880 000. Eine Wende scheint sich anzubahnen.

Wer Profitdenken in dieser Form zulässt, trägt unter anderem dazu bei, dass die Qualität der Versorgung katastrophal wird, weil Krankenhäuser immer mehr Personal – besonders Fachkräfte – einsparen oder kostenintensive Leistungen nicht mehr anbieten, nur um das Haus nicht schließen zu müssen. Die überlässt die Regelung dem Markt, anstatt Vorgaben zu machen. Analysen, welche Region, welches Quartier welche besonderen Krankheitshäufungen oder medizinischen Notwendigkeiten aufweist, fehlen. Hieraus würde sich die Milliarden Euro ergeben, die im Krankenhaussektor fehlen. Auch die ambulante medizinische Versorgung wäre zu stärken – etwa durch die aus meiner Sicht notwendige Niederlassungsfreiheit in strukturschwachen Zonen wie beispielsweise auf dem Land –, und man könnte sich von bestimmten Versorgungsbereichen oder sogar ganzen Krankenhäusern trennen, weil die ambulante Versorgung vorbildlich ist. Wo kaum Kinder geboren werden, wird eine Entbindungsstation vielleicht nicht notwendig sein, aber die Stärkung ambulanter Hebammen-Zentren. Auf den jeweiligen Bedarf kommt es an! Und damit auf politisches und versicherungstechnisches Eingreifen, um den spezifischen Besonderheiten einer Stadt oder einer Region gerecht zu werden.

Durch Verknappung von Zeit, durch apparatebetonte Behandlung und die Vorherrschaft ökonomischer Rationalität ist dieses System inzwischen so aufgestellt, dass ökonomisches Denken schon bei der Krankenhauseinweisung entscheidend wird. Krankenhäuser stellen nicht selten vorrangig die Eingangsdiagnose, die am besten bezahlt wird. Wenn jemand über einen Herzschmerz klagt, könnte dieser – wie wir Ärzte wissen – ja auch von der Wirbelsäule ausgelöst sein oder von den inneren Organen wie den Nieren.

Solche merkwürdigen Mechanismen führen dazu, dass der Druck auf die Ärzte, das Pflegepersonal und die anderen Beteiligten massiv zunimmt und dass das Denken einer ganzen Branche sich ökonomisch zu formieren droht. Eine Krankenschwester muss plötzlich allein oder zu zweit mit einem Kollegen nachts eine Station mit zwanzig bis vierzig Patienten versorgen, wo vorher vier oder fünf examinierte Schwestern und Hilfspersonal da waren.

Trotz aller dieser Probleme kann aber jeder auch – als Patient genauso wie als Beschäftigter im Gesundheitswesen – nach wie vor mithelfen, die Strukturen zu optimieren und gleichzeitig Druck auf das System auszuüben, beispielsweise indem er andere motiviert, sich bei ihren Krankenkassen zu beschweren oder als Patienten gemeinsam mit dem Personal einen offenen Brief zu formulieren. Es lohnt sich, örtliche Politiker einzuladen, Veranstaltungen mit den Patienten zusammen zu organisieren oder auch karitative Verbände, Krankenkassen und Pflegeunternehmen anzusprechen, um unzureichende Bedingungen zu verbessern. Letztlich kann jeder in seiner beruflichen Tätigkeit in der Medizin, im Krankenhaus oder ambulant, als Arzt oder Krankenschwester, als Apotheker oder Pförtner sich liebevoll um die Patienten kümmern. Zeitmangel – als Ausrede dafür – gilt nicht. Nicht selten hilft ja schon ein freundliches Wort, um Geborgenheit zu schaffen oder Angst zu nehmen. Selbst bei einer Ultraschalluntersuchung kann der Arzt oder eine Schwester mit dem Patienten sprechen und ihn aufklären, ihm die Bilder erklären. Das schafft Vertrauen. Und ebenso, wenn man erklärt, wie die angewendete Technik funktioniert, wie ein Medikament wirkt, wie ein Laborwert zu interpretieren ist, dass man keine Angst haben muss vor einem Eingriff. Kommunikation schafft Vertrauen, dem Patienten zuhören zu können mindestens ebenso!

Verliert die Medizin ihre Seele?

Schon 1977 schrieb der streitbare Computerwissenschaftler Joseph Weizenbaum: »Selbst die Ärzte, die früher *das* Symbol der Macht einer Gesellschaft waren, sind machtlos, da sie mehr und mehr zum Zwischenträger zwischen ihren Patienten und der pharmakologischen Industrie werden. Die Patienten werden ihrerseits in wachsendem Maße zu lediglich passiven Objekten, an denen Behandlungen durchgeführt werden und die Prozeduren über sich ergehen lassen müssen. Ihre eigenen inneren Heilkräfte, ihre Fähigkeiten zur Selbstgenesung, ob physisch oder psychisch, werden zunehmend von einer Medizin als irrelevant betrachtet, die kaum in der Lage ist, einen menschlichen Patienten von einem fabrizierten Gegenstand zu unterscheiden.« Das Risiko einer Entwicklung in diese Richtung besteht unverändert.

Dabei wissen wir doch längst über die vier Prinzipien Bescheid, die unsere Gesundheit beeinflussen: *Ernährung, Bewegung, Selbstverantwortung* und *Wohlbefinden.*

Die Zukunft wird vor allem durch die mentale Gesundheit der Menschen geprägt. Konfliktfähigkeit, Reflexionskraft und humorvoller Umgang miteinander tragen wesentlich zur psychosozialen Gesundheit aller bei. Der Wohlstand der Wissensgesellschaft, in die wir uns entwickeln, weil die Maschinen die meisten Produktions- und selbst Dienstleistungsprozesse wie bei den Banken übernehmen, liegt in der Zufriedenheit und dem Wohlbefinden der Menschen verborgen. Erst die Fähigkeit, mit anderen Menschen solidarisch auf Augenhöhe im Team zusammenzuarbeiten, Konflikte zu lösen und auch im Arbeitsalltag in flachen Hierarchien arbeiten zu können, wird eine lebenswerte Gegenwart schaffen. Gesundheit ist daher kein Gut, sondern ein Mittel, um eine dienende Kultur zu schaffen, die psychosozial und auch körperlich heilend wirkt.

Unser System belohnt aber die Technisierung und in der Medizin zusätzlich die Medikamentierung – und bestraft eine sprechende Medizin, also eine Medizin, die bei der ganzheitlichen Befindlichkeit des Menschen ansetzt und das Sprechen und Zuhören als Basis einer vorsorgenden und therapeutischen Beziehung betrachtet.

Was und wem nützt es, wenn eine boomende pharmazeutische Industrie für eine umfassende Medikamenten-

versorgung sorgt und wir eine hochtechnisierte Medizin
entwickeln, die Medizin aber ihre Seele verliert?

Wir brauchen eine neue Zielorientierung und Gesundheitsbildung

Das moderne Gesundheitswesen muss sich neben der Ver-
hinderung und Bekämpfung von Krankheiten auch an einem anderen Ziel orientieren: einer gesunden Lebensführung der einzelnen Menschen. Dazu bedarf es freilich der
Selbstverantwortung eines jeden. Und die wiederum setzt
zweierlei voraus: Willen und Wissen. An der Bereitschaft,
sich dieses Wissen anzueignen, mangelt es nicht, eher
schon an den Angeboten. Meine Erfahrung ist: Die Menschen sind begierig zu hören, was sie selbst tun können,
beispielsweise um ihren Rücken oder das Herz nach einem
Infarkt stark zu machen, und was die Medizin wirklich
leisten kann, wenn sie dann doch behandelt werden müssen. Sie sind interessiert, aber sie erhalten zu wenig Informationen, mit denen sie etwas anfangen und mit denen sie
ihre eingefahrenen Wege verlassen können.

Stattdessen werden sie mit Werbung überschwemmt,
auf allen Kanälen des Fernsehens. Da erfährt man dann
zwar auch, was sich gegen Kopfschmerzen tun lässt. Aber
angepriesen wird eben nur, was verkäuflich ist: die Tablette. Erschreckend hierbei: 15 Prozent der etwa 5000
Grundschul-Kinder, die im Rahmen der Deichmann-Elefanten-Kindergesundheitsstudie 2011/12 untersucht wurden, beziehen ihr Gesundheitswissen bereits aus der Werbung – so das Ergebnis der Studie. Niemand sagt: Hast du
Kopfschmerzen, denk mal daran, welche Last dir auf

den Schultern liegt und wie dies ohne Tabletten geändert werden könnte. Neue Formen von Gesundheitswerbung wären notwendig. Warum eigentlich sollten nicht neue Formate dieser Art von der Bundeszentrale für gesundheitliche Aufklärung geschaltet werden? Wenn bestimmte Formen des Lebensstils in unserer Welt durch Werbung vermittelt werden, dann brauchen wir auch zur Propagierung von Alternativen etwas Ähnliches. Das sollte aus meiner Sicht die Politik leisten. Wer heute Fernseh- und Kinofilme sieht, dem wird natürlich gezeigt, dass man bei jedem Pipifax in den Kernspin geht, da wird in Soaps ebenso wie in Anzeigen natürlich das Medikament verabreicht, das sofort wirkt. Da hat der Arzt selbstverständlich immer noch die Aura des technologischen Zauberers und Geheimwissenschaftlers, der die Tablette über den Tisch reicht. Aber wir sollten wissen, was wir da einnehmen, und wir sollten uns bemühen, zu verstehen, ob das, was uns verschrieben wird, auch das individuell Richtige ist. Und wenn wir es nicht verstehen, müssen wir lernen, mit dem Arzt zu reden, ihn zu fragen: Stimmt denn das überhaupt? Trifft es denn auch auf mich zu?

Es geht um einen neuen, veränderten Lebensstil, um Selbstverantwortung und um die Kunst des gesunden Lebens. Und auch um das Wissen, was zu tun ist – nach dem Prinzip: von leicht nach schwer. Wie kann ich mir selbst helfen, welche wenig belastenden Medikamente gibt es, welche naturheilkundlichen Verfahren? Wenn eine Operation nicht zu vermeiden ist – was passiert da genau und was kann ich selbst danach tun? Was muss ich tun, wenn ich Bauchschmerzen oder Rückenschmerzen habe? Wie muss ich es interpretieren, wenn Blut im Urin ist? Was kann und muss ich selber tun? Und was macht das Gesundheitssystem, was bietet es an? Nur eine so verstandene Eigenverantwortung aus Wissen und Selbstverpflichtung ist nachhaltig – auch mit Blick auf die Kostenreduzierung. Also muss in Bildung und besonders auch in Gesundheitsbildung und Gesundheitsförderung investiert werden. Gesundheit ist mehr, als ein von Technisierung und Tablettenverschreiben geprägtes Verständnis nahelegt.

Gesundheit und Spiritualität

Mehr als Meditation, anders als Religion

Für mich ist der Beruf des Arztes – das Arztsein – ohne eine seelsorgerische und spirituelle Dimension schlichtweg undenkbar. Die Realität und die Transzendenz sind für mich zwei Seiten einer Medaille. Ich empfinde und erfahre mich als Teil eines Ganzen, das über mich hinausreicht und doch als bestimmend für mein Leben wesentlich zu mir gehört. Wir sind gekommen aus einer Welt, die wir nicht beschreiben können. Und wir gehen in eine Welt, die wir genauso wenig erfassen oder begreifen. Wenn wir das Leben allein von der materiellen Seite her betrachten, bleibt nur die Feststellung, dass wir uns nach dem Tod auflösen. Wenn wir gestorben sind, werden wir mit dem, was unseren Körper physisch ausmacht, ein Teil der Natur sein, die Gewebestrukturen und auch unsere Knochen werden als chemische Substanz in die Natur eingehen. Andere Lebewesen – Pflanzen, Insekten, Tiere, Menschen – werden mit meinen Mineralien und Molekülen leben können. *Aus Staub sind wir gemacht, zu Staub werden wir.* Ich verstehe mich als Teil dieser allumfassenden Natur und in diesem Sinn auch als eins mit allen Tieren und Pflanzen und dem Kosmos. Ich bin Bestandteil eines Ganzen, das mich schon in dieser biologisch-materiellen Hinsicht übersteigt. Diese Erfahrung der Verbundenheit mit allem Leben gehört für mich zur Spiritualität und führt zu einer Haltung des Humanismus. Denn aus dieser Haltung heraus begründet sich letztlich auch mein Mitgefühl mit den anderen Menschen, meine Empathie, meine Toleranz, meine Ehrfurcht auch vor anderem Leben, ganz konkret auch die Ehrfurcht vor dem Andersdenkenden.

Geburt und Tod begrenzen unser Leben. Wir kommen alleine, wir gehen alleine. Geburt und Tod gehören zum Geheimnis unserer Existenz. Aber gerade in diesen existenziell wichtigsten Momenten unseres Lebens brauchen wir mitmenschliche Nähe, Mitgefühl und die tragende Kraft von anderen. Und in der Verbundenheit aller Welten, gestern, heute und morgen, trägt uns unsere Spiritualität, gibt sie uns innere Kraft, unabhängig davon, ob ich an einen personalen Gott glaube oder nicht. Liebevolle Zuwendung, Respekt, Mitmenschlichkeit und Mitgefühl, Güte, Freundlichkeit, Menschenrechte und auch Demokratie sind wesentliche Werte meines Ansatzes *humanistischer Spiritualität*. Dies hat erst einmal mit Transzendenz- und Gottesbezügen nichts zu tun – sondern mit dem Wissen um den Bezug zu allen Menschen und Kulturen, mit dem Eingebundensein in die unendliche Existenz der Welt.

Mit dem Herzen dabei sein – das ist Ausdruck einer solchen Haltung der Verbundenheit: Das Herz wird in allen Religionen und Kulturen als symbolischer Sitz menschlicher Qualitäten, als Organ des Werteempfindens und als innerer Kern humaner Kultur gesehen. »Das weite Herz« ist schon in den Psalmen ein Zeichen von Weisheit, von Erkenntnis, Freude, Mitgefühl und Zuwendung zum anderen. »Ein Herz für den anderen« – das sollte daher als Haltung auch in besonderer Weise Kennzeichen des ärztlichen Berufs sein.

Das Wunder des Lebens

»Es gibt zwei Arten, sein Leben zu leben«, hat Albert Einstein gesagt, »entweder so, als wäre nichts ein Wunder, oder so, als wäre alles eines.« Mit Einstein glaube ich an die schöpferische Kraft und die »Heiligkeit des Lebens«. Wir Menschen sind eingebunden in die Bewegung des Lebens im Großen und Kleinen und nicht getrennt vom Leben des Kosmos. »Wir tragen Milchstraßen in uns«, schreibt Nietzsche einmal. Auch jede Zelle ist in sich ein Mikrokosmos und hat wieder Milchstraßen in sich. Wie die Entstehung von allem, was ist, ein großes Wunder bleibt, so auch unser eigenes Dasein. Der Urknall, der nach einer Theorie das Weltall schuf, ist so geheimnisvoll wie jener schöpferische Augenblick, der uns räumlich und zeitlich sehr viel näher liegt: der Moment unserer Zeugung. Wenn eine Eizelle den Eileiter herunterkommt und für einen Zeitraum von nur vierundzwanzig Stunden zur Befruchtung bereit ist und Hunderte Millionen Spermien sich mit der Geschwindigkeit von siebeneinhalb Zentimetern in der Stunde auf ihr Ziel zubewegen und sich schließlich ein einziges mit ihm vereinigt – auch dieser Anfang unserer individuellen Geschichte ist Teil der kreativen Geschichte des Lebens.

Der bewegte Strom des Lebens, der zu uns führt, kommt von weit her. Vor unserer Zeugung lebten unsere Eltern, vor ihnen hat es die Großeltern und die Urgroßeltern und deren Vorfahren gegeben, die Ahnenkette der Generationen. Irgendwann stehen in dieser Geschichte die ersten Menschen, die wir mit der Schöpfungserzählung der Bibel Adam und Eva nennen und für die die Mythen anderer Kulturkreise andere Namen gefunden haben. Und lange davor in der Entwicklungsgeschichte des Lebens hat es eine Urmaterie gegeben, von deren Entstehung die mythischen Überlieferungen der Völker schon vor Jahrtausenden erzählten und die die Wissenschaften noch immer zu ergründen versuchen. Wir wissen nicht, wie damals, vor aller Zeit, Materie entstanden ist, verstehen erst ansatzweise, wie unsere Erde verbunden ist mit den anderen Planeten und wie deren Entstehung vor sich ging. Wir wissen nicht, was es mit dem Urknall wirklich auf sich hat, wie aus der anorganischen Welt die organische entstand. Aber auch das, was die Wissenschaft heute an Erkenntnissen und Theorien anbietet, lässt uns staunen:

Der Urknall fand nach der heute geläufigen Theorie vor ca. 13,7 Milliarden Jahren statt. Das *beobachtbare* Universum hat einen Radius von 45,64 Milliarden Lichtjahren. Das Universum besteht aus ca. 170 Milliarden hellen Galaxien, das entspricht ungefähr 6×10^{22} Sternen.

Was wir aber sicher wissen: Wir sind Glieder einer Kette des Lebens, die bis heute reicht und mit uns nicht aufhört. Und deswegen sind wir auch mit dem Damals und dem Morgen verbunden. Man kann das ganz materiell nehmen und sagen, dass jedes Molekül meines Körpers einst Teil eines früheren Körpers war. Aber man kann das auch geistig verstehen. Entscheidend ist: Wir bleiben verbunden, und diese Verbindung reicht über den Tod hinaus. Diese Zugehörigkeit zur Universalität des Lebens und des Kosmos gehört zu dem, was unser individuelles Dasein wunderbar und bedeutungsvoll macht. Unser Leben geht weiter: Wohin, wissen wir nicht. Aber selbst wenn wir keine biologischen Nachkommen haben, können wir weiterleben in den

Ergebnissen unseres Nachdenkens und den Produkten unserer Kreativität, die wir weitergeben. In der Erziehung der Kinder, ob eigener oder anderer, werden wir Spuren hinterlassen, ebenso im Leben anderer Menschen, mit denen wir in Berührung kommen und die wiederum Teile von jedem von uns weitergeben, die sie erfahren haben. Jeder von uns berührt in seinem Leben andere auf ganz unverwechselbare, einzigartige Weise. Ob darüber hinaus etwas von der seelisch-geistigen, individuellen Substanz weiter bestehen bleibt, das bleibt eine Frage des Glaubens. Ich selbst glaube daran, auch wenn ich es nicht beweisen kann. Und das prägt meine Haltung als Mensch und als Arzt.

Demut und Dankbarkeit

Spiritualität heißt für mich: dankbar sein, dass wir leben dürfen, dankbar sein, dass wir noch am Leben sind. Der Tod meines so früh verstorbenen Bruders, für mich psychologisch die größte Katastrophe meines Lebens, hat mich gelehrt, demütig zu sein. Demut heißt, das Leben vorbehaltlos anzunehmen und zu akzeptieren, dass es Situationen gibt, gegen die wir nichts unternehmen können. Das gilt für die Krankheit wie für eine Naturkatastrophe, gegen die wir nichts machen und gegen die wir uns nicht wehren können. Dankbarkeit und Demut kann ich tagtäglich schöpfen aus der Inspiration einer positiven Begegnung, aber auch aus der Auseinandersetzung mit jedem anderen Menschen. Das ist für mich ein Teil der Spiritualität, die in der großen Dankbarkeit gegenüber dieser Kraft gründet, die wir Schöpfer nennen – wie er auch immer in den unterschiedlichen Menschheitstraditionen genannt werden mag. Ich selber hatte Phasen, in denen ich atheistisch war und dachte: Es gibt keinen Gott, es ist alles Energie. Aber auch damals spürte ich ganz tief in mir eine tragende Kraft. Und auch hierin gründet eine humanistische Haltung: Wenn man sich verbunden weiß, sich als Teil eines Ganzen begreift, wird man sich selber nicht so wichtig nehmen und ins Zentrum stellen.

Verbundenheit hat noch eine andere Auswirkung. Sie ist eine Quelle der Lebendigkeit. Am stärksten spüren wir das in der Liebe: Je mehr ich mich verbunden fühle, desto lebendiger fühle ich mich, desto kraftvoller. Paracelsus sagt: Das höchste Heilmittel ist die Liebe. Diese innere Haltung der Verbundenheit, die uns mitgegeben worden ist – wie auch immer die verschiedenen Religionen sie formulieren –, ist die Haltung, die einen guten Arzt auszeichnet. Sie gibt ihm nicht nur Kraft. Sie macht ihn auch offen für jeden Menschen, offen für jede Religion, auch offen für andere Denk- und Heilsysteme.

Gerade Naturwissenschaftler fahren erst einmal alle Stacheln aus, wenn sie hören, dass da jemand ist, der der Spiritualität einen Wert beimisst. Es sind die, die sagen, wer eine Vision habe, solle zum Arzt gehen. Aber es geht hier um die Wertfragen des Daseins. In der kritischen und bedrohlichen Situation der Krankheit, an der Grenze von Leben und Tod, tauchen diese Fragen auf. Zumal als Arzt muss ich mich dann fragen: Was ist die Welt, was sind die Menschen, was ist unsere eigene Existenz, was ist der Sinn des Lebens?

Der Arzt, der sich der Medizin als rein naturwissenschaftlicher Disziplin verschrieben hat, der den Menschen als eine Maschine ansieht und behandeln will und die Körperfunktionen vom denkenden und fühlenden Gehirn trennt, bewegt sich in eine Sackgasse hinein oder steckt schon mittendrin. Der Mensch fühlt! Und daher sind seine komplexen Körperreaktionen in jeder Sekunde anders. Jeder Mensch reagiert anders, jeder ist in seinem Tun und Handeln individuell motiviert. Der denkende und fühlende Geist ist über die Nerven mit den Organen, mit Stoffwechsel und Muskeln verbunden und wirkt unbewusst. Freude, Ärger, Wut, Angst, Aggression, liebevolle Zuwendung, aber auch Bewegung, Musik, Tanz oder Meditation beeinflussen den ganzen Körper und seine Funktionen, Sekunde für Sekunde. Der Blutdruck steigt bei Ärger, bei negativem Stress wird massenhaft Zucker ausgeschüttet, das Immunsystem gebremst. Ruhe beim Singen, Beten oder Meditieren senkt die Herzfrequenz. Das unterscheidet den Menschen von einer Maschine. Der Glaube, dass der Mensch nach maschinellen Gesichtspunkten organisiert ist, gewartet und repariert werden muss, ist daher trügerisch und ein Grund dafür, dass wir in der Medizin weltweit immer mehr in ein technologisches und medikamentenbezogenes Denken und Handeln hineingezogen werden.

Leben als Geschenk

Krankheiten stellen uns auf die Probe. Sie verlangen von uns – vom Erkrankten wie vom Therapeuten – die Bewältigung einer Gefahrensituation, vielleicht sogar einer existenziellen Bedrohung. Unversehens stellt sich die Frage: »Warum?« Das meint aber nicht die Frage nach der Kausalität von Krankheit im Sinne einer Schuldzuweisung. Gegen Theorien, die sagen: »Du bekommst die Krankheit, die du verdient hast«, verwahre ich mich entschieden. Im Gegenteil: Krankheit kann eine Chance sein. In dem Moment, da ich merke, dass ein bestimmter Teil von mir funktionsunfähig wird, sei es körperlich, sei es mental, werde ich zum Nachdenken veranlasst. Ich bin herausgefordert, in eine tiefere Dimension meines Daseins vorzudringen. Krankheit kann ein segensreicher Wink sein, meinen Lebensstil zu ändern, den Druck aus dem Alltag zu nehmen, mich auf das Wesentliche zu konzentrieren.

Man sagt: In einem Flugzeug, das abstürzt, gibt es keine Atheisten. Ein Witz? Gut, aber in solchen Momenten hofft nun mal jeder Mensch, dass er getragen wird von einem Gott oder einer Kraft, die das Ganze zurückdreht. Als ich selber in den Bergen einmal abgestürzt bin, war es genauso. Im Stürzen dachte ich: Hoffentlich trägt mich jemand hier auf Flügeln, hoffentlich ist nicht gleich alles zu Ende. Das war in dem kurzen Moment meine Hoffnung und mein Glaube, und ich war wirklich überzeugt, dass ich auf Flügeln getragen werde, so überzeugt, dass ich innerlich ganz ruhig wurde. Man kann natürlich sagen, das Gehirn wurde mit Endorphinen überschüttet, von daher hätte ich alles rosig gesehen. Alles ist physiologisch, biochemisch begründbar. Aber da war erst einmal der Wunsch. Und dann war da eben dieses tiefe Gefühl des Getragenwerdens – unendlicher Dankbarkeit. Es gab ein Knäuel im Kopf, alles verdichtete sich auf diesen Punkt, der im Kern das ausmacht, was spirituelle Erfahrung ist: Ruhe, Akzeptanz und die Dankbarkeit, dass ich leben durfte. Und eben auch die Zuversicht, dass es weitergeht.

Wenn ich verstehe, dass Leben ein Geschenk ist, wenn ich es nicht einfach als gegeben hinnehme, dann gibt mir das neue Lebendigkeit. Das Bewusstsein, überhaupt existieren zu dürfen, reicht über mein individuelles, irdisches Dasein hinaus. Wenn ich diese Einsicht und Erkenntnis habe, erfahre ich ein Unendlichkeitsgefühl. Vielleicht könnte man diesen Zustand auch anders formulieren: Dann bin ich transzendent, zu jedem und allem, und gleichzeitig wird das Herz ganz groß. Das Herz wird weit, weil es voller Mitgefühl ist für jeden. Diese Verbundenheit führt zu Respekt und Toleranz, zu Ehrfurcht und eben unendlicher Dankbarkeit, aber auch zu innerer Ruhe, zu Gelassenheit und Gleichmut und gleichzeitig wieder zur Tatkraft.

Auch das hat mit Gesundheit zu tun, und so ist es wohl zu verstehen, was der Medizinhistoriker und große Kenner des Gesundheitsdenkens Heinrich Schipperges einmal gesagt hat: Gesund könne eigentlich nur der sein, der dem Leben insgesamt zustimmt. Dieses Entspanntsein aufgrund der Einsicht, dass wir Teil eines Ganzen sind, führt auch zu medizinisch messbaren und gesundheitlich wirksamen Ergebnissen. Wenn die alten Chinesen Gesundsein als Ausgeglichenheit von Yin und Yang, von Anspannung und Entspannung definiert haben, als körperliche und seelische Harmonie, dann steckt dahinter ja ebenfalls ein Konzept, das die Balance und die Verbundenheit zum Ausgangspunkt hat.

Individuelles Wohlbefinden und Sinnerfahrung

Wenn ich über Gesundheit nachdenke, ist für mich, unabhängig von philosophischen und theologischen Systemen und Gedankenwelten, der Begriff des individuellen Wohlbefindens zentral. Der körperlich Gesunde kann dement sein. Ist er gesund oder krank? Ist ein Mensch, der eine Hüftgelenkarthrose hat, krank? Schwierige Fragen. Meine Antwort: Entscheidend ist das Wohlbefinden. Und da wiederum hat jeder Mensch seine ganz eigene Vorstellung, ein anderes Gefühl von Lebensqualität. Gesundheit und Krankheit sind in ihrer Ausprägung zutiefst individuelle Zustände und keineswegs nach einer DIN-Norm zu bestimmen.

Ein Beispiel aus der Praxis einer Logopädin. Sie hat mit der Rehabilitation schwerer Sprachbehinderungen nach einem Schlaganfall zu tun. Um zu beurteilen, ob jemand »rehabilitiert« ist, kann sie bestimmte Werte messen, die Zahl verwendeter Verben oder syntaktischer Muster zum Beispiel. Das ist »objektiv« – aber was besagt das schon über das Empfinden der Betroffenen? Der eine Patient dieser Logopädin kann nach einem Hirnaneurysma nur noch ein paar Worte sagen, geht aber auf die Menschen zu, ist integriert und fühlt sich wohl dabei. Eine andere Patientin ist eine Frau, die wieder nahezu perfekt spricht. Sie fühlt sich aber krank, geht nicht mehr unter die Menschen. Der Mann ist froh, leben zu dürfen. Die Frau aber, die wieder sprechen kann, leidet, da ihr ganzes Schicksal sie belastet und sie mit dem hadert, was geschehen ist. Beide empfinden und erleben anders und benötigen eine jeweils ganz andere Zuwendung und unterschiedliche Therapien.

Als mein Bruder Willi vom Lymphknoten-Krebs geheilt war, sagte er mir auf der Isolierstation: »Jetzt bin ich 44, und wenn ich nun wieder ins Leben trete, weiß ich gar nicht, was ich machen soll. Ich habe doch mein Leben gelebt. Es war eine wunderbare Zeit, ich habe intensiv gelebt.« Als ich zu ihm sagte: »Willi, jetzt bist du wieder unter uns, wir können weiter die Welt erforschen und weiter versuchen, den Sinn unseres Lebens zu verstehen«, sagte er ungefähr Folgendes zu mir: »Dietrich, weißt du, ich habe mein Leben gelebt und in allen Tiefen ausgelotet, 44 Jahre lang, und ja, wenn ich weiterleben darf, lebe ich sehr gerne weiter, aber wenn ich nicht weiterleben darf, ist es eben so.« Ein paar Tage später starb er an einer Blutvergiftung.

Die Bedeutung eines Lebens ist nicht an die Zahl der gelebten Jahre gebunden, das habe ich damals gelernt. Willi war durch und durch davon überzeugt, dass er eines Tages wiederkommen würde auf diese Welt. Wie oder wo, war ihm egal, aber er freute sich irgendwie auch darauf, irgendwann in eine Welt gehen zu dürfen, die für ihn in seiner Spiritualität wichtig war. Dies drückte er in Worten aus, aber ganz besonders durch seine Haltung, ganz bewusst, ganz ruhig und ganz klar.

Spiritualität schafft Lebendigkeit, sie ist Ausdruck lebendiger Existenz. Dadurch, dass wir existieren, sind wir spirituelle Wesen, sind wir verbunden mit allem. In dem Wort Spiritualität steckt ja das Wort *spiritus*, Atem. Alles, was lebt, atmet. Der Atem verbindet das Innen und Außen, mich und die Natur, mich und die anderen im Sprechen, im gemeinsamen Lachen oder in der Trauer. Ich verstehe, was die Atemtherapeutin Ilse Middendorf meinte, als sie sagte: Der letzte Atemzug des Lebens wird der erste Atemzug eines neuen Lebens sein. Für sie war klar: Sie geht über eine Brücke in die andere Welt und wird weiter atmen. Eine Vorstellung, die meinem Bruder nicht fremd gewesen wäre.

Verbunden in der Situation existenzieller Not

Auf besondere Weise verbunden sind wir, wenn wir krank oder in Not und auf Hilfe angewiesen sind. Wir brauchen dann ein Gegenüber, der uns seine Zuneigung schenkt. Mir sind mehrere Aspekte in dieser von Wechselseitigkeit bestimmten Situation wichtig.

Erstens signalisiere ich als Betroffener: Ich bin krank und hoffe auf deine Hilfe. Das ist der An-Spruch gegenüber dem Arzt genauso wie gegenüber der Freundin, dem Freund, dem Liebsten, dem Vater, der Mutter, dem Sohn, der Gesellschaft. Wir fühlen uns verbunden, senden Signale aus, geben etwas von uns zu verstehen und hoffen, ja erwarten dann auch, dass der andere diese Gemeinsamkeit ebenso fühlt, dass er zumindest nicht davonläuft.

Der zweite Aspekt, den ich als Arzt immer wieder erlebe: Der Patient wendet sich an mich, und ich erfahre in dieser Situation: Ich habe in mir die Kraft, ihn tragen zu wollen, ihm als Mensch heilbringend zur Verfügung, zur Seite zu stehen. Dafür stellen wir Ärzte, aber auch jede Krankenschwester und die anderen therapeutisch Tätigen unsere individuellen Fähigkeiten und unser spezifisches Fachwissen zur Verfügung. Wir können nicht jeden Menschen heilen. Der therapeutische Behandlungsweg ist ein Prozess des Versuchs der *restitutio ad integrum*, einer Wiederherstellung also, ein Prozess, der dann wieder bis zur Integration, also bis zur vollständigen Wiederherstellung des alten Zustandes führen kann. Auf diesen Versuch kommt es.

Und der dritte Aspekt ist, dass auch *ich* lerne. Ich lerne von jedem Kranken, und zwar als Mensch genauso wie als Therapeut. Ich lerne als Mensch, und zwar zum einen, dass es nicht das Kranksein an sich gibt, dass jede Krankheit, jede Grippe, jeder Schnupfen, jeder Husten, jeder Fußpilz, jeder Rückenschmerz etwas anderes ist – weil ja jeder Mensch andere Voraussetzungen aufweist. Deshalb gibt es auch nicht die Standardrezepte, nach dem Motto: Da schmierst du jetzt mal Salbe drauf, und alles wird wieder gut. Nein, Heilen an sich ist etwas zutiefst Individuelles. Bei jedem Menschen finden sich ein anderer Stoffwechsel, eine andere Immunitätslage, eine andere psychische bzw. soziale Situation, bei jedem gibt es andere Stressfaktoren.

Aber wir lernen auch, dass Symptome oder Körperstrukturen miteinander reagieren, obwohl sie nach unserem Wissen eigentlich völlig getrennt zu »leben« scheinen. Wer »was mit der Haut« hat, hat nicht selten etwas mit dem Darm. Alte Medizinsysteme anderer Kulturen wussten das besser als die heutige Schulmedizin, die erst langsam wahrnimmt, dass zum Beispiel im Darm ein Großteil des Immunsystems gebildet wird. Mit jeder Veränderung des Darms verändern sich Immunlagen. Bakterielle Veränderungen des Darms mit Fäulnisbakterien können die Psyche beeinflussen, einen Menschen müde oder lustlos werden lassen.

Beispiel Darm: Funktionelle Magen-Darm-Beschwerden resultieren bei jedem individuell aus einem komplexen Zusammenspiel von Nahrung, Ernährungsverhalten, psychischer Verfasstheit und Verdauung.

Wir vertiefen bei jeder Krankheit die Kenntnis solcher Zusammenhänge und lernen die unendliche Vielfalt der Krankheitsausprägungen immer genauer kennen: Der eine hat Schnupfen, und dieser Schnupfen ist in drei Tagen weg.

Der andere hat auch Schnupfen, aber der ist nach vier Wochen immer noch nicht weg. Und dieser Patient bekommt dazu sogar noch eine Lungen- oder Gelenkentzündung. Was dabei ursächlich ist, ist nicht klar: ob die Anzahl der Bakterien oder die mangelnde Abwehrkraft, die Anzahl geschädigter Zellen, die Konzentration von Vitaminen oder sonstige Faktoren.

Wir wissen oftmals nicht, worauf die individuelle Krankheit zurückzuführen ist. Sicher ist nur: Wir haben das Leben letztendlich nicht in der Hand. Nicht der Arzt kann vorausbestimmen, ob wir genesen, und auch nicht, wann wir kommen und wann wir gehen. Auch diese Einsicht gehört zur spirituellen Dimension der therapeutischen Beziehung zwischen Arzt und Patient.

Leben gläubige Menschen gesünder?

Hat Spiritualität als existenzielle Perspektive Einfluss auf mein Wohlbefinden? Haben die, die Sinn suchen, ein anderes Lebensgefühl, eine andere Lebenszufriedenheit als die nur an Körpermedizin Interessierten? Und haben Gläubige oder Menschen mit einer anderen spirituellen Lebenseinstellung eine andere, nicht nur kognitive Lebenszufriedenheit? Diese Fragen tauchen immer wieder auf.

Es gibt Kritiker, die sagen, Religion sei an sich schon eine krank machende Neurose, religiöse Deutungen und damit zusammenhängende Erfahrungen würden Schuldgefühle auslösen und eigentlich eher krank als gesund machen. Das wird jedoch weder der Wirklichkeit noch der Erfahrung religiöser Menschen gerecht.

Religionswissenschaftler sehen eine Gemeinsamkeit zwischen den großen Religionen der Welt ja gerade darin, dass sie auf dem Hintergrund der Erfahrung von Krankheit, Leiden und Tod und der Unsicherheiten des Lebens die Menschen befähigen, innere Gelassenheit und Ruhe zu erreichen. Und aus dieser inneren Ruhe können sie dann wiederum die Kraft schöpfen, die Wechselfälle des Lebens besser zu bewältigen. Gerade das ist der Sinn der spirituellen Praktiken und ein Ziel der spirituellen Wege.

Natürlich gibt es auch für den Wirkzusammenhang von Heilung und Heil keine allgemeinen Gesetze. Und vor dem Tod sind alle gleich, Fromme und Atheisten. Aber möglicherweise ist die Sicht auf Krankheit und Leid eine andere. Viktor Frankl, der das KZ überlebte, hat in seinem Buch *Trotzdem Ja zum Leben sagen* gezeigt: Klarheit über den Sinn einer noch so schwierigen und belastenden Situation zu gewinnen gibt Kraft und die notwendige Energie, um diese Situation auch zu bestehen, vielleicht sogar zu überleben.

Es leuchtet demnach auch ein: Wer ein existenzielles Gottvertrauen hat, wird möglicherweise weniger erschütterbar sein; wer auch existenziellen Krisen einen Sinn zuschreiben kann, wird möglicherweise eine stärkere Kraft entwickeln. Der Glaube an einen tieferen Sinn ist ein Schutzfaktor für die Seele. Ein Forscherteam aus Psychiatern und Neurowissenschaftlern der Columbia-Universität in New York hat Untersuchungen an einer Personengruppe durchgeführt, die zum Teil extrem anfällig für Depression war. Und das Ergebnis lautete: Wer religiöse oder spirituelle Inhalte bewahrt, wird offensichtlich seltener von Depressionen heimgesucht. Und das ist nachgewiesen sogar bei den Personen, bei denen genetisch, also durch die Familiengeschichte bedingt, eigentlich ein sehr hohes Erkrankungsrisiko besteht. Dabei zählt offensichtlich nicht, wie oft die betroffenen Personen Gottesdienste besuchen, sondern es kommt darauf an, welche Bedeutung sie der Religion insgesamt beimessen, wie stark also die Sinn-Dimension im Bewusstsein der Menschen verankert ist.

In einer österreichisch-australischen psychologisch-psychiatrischen Studie aus dem Jahre 2013 kamen die Forscher zu dem Ergebnis, dass die spirituell-religiöse Dimension bei der Therapie von depressiven, angstgestörten und suchtkranken Patienten eine (positive) Rolle spielen kann.

Der Psychiater Harold G. Koenig hat die Ergebnisse von Studien zusammengetragen, die den Zusammenhang von psychischer Gesundheit und Religion beleuchten. Sie zeigen: Gläubige besitzen im Durchschnitt ein eher gut ausgeprägtes Selbstbewusstsein. Aber auch die körperliche Gesundheit scheint bei denjenigen, die sich einer bestimmten Glaubensrichtung verschrieben haben, von der Religion profitieren zu können: Die Sinnstiftung durch den Glauben, stabilisierende religiöse Rituale und soziale Bindungen gehören zu den positiv stimulierenden Faktoren. Religiös zu sein, sich einem bestimmten Glauben oder einer bestimmten Philosophie verschrieben zu haben ist sicherlich nicht das Wundermittel für Gesundheit. Aber es kann helfen.

Beobachtungen zu solchen Beziehungen zwischen Philosophie, Religion und Gesundheit gibt es im Westen und im Osten. Am besten ausgeprägt ist dieser Zusammenhang wohl in der Meditation.

Hirnforscher haben in Studien mit tibetischen Mönchen an der Universität von Wisconsin in Madison gezeigt, dass sich im Kernspintomographen bei der Meditation Änderungen in den Mustern der Hirnfunktionen bemerkbar machen können.

Arzt und Seelsorger – Hand in Hand, mit Herz und Seele

Ob eine Krankenschwester, ein Zivildienstleistender, der Logotherapeut, ein Angehöriger, selbst die Reinigungskraft in der Klinik, die täglich um das Bett des Patienten putzt – alle haben sie als Menschen die Fähigkeit, anderen in schwierigen Situationen einfühlsame Nähe zu zeigen. Meine Forderung ist, dass auch wir Ärzte uns in einem elementaren und einfachen Sinn als Seelsorger verstehen und dass wir wahrnehmen, dass auch inmitten einer funktionellen, von der Apparatemedizin beherrschten Atmosphäre Sinnfragen auftauchen – Fragen, denen wir nicht ausweichen dürfen. Als Ärzte müssen wir diese Gefühlswelt empathisch zulassen und uns die Zeit nehmen, darauf einzugehen, und zwar gerade dann, wenn Ängste auftauchen. Es kann nicht sein, dass der Radiologe, der einen Krebs festgestellt hat, zu der verunsicherten Patientin einfach nur sagt: »Und den Befund besprechen Sie dann mit Ihrer Hausärztin.«

Wir müssen (wieder) lernen, uns in andere einzufühlen und auch mit deren Spiritualität, genauer gesagt deren individueller Lebenseinstellung – und damit meine ich nicht ihren spezifischen Glauben – umzugehen. Mit dieser humanistischen Einstellung gegenüber jedem Menschen kann ich als Arzt, als Therapeut Gläubige und Atheisten gleichermaßen respektvoll behandeln. Das heißt natürlich nicht, dass wir als Ärzte und Therapeuten einzelne Glaubensrichtungen vertreten könnten oder vertreten sollten. Wir müssten uns aber mit Psychologen und Philosophen und auch mit den Seelsorgern der kirchlichen Institutionen und der verschiedenen Religionen zusammentun und wirklich gemeinsam alle Anstrengungen unternehmen, um auch den Krankenhäusern, den Arztpraxen wieder eine Seele zu geben.

Gesundheit – Krankheit – Heilung

Der Wunsch nach Lebensqualität

»Wie geht es Ihnen?« Fast täglich sprechen wir über die Gesundheit. Das betrifft jeden von uns lebenslang. Aber schon die Frage »Wie fühlt sich Gesundheit an?« ist nicht so leicht zu beantworten. Ist dagegen jemand krank, lässt sich leichter darüber reden: Dem Patienten, der zum Arzt kommt, »fehlt etwas«, in aller Regel jedenfalls. Das Leiden muss diagnostiziert werden, es lässt sich benennen – hoffentlich. Man spürt die Auswirkungen; das ganze Leben kann durcheinandergeraten. Pläne müssen plötzlich über den Haufen geworfen werden. Schon ein Beinbruch hat fundamentale Auswirkungen auf die Lebensqualität. Wir sind plötzlich eingeschränkt: Der Urlaub fällt ins Wasser; ein längerer Arbeitsausfall kann sich auf das berufliche Fortkommen auswirken usw. – gar nicht zu reden von den Schmerzen. Und schwieriger, sehr viel schwieriger wird es noch bei den seelischen Leiden. Mit den naturwissenschaftlichen Diagnoseverfahren sind sie nicht festzustellen. Da hilft kein Röntgen und kein Kernspin.

Die klassische Medizin ist darauf fixiert, den Kranken zu behandeln, ihn wieder auf die Beine zu bringen. Sie handelt nach dem Prinzip eines Reparaturbetriebes. Der zukünftigen Medizin sollte es aber vor allem auf den Erhalt der Gesundheit ankommen, auf eine präventive Lebensbegleitung, die der Krankheit so weit wie möglich vorbeugt.

Keineswegs soll mit dieser Überlegung der Wert dessen, was die naturwissenschaftlich ausgerichtete Medizin derzeit leistet, in Frage gestellt werden. Ihre Fortschritte sind unbestreitbar. Sie hat maßgeblich dazu beigetragen, dass sich die Lebenserwartung in den letzten 200 Jahren mehr als verdoppelt hat, und zwar weltweit. Und nach Prognosen aus dem Jahre 2003 wird die Lebenserwartung in Deutschland bis zum Jahre 2060 auf bis zu 100 Jahre anwachsen. Seit dem 19. Jahrhundert ist die Geschichte der naturwissenschaftlichen Medizin eine fast ungebrochene Erfolgsgeschichte. Robert Koch entdeckte den Erreger der Tuberkulose und machte damit die Bekämpfung einer Krankheit möglich, die bis dahin zu den häufigsten Todesursachen im mittleren Lebensalter zählte. Die Entdeckung der Röntgenstrahlen durch den Physiker Wilhelm Conrad Röntgen begründete die modernen bildgebenden Verfahren der nicht-invasiven Diagnostik. Die Kernspintomographie und die Computertomographie gestatten es mittlerweile, den Körper des Patienten in Schichten und anschließend in 3D darzustellen. Und nicht nur das: Die Verfahren sind so weit entwickelt, dass bereits mikro- und minimal-invasive Eingriffe und zunehmend auch Operationen unter simultaner Bildgebung durchgeführt werden können. Nicht bei jedem Bandscheibenvorfall, bei jeder Arthrose oder bei jedem Tumor muss der Chirurg heute noch zum Messer greifen. Millionenfaches Leid haben die Ärzte durch die Anwendung dieser exemplarisch angeführten Forschungsergebnisse verhindern können. Trotzdem ist es mit der naturwissenschaftlich begründeten Medizin allein nicht getan. Immer mehr Menschen machen die Erfahrung, dass etwas fehlt, wenn wir den Menschen nicht als Ganzheit sehen. Wir brauchen den philosophischen Arzt.

Der philosophische Arzt

Eine der originellsten medizinischen Lehren in diesem Zusammenhang ist die sogenannte »Medizinische Anthropologie« des Neurologen Viktor von Weizsäcker. Er hat sie in Zusammenarbeit mit dem Religionsphilosophen Martin Buber und unter dem Einfluss der Psychoanalyse Sigmund Freuds entwickelt. Grundlegend für diese Medizinlehre ist das Verhältnis zwischen dem Arzt und dem Kranken. Im Extremfall kann das bis zur Identifikation mit dem Patienten führen. Der Therapeut muss »ein Stück der Lebensgeschichte« des Patienten mitmachen, um ihm aus dem Verständnis seiner jeweils individuellen Krankengeschichte und seiner Symptome heraus helfen zu können.

Ein weiteres ganzheitliches Medizinparadigma ist das sogenannte biopsychosoziale Modell, das erstmals 1962 von George W. Engel formuliert wurde. Gesundheit oder Krankheit lassen sich demnach als ein intaktes oder gestörtes Beziehungsgefüge definieren. Gesundheit wird so nicht mehr als Zustand, sondern als dynamisches Geschehen verstanden.

Dass Gesundheit ein Prozess und kein Zustand sei, ist auch eine der zentralen Thesen des sogenannten salutogenetischen Medizinmodells. Der Soziologe Aaron Antonovsky suchte dabei die gesund machenden oder gesundheitserhaltenden Ressourcen bei Patienten zu identifizieren, die unter krank machenden Bedingungen gesund geblieben waren. Zentral ist für ihn dabei das, was er »Kohärenzgefühl« oder »Kohärenzerleben« nennt.

Eine gesundheitsfördernde Lebenshaltung zeichnet sich in diesem Verständnis dadurch aus, dass die Ereignisse im Leben eine gewisse verstehbare Struktur haben und vorhersehbar sind und dass dadurch Ressourcen zur Verfügung stehen, mit denen jemand den Anforderungen, die das Leben an einen Menschen stellt, gerecht werden kann. Das können persönliche Fertigkeiten sein, aber auch Freunde, Kollegen, Ärzte, Traditionen, überindividuelle Weltanschauungen, auf die man vertraut. Wichtig ist jedenfalls die Überzeugung, dass eine Welt existiert, die den persönlichen Einsatz lohnt. Die Betonung der Sinnhaftigkeit des Lebens und damit der Beeinflussbarkeit des eigenen Geschicks zeigt: Der Mensch besitzt selbst Möglichkeiten, seinen Gesundheitszustand zu verbessern oder zu erhalten. Er trägt damit aber auch Verantwortung für sich. Gesundheit wird nicht geschenkt, nicht verordnet oder einfach nur fatalistisch hingenommen. Diese Theorie der Kohärenz, ein zentraler Baustein der von Antonovsky begründeten Salutogenese, lässt sich in Kurzform vielleicht so zusammenfassen: Der Mensch versteht die Zusammenhänge des Lebens. Es gibt ihm einen Sinn, und er fühlt sich in der Lage, es selbst zu gestalten.

All diesen Ansätzen gemeinsam ist die Überzeugung, dass der Arzt, jeder Therapeut, aber auch der Patient über grundsätzliche Aspekte des Lebens, über Sinn und Bedeutung nachdenken müssen, um Gesundheit, Krankheit und Heilung angemessen in den Blick zu nehmen und entsprechend zu handeln. Wir müssen uns fragen, welche Kraft ein Mensch braucht, um selbstverantwortlich und selbstbewusst sein Leben zu gestalten und offen zu sein für den Sinn des eigenen Lebens. Wie kann der Patient diese Kraft in sich entwickeln, um kulturell und sozial zu wirken und gleichzeitig die anderen Dimensionen in sich zu spüren? Wie kann er aus inneren Quellen schöpfen, um sich mit der Energie des Universums zu verbinden, und sich nicht nur subjektiv als Teil eines größeren Ganzen erfahren, sondern auch so handeln?

Hauptsache gesund?

Hauptsache gesund!, so sagt man gern – und erhält in der Regel Zustimmung. Und da ist ja auch etwas Wahres dran. Aber der Spruch hilft einem Kranken nicht viel. Er kann sogar zynisch wirken.

Gesundheit ist ein Begriff, dem unzählige Komponenten zugeordnet werden können, der aber auch völlig unklar und in jeder Kultur, in jeder Gesellschaft inhaltlich anders bestimmt ist. Die Weltgesundheitsorganisation hat Gesundheit als »Zustand des vollständigen körperlichen, geistigen und sozialen Wohlergehens und das Fehlen von Krankheit oder Gebrechen« definiert. Für jeden Menschen bedeutet Gesundheit (*health* im Englischen) etwas anderes. Es geht grundsätzlich um das individuelle körperliche und mentale Wohlbefinden im Leben und eine gute Lebensqualität, wenn wir über den Begriff Gesundheit philosophieren. Allgemein wird hierbei die Einbeziehung von Körper, Psyche bzw. Seele und sozialem Umfeld akzeptiert, auch die ständige Wandlungsfähigkeit des Erlebens von »Gesundheit«. Krankheit und Gesundheit sind Phänomene des Übergangs. Absolute Gesundheit gibt es nicht. Gesundheit ist weder fester Besitz noch ein klarer Zustand. Der kranke Mensch ist ja nicht nur krank. Er trägt in sich auch das Vermögen, zu gesunden. Aber auch wenn wir uns gesund fühlen, tragen wir ständig ein Stück Krankheit in uns. Wenn wir etwas essen und Bakterien, Viren, Pilze, Mikroben aufnehmen, versucht der Körper, diese abzuwehren. Ständig leben wir in einer Auseinandersetzung von Infektion und Abwehr, kleinere Entzündungen kommen und gehen, und wir merken meist gar nicht, wenn und wie der Körper reagiert. Und wenn wir dann wirklich »krank« werden sollten, dann sind wir auch das nicht ausschließlich, weil das Immunsystem aktiviert wird. Auch Menschen nach einem Herzinfarkt oder Schlaganfall können sich wohl und damit gesund fühlen, wie auch mein Vater, der seinen rechten Arm verloren hatte. Sein körperliches Handicap hat ihn mental stark gemacht. Der berühmte jüdische Arzt Maimonides hat schon vor über 800 Jahren darüber nachgedacht, dass es drei Zustände eines lebendigen Organismus geben müsse: gesund, krank – und den Übergang zwischen beiden. Die mittelalterliche Philosophie hat die Übergänge zwischen *constitutio*, *destitutio* und *restitutio*, also zwischen gesund, krank und genesend, als fließend beschrieben. Auch Platon hat bereits diesen fließenden Übergang von gesund nach krank und umgekehrt beschrieben. Im chinesischen Yin-Yang-Symbol sehe ich diese Dialektik wunderbar dargestellt, in der von hell nach dunkel und von breit nach spitz von oben nach unten und umgekehrt verlaufenden Form. Genauso sehe ich den Bezug von krank und gesund mit diesem Etwas dazwischen.

Die Erkenntnis der ständigen Wandlungsfähigkeit des Erlebens von »Gesundheit« hat zur Folge, dass zunehmend akzeptiert wird, dass Vorsorge, also Prävention, und Gesundheitsförderung zusammengehören. Prävention bedeutet, die Risikofaktoren für potenzielle Erkrankungen zu minimieren. Gesundheitsförderung heißt, Schutzfaktoren aufzubauen und persönliche Ressourcen zu stärken.

Volkskrankheiten – was ist ihnen gemeinsam?

Volkskrankheiten – das sind jene Krankheiten, die aufgrund ihrer Verbreitung, ihrer Gefährlichkeit und ihrer wirtschaftlichen Auswirkungen sozial ins Gewicht fallen. Wir zählen dazu Herz-Kreislauf-Erkrankungen, Diabetes, Allergien, Asthma und andere Lungenerkrankungen, Krebs, Burnout, Rückenleiden oder Depressionen. Diese Krankheiten verbindet zunächst, dass sie alle mit unserer Lebensumwelt zu tun haben. Grundsätzlich kommen in jedem Land, in jeder Kultur jeweils andere Erkrankungshäufigkeiten oder gar andere Krankheiten vor. In den unterentwickelten Ländern sind es infolge schlechter hygienischer Verhältnisse und mangelnder Aufklärung eher die Infektionskrankheiten. Bei uns, in den hoch entwickelten Konsumgesellschaften, sind die Volkskrankheiten zunehmend auch stressbedingt. Doch auch da gibt es Unterschiede. In dem einen Land sind die Rückenschmerzen besonders verbreitet, in einem anderen häufen sich die Schlaganfälle, im dritten gibt es deutlich mehr Krebserkrankungen. Beispielsweise wissen wir, dass in bestimmten Regionen Chinas der Speisenröhrenkrebs extrem häufig ist. Dort sind also ganz spezifische Vorsorgemaßnahmen notwendig. Ursache ist u. a. die Ernährung mit Pökelfleisch, man muss also Ernährungsgewohnheiten verändern. Oder in Gesellschaften wie unserer, wo 70 Prozent der Jugendlichen von 10 bis 17 Jahren schon immer mal wieder unter Rückenschmerzen leiden, geht es darum, die Sitzgewohnheiten zu verändern, Bewegungsprogramme in den Unterricht zu integrieren und möglichst eine Stunde Sport am Tag in jeder Schule anzubieten. Die Schweiz beispielsweise hat, prozentual auf die Gesamtbevölkerung gesehen, wesentlich weniger Herzinfarkte und Schlaganfälle als Deutschland. Der Grund dafür ist möglicherweise, dass Schweizer viel mehr in Bewegung sind, am Wochenende in den Bergen wandern oder Ski fahren und generell häufiger an der frischen Luft sind.

Insgesamt ist ein Rückgang der Sterblichkeit aufgrund von Herz-Kreislauf-Erkrankungen in Europa zu verzeichnen. Während in Deutschland im Jahre 2000 noch 222 von 100 000 Menschen an Schlaganfall, koronarer Herzkrankheit oder Herzinfarkt starben, ist im Jahr 2012 die Zahl der durch diese Krankheiten verursachten Todesfälle auf 143 gesunken. Im Vergleich dazu war die Zahl der Verstorbenen an Herz-Kreislauf-Erkrankungen in der Schweiz viel geringer als in Deutschland (98 Todesfälle bezogen auf 100 000 Menschen im Jahre 2012).

Es gibt auch in einem kleinen Land wie Deutschland regionale Unterschiede. Im Ruhrgebiet ist nicht nur die Luft anders, auch die Arbeitsbedingungen waren hier bis vor 30 Jahren ganz andere: Arbeit unter Tag, Ruß, Staub, Feinstaub. Da konnte man die Wäsche aufhängen und eine Viertelstunde später war sie grau. Das kenne ich noch, ich bin so aufgewachsen. Das hat sich inzwischen völlig und zum Vorteil der Region verändert.

Laut der Gesundheitsberichterstattung des Bundes wurden im Jahre 2012 in Krankenhäusern in NRW bei 288 Menschen pro 100 000 Einwohner bösartige Neubildungen der Lunge und der Bronchien diagnostiziert. In Bayern gab es 191 vergleichbare Fälle, im Saarland 296, in Schleswig-Holstein 196. In einer Telefonumfrage des Robert-Koch-

Instituts ergab sich 2010, dass in NRW 7,9 Prozent der befragten Frauen und 5,0 Prozent der Männer an Asthma bronchiale litten, in Bayern 5,4 Prozent bzw. 3,8 Prozent, in Schleswig-Holstein und Niedersachsen 5,9 Prozent bzw. 3,9 Prozent, in Rheinland-Pfalz und im Saarland 6,5 Prozent bzw. 5,5 Prozent (bezogen auf 12 Monate).

Hintergründe und Wirkfaktoren

Wenn wir die sozialen Hintergründe von Volkskrankheiten auf ihre Wirkfaktoren hin untersuchen, finden wir Anhaltspunkte etwa in den Arbeits- bzw. den Produktionsbedingungen und der Umwelt. Unsere Ernährungsgewohnheiten, mangelnde Bewegung und Stress führen dazu, dass wir vermehrt Arteriosklerose, also Gefäßverkalkung, haben, erhöhten Blutdruck und in der Folge Herzinfarkt und Schlaganfälle. In Deutschland sind bald 50 Prozent der 40- bis 70-Jährigen an Bluthochdruck erkrankt, nach den Angaben der Deutschen Hochdruckliga rund ein Viertel der Bevölkerung. Nur: Diese vielen Millionen Menschen leiden nicht, da sie den Hochdruck leider nicht spüren. Aber sie sind stark gefährdet durch dieses heimtückische Phänomen. Auch dass die Menschen vermehrt Diabetes (Zunahme bei Kindern, dramatische Zunahme in Asien in den letzten zehn Jahren), Bandscheibenvorfälle oder Rückenleiden bekommen, hat mit mangelnder Bewegung und Fehlernährung zu tun. Auch zunehmende Infektionen und Allergien, ein durch eine ungesunde Lebensweise verändertes oder geschwächtes Immunsystem und psychosozialer Stress sind zusätzliche Wirkfaktoren in diesem komplexen Geschehen. Wir wissen heute, dass Schichtarbeiter

80

öfter einen Herzinfarkt erleiden als die Manager, von denen man das eher annehmen würde.

In einer Überblicksstudie im *British Medical Journal* aus dem Jahre 2012 wurde festgestellt, dass Schichtarbeiter ein erhöhtes Risiko haben, an einer Herz-Kreislauf-Erkrankung zu leiden. Die *Heinz-Nixdorf-Recall-Studie* der Universität Duisburg-Essen aus dem Jahr 2007 konstatiert, dass Männer und Frauen mit einem sozioökonomisch geringen Status häufiger Verkalkungen der Herzkranzgefäße aufweisen als besser gestellte Bevölkerungsschichten.

Der Manager hat anders als der Schichtarbeiter die Möglichkeit, sich Ruhepausen zu gönnen, sich einen Personaltrainer zu holen oder seine Termine auf dem Golfplatz zu verlegen. Wer aber in Schicht arbeitet, kann nicht wirklich schlafen in Phasen, in denen es hell ist. Der Biorhythmus kommt durcheinander. Immer mehr Menschen sind davon betroffen, in der Autoindustrie ebenso wie im Gesundheitswesen. Auch die Bibliothek jeder Uni, die etwas auf sich hält, hat inzwischen durchgehend geöffnet. Wir leben in einer Welt der 24-Stunden-Verfügbarkeit.

Und wie geht es denen, die keine Arbeit haben, den Arbeitslosen? Laut dem *Gesundheitsreport* der Techniker Krankenkasse aus dem Jahre 2014 sind unter den Versicherten die Schwerarbeiter und Arbeitslosen am häufigsten von Rückenbeschwerden betroffen.

Die psychosoziale Situation eines gefrusteten Lebens führt offenbar dazu, sich zunehmend weniger zu bewegen. Man bleibt lieber zu Hause auf der Couch sitzen und »futtert Süßkram«. Die Wirbelsäule reagiert – auch als psychosomatisches Organ – über kurz oder lang schmerzhaft.

Und das zunehmende Gewicht tut das seine dazu. Ein Begriff für dieses »in sich reinfuttern« vor dem Fernsehgerät hat sich bereits überall in der Welt durchgesetzt: Der Mensch entwickelt sich mehr und mehr, bildlich ausgedrückt, zur »Sofakartoffel« (*couch potato* im Englischen).

Wer über Volkskrankheiten redet, muss also auch über Lebensbedingungen und die gesellschaftlichen Verhältnisse sprechen, nicht nur über individuelles Verhalten. Viel zu oft und viel zu schnell werden die Volkskrankheiten individualisiert nach dem Motto: »Du musst nur richtig leben, dann vermeidest du Krebs, dann bekommst du keinen Herzinfarkt oder Diabetes.«

Die Verantwortung des Einzelnen und der Gesellschaft

Ja, der Mensch ist auch für sein Glück und seine Gesundheit mitverantwortlich. Andererseits passiert auch vieles um uns herum, was wir weder wissen noch im Griff haben. Wenn jemand z. B. eine genetische Veranlagung zu einer Gefäßverkalkung hat, kann er erst einmal nichts gegen diese Disposition tun. Er sollte nur wissen, dass er vorbelastet ist, und kann sich dann präventiv verhalten. Ererbte Voraussetzungen aber müssen nicht in der gleichen Weise krank machend in Erscheinung treten wie in den Generationen zuvor. Zum Glück verfügen die Gene über Reparaturmechanismen. Und das eigene Verhalten kann selbst negative Veränderungen der Erbanlagen beeinflussen. In allen Organen des Menschen (mit weitgehender Ausnahme des Gehirns und des Herzens) werden beständig alternde Zellen ausgewechselt. Bei diesem Prozess kommt es zu Fehlern, die erkannt und durch Reparaturmechanismen kompensiert werden können. Es gibt in der Forschung eine Diskussion, ob der Prozess des Alterns mit dem zunehmenden Versagen dieser genetischen Reparatur zusammenhängt.

Ein anderes Beispiel: Wenn der Lärmpegel in meiner Umgebung zu hoch wird, dann kann ich wegziehen, mich innerlich anders einstellen, um es zu ertragen, oder mich politisch für Veränderungen engagieren, etwa dafür, dass Schallschutzwände an den Autobahnen errichtet oder Startbahnen nicht gebaut werden. Aber realisieren muss solche Veränderungen dann doch die Gesellschaft.

Auch für eine falsche Ernährung wird man am Ende nicht bloß den Einzelnen verantwortlich machen können. Auch da hängen wir immer mehr von industriellen, also gesellschaftlichen Produktionsprozessen und Angeboten ab. Man denke nur an die Milch, die von Kühen stammt, die mit Antibiotika und Wachstumshormonen hochgezüchtet werden, oder an Milch, die ultraerhitzt und pasteurisiert wird, wobei Eiweiße und andere Bestandteile beeinträchtigt werden.

In einer Studie aus dem Jahre 2003 wurde festgestellt, dass der Vitamingehalt der Milch je nach Erhitzungsverfahren nach vier Wochen Lagerung im einstelligen bzw. niedrigen zweistelligen Prozentbereich sinkt.

All dies ist dem Körper nicht sonderlich zuträglich. Jeder ist eigenverantwortlich und kann sich entscheiden, was er isst oder trinkt. Andererseits ist es eine gesellschaftliche Aufgabe, eine Pflicht des Staates bzw. der Regierungen, sich um sozusagen »gesunde« Produktionsprozesse, um die

Naturbelassenheit und artgerechte Erzeugung von Lebensmitteln, um die Sicherstellung von gesunden Nahrungsinhalten und die Artenvielfalt zu kümmern.

Wie auf Belastungen reagieren?

Eigenverantwortung ist wichtig: Kümmere dich um dich selbst, erkenne deine eigene Kraft. Nutze deine Kreativität, sei selbstverantwortlich und suche den Lösungsweg. Doch unser Bildungssystem unterstützt diese Haltung leider nur unzureichend. Ich erlebe zum Beispiel immer wieder, dass Lehrer mich ganz fasziniert fragen, warum dieses oder jenes Kind plötzlich so aktiv ist in meinen Vorträgen. Der Nischensitzer oder die scheinbar schlechte Schülerin werden auf einmal zum Star, wenn man sie nur richtig anspricht, sich Mühe gibt, sie persönlich einzubeziehen.

Mein Vorschlag im Blick auf die Volkskrankheiten, bis hin zum Burnout und zur depressiven Verstimmung, ist deshalb ganz einfach: Einführung des Gesundheitsunterrichts in jeder Schule und eine Stunde Bewegung und Sport an jedem Tag. Das aktiviert den Stoffwechsel, beschleunigt die Herzaktivität und die Gehirndurchblutung. Die Reaktionen des Körpers verändern sich, und in der Gruppe erlebt man außerdem auch noch soziale Verbundenheit. Im Mannschaftsspiel lernt man Regeln, lernt, auf sich aufzupassen und den anderen zu respektieren, übt Fairness ein oder lernt mit Frustrationen umzugehen. Und auf der körperlichen Ebene: Bewegung führt dazu, der Verkalkung, dem erhöhten Blutdruck, dem erhöhten Zucker im Blut vorzubeugen oder ihn sogar abzubauen, weil Energie durch Muskelaktivität schneller verbraucht wird.

Es gibt wesentliche Hinweise, dass wir in der Behandlung vom Altersdiabetes durch Bewegung und gezielte Ernährung die Medikamentengabe reduzieren können, angeblich sogar bis zu 80 Prozent.

> Der Nutzen von Sport und Bewegung bei Diabetes-Typ-2-Patienten (Altersdiabetes) ist evident und unumstritten. Bewegung hat eine gut dokumentierte positive Wirkung auf den Medikamentenverbrauch. Beim sportlich aktiven Diabetes-Typ-2-Patienten sollte allerdings hinsichtlich der medikamentösen Therapie immer das Hypoglykämierisiko (die Unterzuckerung) in Rechnung gestellt werden.

Auch jemand, der in eine depressive Stimmung oder in einen Burnout hineinzugeraten droht oder der nur einfach Probleme im Alltag hat, die er im Moment nicht lösen kann, weil er innerlich erregt ist, kann durch Bewegung wieder zu sich finden: seinen Kopf sozusagen durch Bewegung meditativ entleeren, damit danach um so aktiver das Leben gestaltet werden kann.

Das andere ist die Ernährung. Sie wirkt, ebenso wie die Bewegung, auf den ganzen Menschen. Sie kann uns sogar froh oder depressiv stimmen. Kinder, die viel Zucker, Pommes und Salz essen, neigen zur Übererregung, sind schnell hyperaktiv. Menschen, die viel auf einmal essen, werden träge oder missmutig. Die 30 Prozent der Kinder, die heutzutage ohne Frühstück in die Schule gehen, werden aggressiv durch die Unterzuckerung oder unkonzentriert bzw. schläfrig. Es müsste eigentlich zum ganz normalen Leben gehören, dass man morgens ein bisschen Gymnastik macht – und zwar deshalb, weil man sich wohlfühlt, und nicht, weil man muss – und dass man frühstückt und gesund isst, weil Obst und Gemüse einfach so gut schmecken, nicht, weil es vorgegeben ist.

Täglich gehen ohne Frühstück aus dem Haus:
ca. 50 Prozent der 14- bis 17-Jährigen, ca. 30 Prozent der 11- bis 13-Jährigen, 20 Prozent der 7- bis 10-Jährigen und ca. 10 Prozent der 3- bis 6-Jährigen.
(Quelle: KiGGS-Studie)

Fitnesswahnsinnig oder gesundheitsbewusst?

Bei all dem müssen wir allerdings – und zum Glück – auch feststellen, dass die Gesundheit im Wertekanon unserer Gesellschaft weit nach vorn gerückt ist. Manchem bedeutet sie schon mehr als Freiheit, Erfolg und Familie. Das mag man bewerten, wie man will. Klar scheint mir aber: Zu dieser Bewusstseinsverschiebung haben auch die neuen Möglichkeiten des Internets beigetragen. Das Thema hat durch dieses Medium breitere Aufmerksamkeit gewonnen.

Wenn ich freilich das Internet zugleich als Indikator dafür nehme, was unter Gesundheit verstanden wird, dann stelle ich fest, dass ein bestimmtes Gesundheitsverständnis sich in den Vordergrund schiebt: Auffällig ist vor allem die große Bedeutung von Fitness. Aber ist denn Gesundheit wirklich mit Fitness gleichzusetzen? Natürlich nicht. Tatsächlich leisten viele Internet-Foren einem grundsätzlichen Missverständnis Vorschub, indem sie allein den intakten Körper als »gesund« betrachten. Die Psyche, das allgemeine Wohlbefinden und die mentale Gesundheit bleiben dabei nicht selten außen vor. Deswegen dreht sich auch ein immer größer werdender Anteil der Gesundheitsthemen im Internet um Fitness, Körperkultur oder Ernährung – vegan, vegetarisch, Diäten mit oder ohne Kohlehydrate, eiweißreich oder, oder, oder.

Aber wie dem auch immer sei: Dass Menschen sportlich aktiv sind, ist erst einmal gut. Hauptsache, sie werden nicht Opfer eines Fitnesswahns, der um sich zu greifen droht: Bodystyling statt Gesundheit. Hier tragen die Trainer große Verantwortung. Selbst wenn ich persönlich kein großer Freund der Fitnessmaschinen bin, finde ich es gut, wenn Menschen an solchen Geräten trainieren. Acht Millionen sind heute in deutschen Fitnesseinrichtungen eingeschrieben. Das sind mittlerweile mehr als in deutschen Sportvereinen. An Geräten zu trainieren ist erst einmal vernünftig und richtig, jedenfalls besser, als gar nichts zu tun. Außerdem ist es eine Möglichkeit, vom Alltagsstress abzuschalten. Dies Gefühl kenne ich, wenn ich durch den Wald laufe, aber auch, wenn ich auf dem Laufband bin oder selber auch einmal an Geräte gehe. Ich liebe beispielsweise die Rudergeräte mit dem harmonischen Ausgleich von Ziehen und Loslassen. Ich kann dabei in eine Art meditative Ruhe kommen.

Ja, Medizin und Fitness und/oder Sport gehören zusammen, Fitness und Sport wären sogar aus meiner Sicht ein wichtiger Bestandteil von Medizin. Aber dann müssen wir Ärzte auch in den Grundlagen ausgebildet werden, muss Sportmedizin ein Teil unseres Studiums werden. Dann müssen der Hausarzt und der Arbeitsmediziner angedockt werden an Sportvereine und Fitnessclubs, und die Menschen müssen sportmedizinisch begleitet werden, in der Vor- und Nachsorge genauso wie therapiebegleitend. *Arzt und Fitnesstrainer oder Sporttherapeut Hand in Hand!* Das wäre ein neues Konzept für das neue Präventionsgesetz in Deutschland, das 2016 praktisch umgesetzt werden soll.

Körperlich gefordert und trainiert zu werden ist allerdings nur ein Aspekt von Gesundheit. Der andere ist die individuelle mentale Stärke, die innere Kraft, das psychische und soziale Wohlbefinden. Hier kann und muss der Arzt inspirierender mitmenschlicher Wegweiser und Wegbegleiter der Patienten und Familien sein und bleiben.

Arzt und Patient – die besondere Beziehung

Therapieren: behandeln – pflegen – dienen

Im alten China, so wird berichtet, hätten diejenigen als die besten Ärzte gegolten, die es verstanden, Krankheiten zu verhindern. Auch wenn sich das historisch so generalisierend nicht belegen lässt und die Überlieferung auch mythische Züge haben mag – ich kann mir das gut vorstellen. Es wäre ein sehr früher Beleg für den Therapieansatz, auf den wir uns wieder besinnen sollten. Auch die alten Griechen waren da schon einmal weiter, als wir es heute sind.

Das griechische Wort *therapeuein* hatte einen Bedeutungsumfang, an den zu erinnern sich lohnt. Ursprünglich stand der Begriff für »Pflege«, »Behandlung«, »Bedienung«. Er findet sich in Formulierungen wie: die Götter verehren, die Eltern ehrfurchtsvoll behandeln, die Kinder versorgen, das Land bebauen. »Psyche« meint im Altgriechischen nicht nur »Seele«, sondern zunächst in einem umfassenderen Sinn: »Leben«, »Lebendigkeit«. Platon verwendet den Ausdruck »psychen therapeuein« und meint damit: sich um das eigene Leben, die eigene Seele kümmern. *Therapeuein* bezieht sich also zunächst auf alles, worum man sich kümmert, sei es aus freien Stücken oder aus Pflichtbewusstsein. Und erst auf der zweiten Bedeutungsebene meint *therapeia* dann die medizinische Pflege und Behandlung. Anders gesagt: Pflege wurde seit jeher als Bestandteil der Therapie betrachtet. Denn menschliche Nähe, die gegeben und gespürt wird, vermittelt Geborgenheit und damit etwas, aus dem man wieder Kraft schöpfen kann.

Auch der Begriff des »Bedienens« lohnt das Nachdenken. Sollten wir die Rolle von uns Ärzten nicht auch unter diesem Blickwinkel neu überdenken? Mediziner sollten gerade nicht »Halbgötter in Weiß« sein, die in einem hierarchischen Verhältnis über ihren Patientinnen und Patienten stehen. Stattdessen sollten wir uns um ein gleichberechtigtes, partnerschaftliches Verhältnis bemühen. Mediziner sollten keine Technokraten sein, die primär Maschinen bedienen. Hightech ist ein phantastisches Hilfsmittel in Diagnostik und Therapie, aber kein Selbstzweck. »So wenig wie möglich, so viel wie gerade nötig«, das sollte die medizinische Devise sein.

Mit »bedienen« meine ich aber keinesfalls die oberflächliche Kundenorientiertheit der modernen Konsumgesellschaft, sondern echte Anteilnahme. Es ist richtig, Patientinnen und Patienten *auch* als Kunden oder Gäste zu »bedienen« und zu behandeln. Darüber hinaus aber sind sie in ihrer jeweiligen Situation beim Therapeuten leidende Menschen, die Hilfe suchen. Insofern ist die therapeutische Situation qualitativ immer etwas anderes als eine Konsumkonstellation, in der es um den Austausch von Waren geht. Therapie und Zuwendung sind in den Kategorien von Ware und Konsum nicht zu fassen.

Heilen ist mehr

Heilen beschreibt einen Prozess. Er soll den Patienten, den Kranken, auf körperlicher sowie auf psychischer und geistig-mentaler Ebene wieder so stabilisieren, dass er im Sozialgefüge der Gesellschaft, in einem Unternehmen, in der Familie, im Freundeskreis wieder leben kann wie vor seiner Erkrankung. Mindestens aber soll sich sein Zustand so weit bessern, dass er, wenn auch mit Einschränkungen, gut weiterleben kann, und zwar in Würde. Insofern ist »Heilen« mehr als die medizinische Behebung einer Funktionsstörung. Gerade da, wo unter Umständen keine Aussicht auf eine völlige Wiederherstellung besteht, verlangt das Heilen Zuwendung. Und genau hier beginnen die Probleme, etwa im Klinikalltag.

In unserer hektisch beschleunigten Leistungsgesellschaft werden immer mehr Patienten im Schnelldurchgang behandelt, besser gesagt: durchgeschleust. Da kann es vorkommen, dass der Operateur sich nach einem schwierigen Eingriff nicht mehr beim Patienten blicken lässt, obwohl dieser noch wochenlang unter großen Schmerzen leidet. Operationen werden im Eilverfahren durchgezogen, um die Verweildauer zu verkürzen, frisch Operierte möglichst schnell in die »Reha« oder zum niedergelassenen Arzt zurückgeschickt, um die Liegezeiten in den Krankenhäusern zu verkürzen. Das rechnet sich. Nur für wen?

Die Verweildauer der Patienten im Krankenhaus hat sich (nach Angaben des Statistischen Bundesamtes) von durchschnittlich 14 Tagen im Jahre 1991 auf durchschnittlich 7,6 Tage im Jahre 2012 verkürzt.

Dabei wissen wir genau: Zuwendung und Zuhören sind gerade in kritischen Situationen eines der ganz wesentlichen Elemente für die innere Stabilität des Patienten. Empathie stimuliert und fördert Vertrauen, baut Stress ab. Bei Kindern ist das die beste Voraussetzung für das Urvertrauen und ein selbstbewusstes Verhältnis zur Welt.

Beim kranken Menschen ist die Zuwendung eine wichtige Voraussetzung der Gesundung. Wo, wenn nicht im Krankenhaus! Gerade bei schwer Kranken oder nach Operationen ist hierbei viel Zeit zu investieren. Persönliche Zuwendung ist ein Element des Gesundungsprozesses – und die hätte der Erkrankte im Krankenhaus mehr als im ambulanten Umfeld. Eine Verkürzung der Liegezeit kann nicht oberstes Gebot bleiben. Hier gilt es umzudenken.

Als Arzt stehe ich immer an der Seite des einzelnen Patienten. Ich versuche mich in ihn einzufühlen, ihn in seiner Ganzheit zu erfassen und sein Leid und seine Stimmungslage zu verstehen. Eltern, Partner oder Freunde machen Ähnliches. Aber ich handle und fühle anders als die Eltern oder ein Freund. Denn bei der ärztlichen Behandlung ist meine Empathie gepaart mit gezieltem, methodischem Handeln zum Zweck der Heilung. Indem ich das Leid, auch das seelische Leid, des Patienten erkenne, fange ich schon an zu analysieren: Welche Last liegt da möglicherweise auch seelisch auf den Schultern dieses Menschen? Wodurch ist die Erkrankung entstanden – durch äußere Einflüsse, Infektionen, chemische oder physikalische Schädigungen, Traumen, eigenes Fehlverhalten oder Fehlhaltungen? Oder steht etwas anderes im Hintergrund, etwa die Isolation als alter oder gehandicapter Mensch? Oder wird die Erkrankung durch einen seelischen Konflikt ausgelöst? Fühlt der Patient sich nicht geliebt, kann vielleicht seine Liebe nicht geben, sie möglicherweise gar nicht zeigen? Der eine fühlt sich vielleicht von seiner Umgebung nicht verstanden. Ein anderer wird gemobbt. All das und mehr kann sich physisch, in einer körperlichen Erkrankung manifestieren – und genauso umgekehrt. Auch beides gleichzeitig ist möglich. Ein körperlicher Defekt oder eine körperliche Erkrankung können sich durch eine psychische Belastung erheblich verschlimmern. Ein Bandscheibenschaden kann aber auch dazu führen, dass jemand eine Verspannung im Rücken nicht loswird und sein ganzes Denken und Verhalten davon bestimmt wird, ohne dass eine psychische Ursache im eigentlichen Sinne des Wortes vorliegt. Wenn ich als Arzt diese Zusammenhänge nicht kenne oder ihnen keine Aufmerksamkeit schenke, besteht die Gefahr, dass ich falsch oder nicht umfassend genug behandle. Es geht daher nicht nur um eine andere Form der menschlichen Zuwendung im Sinne von aufmerksamem Zuhören, sondern damit zugleich auch um eine andere Form und Qualität der Diagnose.

Es geht nicht nur ums intellektuelle Erkennen, sondern auch ums emotionale »Kümmern«, um die Vermittlung von Geborgenheitserfahrungen und auch darum, Hilfe zur Selbsthilfe zu geben. Wertschätzung, Trost, Hoffnung, Verständnis und Solidarität als emotionale Unterstützung sind also Kräfte, die heilsam werden können.

Das besondere Vertrauen

Vertrauen verlangt Offenheit, insbesondere im Verhältnis Arzt – Patient. Als Arzt muss ich dem Kranken zuallererst das Gefühl geben, dass er von mir verstanden wird. Zweitens muss ich klar sagen, worin meine fachlich kompetente Hilfestellung besteht, wie ich den Patienten therapieren und inwieweit ich ihm helfen kann. Und das heißt, dass ich auch beschreibe, wo meine Grenzen sind. Drittens ist wichtig, dass man sich verständigt: Meinen Teil leiste ich als Arzt, ein anderer Teil gehört in die eigene Kompetenz und Verantwortung des Patienten. Die Verständigung darüber ist die Grundlage einer gemeinsamen Entscheidungsfindung für einen individuellen Behandlungsplan und die sich daran anschließende Therapie.

Wenn ich als Patient überzeugt bin, dass der Arzt mein Bestes will, dann vertraue ich auf seinen Rat und trage sein Vorgehen mit. Ich baue darauf, dass er mich über mögliche Alternativen aufklärt und mich auch begleitet, wenn ich mich einmal für einen bestimmten Weg entschieden habe. Er wird mich auch nicht alleinlassen, wenn ich den schwersten Weg gehe oder eine Therapie nicht so anschlägt wie vorgesehen.

Natürlich hat das nicht bei jedem Patienten die gleiche Tiefe, so dass ich immer von einer Verbundenheit der Herzen und der Seelen sprechen könnte. Menschen sind unterschiedlich, und natürlich ebenso auch die Beziehungen zwischen Menschen. Was ich gebe, kommt nicht immer an. Und umgekehrt: Nicht immer erfasst der Arzt das, was der andere sich wünscht. Und es gibt Situationen, da geht nur noch eine klare Ansage – egal, wie die emotionale Befindlichkeit ist: zum Beispiel in Notfallsituationen oder bei invasiven Eingriffen. Nicht selten verlangt der Patient dies auch in einer normalen Situation und legt sein Geschick in die Hand des Arztes. Wenn Vertrauen besteht, dann ist das die beste Grundlage für eine Therapie. So mache ich es auch! Ich übergebe das Zepter dem behandelnden Arzt, den ich ausgesucht habe. Wenn das Vertrauen da ist, dann hilft auch bei mir die »Droge Arzt«.

Hilflose Helfer oder Verbündete der Menschlichkeit?

Gar kein seltener Fall: Eine Visite steht an, und der Patient liegt im Sterben. Die Angehörigen sind an seinem Bett versammelt. Sie wollen mit dem Arzt reden. Und was passiert dann? Der Chefarzt schickt den Oberarzt vor – und der wiederum wälzt das Ganze auf den Assistenzarzt ab. Am Ende muss die Krankenschwester einspringen. Ähnliches geschieht leider alle Tage. So ist das Leben, könnte man sagen. Alles menschlich. Denn natürlich haben auch wir Ärzte Angst vor dem Tod. Der Arzt bleibt, auch als professioneller Experte auf seinem Gebiet, selber Mensch wie jeder andere auch. Es gehört aber zu seiner Professionalität, dass er um seine Verletzlichkeit, das eigene Gefährdetsein weiß, dass er weiß, dass er selber erkranken kann, psychisch wie physisch, und dass sein eigenes Leben endlich ist.

Ich selber habe mehrmals die Nähe des Todes erfahren, durch schwere Stürze, durch einen Motorradunfall, auch durch eine gravierende Herzmuskelentzündung. Seitdem ich den Tod so nah vor Augen gesehen habe, bin ich sicherer und gleichzeitig gelassener dem täglichen Leben gegenüber geworden. Daraus ist mir am Ende viel Kraft erwachsen, aber auch ein tieferes Verständnis für Mitmenschen. Diese Erfahrungen motivieren mich, Leidenden und auch Sterbenden Mut zu machen, selbst Kraft zu geben. Die Erfahrung der eigenen Verwundbarkeit und Endlichkeit hat auch im Miteinander Folgen. Und das geht sicher nicht nur mir so.

Der Schweizer Tiefenpsychologe C. G. Jung hat einmal über das Gelungene und Heilwirksame in der Arzt-Patienten-Beziehung reflektiert und den Archetyp des »verwundeten Heilers« beschrieben: »Nur wo der Arzt selbst getroffen ist, wirkt er. Nur der Verwundete heilt. Wo aber der Arzt einen Persona-Panzer hat, wirkt er nicht.« Mit anderen Worten: Nur wer sein eigenes Menschsein annimmt und sich in seinem Menschsein öffnet, wird auch dem anderen, dem Patienten, wirklich heilend gegenübertreten können.

Dass die Medizin mit ihrem Latein irgendwann am Ende ist und der Tod naht, gehört zum ärztlichen Alltag. Seinen unabwendbaren Sieg zu akzeptieren, wird aber nur dem möglich sein, der sich mit dem eigenen Tod auseinandersetzt. Die angehenden Ärzte werden aber in ihrer Ausbildung noch heute mit dem Problem weitgehend alleingelassen, und nicht wenige scheitern dann an den Sterbebetten, weil sich ihre eigene Hilf- und Trostlosigkeit den Trauernden und, schlimmer noch, dem Sterbenden mitteilt.

Der Arzt als Heiler – was ist damit gemeint?

Menschen, die aus innerster Überzeugung Arzt werden wollen und diesen Weg einschlagen, haben meist auch eine besondere Fähigkeit in sich gespürt, die sie gerne anderen Menschen zur Verfügung stellen wollen. Auch ein noch so gutes Abiturzeugnis sagt darüber allerdings wenig aus. Die Fähigkeit, heilen zu können oder Schaden abzuwenden, fühlt man – meist unbewusst. Davon bin ich zutiefst überzeugt. Das ist auch heute noch die Haltung, die mich als Arzt trägt und prägt. Auch viele andere Ärzte, Krankenschwestern, Pfleger oder Physiotherapeuten sind davon beseelt.

Wer sich wirklich zu diesen Beruf berufen fühlt, der versteht sich zunächst einmal als jemand, der heilend wirken will. Macht deshalb der Numerus clausus als einziges Kriterium für ein Medizinstudium noch Sinn – oder wäre nicht eine Kombination aus Schulnoten in bestimmten Fächern und einem sozialen Jahr in einem Krankenhaus, einer Pflegestation oder einer Arztpraxis mit anschließendem persönlichem Auswahlverfahren sinnvoller? Schulnoten sagen erst einmal nichts über praktische medizinische oder pflegerische Fähigkeiten, Empathie und soziales Engagement aus.

Der Begriff »Heiler« mag allzu archetypisch klingen. Da schwingt etwas Vormodernes mit, vielleicht sogar die Vorstellung von Schamanismus. Doch auch der Heiler im Urwald hat eine bestimmte Art des Vorgehens, er kennt seine Medikamente, Tees und Tinkturen, seine Prozeduren, seine Untersuchungsmethoden, er weiß um die Wirkung von gemeinsamen Tänzen, von rituellem Singen. Und auch in unserer abendländisch-aufgeklärten Kultur gibt es noch feste rituelle Formen im therapeutischen Geschehen: Selbst wenn ich als Arzt mit der Injektionsnadel behandle, beruhige ich den ängstlichen Patienten, berühre ihn mit meiner Hand, besänftige ihn durch meine Art, ihn anzusprechen, oder gebe ihm auf nonverbale Weise etwas mit, was heilsam sein könnte – zumindest aber kann es beruhigen. Selbst das Umfeld oder die Atmosphäre der Behandlungsräume können so gestaltet sein, dass sie heilsam wirken. In der Regel aber werden diese Aspekte des Heilens während eines stark wissensorientierten Studiums weder gelehrt noch eingeübt. Auch hier besteht Nachholbedarf.

Wer oder was heilt eigentlich?

Es ist letztlich nicht allein der Arzt, der heilt. Natürlich setzen wir als Ärzte unser Fachwissen ein, und das verbindet sich vielleicht mit einer besonderen und besonders ausgebildeten Begabung zum Heilen. Aber es sind, fördernd oder hindernd, oft auch nicht beeinflussbare Faktoren im Spiel. Gegen die Strahlung in Fukushima ist mit ärztlicher Kunst nichts auszurichten. Da muss man großflächig in die Umwelt eingreifen, indem man das ganze Areal mit dicken Betonwänden »einsargt« – für Jahrtausende, wie es in Tschernobyl versucht wird. Unfassbar, dass dies in Japan bisher nicht geschieht und tödliche Radioaktivität Tag für Tag die Menschen vor Ort, aber auch uns in der ganzen Welt belastet. In einer solchen Situation hilft kein therapeutisches Fluidum. Da kann auch der Arzt nur noch politisch argumentieren und vorausschauend die nötigen Schutzmaßnahmen einfordern – etwa einen Menschen- und Umweltverträglichkeitskodex, an den sich Betreiber, Geldgeber, Entwickler und Wissenschaftler zu halten haben.

Heilend kann ich selbst wirken, als Person, die sich bewusst der Krankheit stellt. Heilend wirkt auch eine Kraft über uns hinaus, die wir verschieden verorten und benennen, je nachdem, wie wir kulturell, philosophisch oder religiös verwurzelt und eingebunden sind.

Wenn wir sagen: »Eine Wunde heilt«, dann heißt das ja, dass auch der Körper heilt, dass es also die Natur selber ist, die hier wirkt. Genauso wenig wie wir unsere Verdauung »machen« können, können wir letztlich auch Heilung »machen«. Unsere körpereigenen Abwehrkräfte selbst sind jeden Moment heilend aktiv: Die Wunde verschließt sich, das Magengeschwür bildet sich zurück. Die Selbstorganisation der körperlichen Strukturen ist immer eingebunden in ein Ganzes. Heilung wird also nicht hergestellt oder gemacht, Heilung *geschieht*: »*Es*« geschieht. Was aber ist dieses »Es«? Wenn ich dieses »es geschieht« näher beschreiben will, kann ich von »Natur« oder »Leben« reden, aber auch von »Gott«, dem »Schöpfer« und der »Schöpfung«. Ich spreche damit nicht von einer Wirklichkeit im Sinn einer bestimmten Religion oder eines konkreten Glaubensbekenntnisses. Was ich damit meine, ist vielmehr: Es ist etwas Wunderbares, etwas Existenzielles, das alle Menschen dieser Erde fühlen: dass es Kräfte gibt, die uns tragen.

Warum das Arzt-Patienten-Gespräch wesentlich ist

Eine Chefarztvisite in einer großen Klinik: Der Chef kommt mit seinem Gefolge ins Krankenzimmer zum Bett des Patienten. Er spricht nicht mit ihm, sondern über ihn. Es soll schon vorgekommen sein, dass der Patient, der zuhört, den Arzt korrigieren muss: eine peinliche Situation – aber eine vermeidbare. Oder die in einer Arztpraxis: Ein Patient im Behandlungszimmer sitzt dem Arzt gegenüber. Dieser schaut ihn kaum an, sortiert vielleicht noch die Post, blickt auf den Computerbildschirm und tippt auf der Tastatur. Wenige Minuten später drückt er dem verunsicherten Patienten ein Rezept in die Hand. Das Wort »ohne Ansehen der Person« hat hier eine ganz neue Bedeutung. Der Mensch als Person wird nicht mehr wahrgenommen.

Dass es bei den Gesprächen zwischen Arzt und Patient nicht immer optimal zugeht, ist auch wissenschaftlich nachgewiesen.

Mit einer solche »Minutenmedizin« wird nicht nur das Vertrauen untergraben, es können auch wesentliche Aspekte der Anamnese unter den Tisch fallen. Und möglicherweise wird so auch die Chance vertan, bei scheinbar »unmotivierten« Patienten die Veränderungsbereitschaft zu stärken. Wenn wir ein wirkliches Gespräch möglich machen, wenn wir wirklich zuhören, könnten wir auch mehr Hinweise vom Patienten bekommen.

Wer sich als Arzt nicht mehr die Zeit zum Gespräch nimmt und zu schnell technische Leistungen anbietet, wählt damit ein Verfahren, das in die falsche Richtung geht. Denn möglicherweise werden mir die Apparate nur Antworten liefern, die ich längst bekommen hätte, wenn ich das Gespräch gesucht, den Patienten gezielt gefragt, ihm dann wirklich zugehört und ihn anschließend auch körperlich untersucht hätte. Wenn ich in der Anamnese den »roten Faden« der Diagnose entwickelt habe, muss ich die Technik nur noch nutzen, um das zu verifizieren, was ich bereits als Theorie entwickelt habe. Beim Rücken, meinem Spezialgebiet, frage ich zum Beispiel: Nimmt der Schmerz im Rücken beim Laufen zu oder eher ab? Und aus der Antwort ziehe ich dann meine Schlüsse. Wenn der Schmerz zunimmt, hat der Patient meist ein Bandscheibenproblem, wenn der Schmerz abnimmt, eher ein Problem der Wirbelgelenke. Für diese erste Diagnose brauche ich also kein Gerät, ich muss mich nur mit dem Patienten hinsetzen, ihn fragen und ihm zuhören. Da aber diese Fragezeit kaum, wohl aber die Leistung der Geräte gut bezahlt wird, werden die Apparate oft zu früh eingesetzt. Dazu gesellt sich dann die Faszination für die Möglichkeiten der Medizintechnik und besonders neuer Technologien, eine Faszination, der ich auch selber unterliege. Dennoch gilt für mich nach wie vor: Erst einmal das Gespräch! Möglicherweise finde ich so heraus, dass ich eine aufwendige Untersuchung gar nicht durchführen muss. Und vielleicht rate ich ja dann auch ganz banal, erst einmal zu laufen, Sport zu machen oder sich massieren zu lassen bzw. in die Sauna zu gehen, um den Schmerz zu lindern, bevor wir in weitere Untersuchungen einsteigen.

Wir alle wollen im Krankheitsfall vom Arzt wirklich ernst genommen werden. Dass dies immer weniger geschieht, hängt erstens mit der Geschwindigkeit zusammen, der auch die Prozesse im Gesundheitssystem unterliegen. Und zweitens steht immer weniger Geld für das langsame Zueinanderfinden im Gespräch zur Verfügung. Drittens schließlich krankt das System daran, dass wir uns verführen lassen, der Technik mehr zu glauben als der ärztlichen Intuition. Der Arzt, der den Patienten noch berührt, sich die Farbe und Beschaffenheit von Augen, Mund oder Haut anschaut, die Gallenblase abtastet oder das Stethoskop nutzt, ist nicht zu ersetzen – ebenso wenig wie die erfahrene Krankenschwester, die ohne Thermometer fühlen kann, welche Körpertemperatur ein Patient hat.

Warum der Hausarzt als Vertrauensperson so wichtig ist

Während die Zahl der Facharztpraxen in Deutschland zwischen 1993 und 2009 um mehr als 50 Prozent gewachsen ist, hat die der Hausarztpraxen um fast 8 Prozent abgenommen. Während wir uns zum Weltmeister im Setzen von Linksherzkathetern entwickelt haben, droht in immer mehr ländlichen Gebieten und sogar in den Städten die

Hausarzt-Versorgung zusammenzubrechen. Und während es in unserem Land so viele Klinikbetten pro Kopf gibt wie nirgends sonst in Europa, droht dem flächendeckenden Hausarzt-Netz die fortschreitende Auszehrung. Es schließen mehr Praxen, als eröffnet werden. Immer mehr Kranke warten vergebens auf einen Hausbesuch.

Das ist kein Wunder, denn die Hausärzte bekommen für ihren Hausbesuch weniger als der Handwerker für die Anfahrt zur Waschmaschinen-Reparatur.

Und gar nicht zu reden von den überfüllten Wartezimmern, die einen Mediziner dazu zwingen, den einzelnen Patienten in fünf bis zehn Minuten abzufertigen. Da werden, auch von der Politik – und zwar parteienübergreifend –, falsche Prioritäten gesetzt. Dabei könnte man genau durch das System der Hausärzte in großem Maßstab sparen: Denn vor allem sie sind es ja, die in vielen Fällen mit der nötigen Prävention dafür sorgen könnten, dass es gar nicht erst zu den Erkrankungen kommt, die später teuer zu Buche schlagen. Wer in die hausärztliche Betreuung investiert, spart also unterm Strich Kosten. Und das für die Patienten Wichtigste ist: Die Hausärzte sind näher am Menschen.

Nur … ein Hausarzt, der pro Patient ca. 50 Euro im Quartal pauschal bekommt, egal, ob der Patient ein- oder mehrmals kommt, gerät schnell in einen Konflikt. Kommt der Patient ein zweites Mal, sind von den 50 Euro nur noch 25 übrig, und bei einem vierten Besuch bleiben dann sogar nur noch 12,50 Euro für den einzelnen Besuch: Kein Wunder, dass die Gesprächsbereitschaft immer mehr abnimmt. Daher meine Forderung: 1. Rechnungstransparenz für jeden, damit jeder Patient sich Einblick verschaffen kann, 2. Abschaffung oder deutliche Erhöhung der Quartalspauschalen für niedergelassene Ärzte und Einführung von

Entgelten und 3. Erhöhung des Honorars für Gespräche und Hausbesuche in den Leistungskatalogen aller Disziplinen. Das jetzige System finanziert jedenfalls eine Haltung des Zuhörens und des Gesprächs so gut wie nicht. Wenn der Patient durch Offenlegung der Rechnungen diese kontrollieren kann, kann im Übrigen auch kein Missbrauch mit Abrechnungen passieren. Wer den großen Wert der medizinischen »Institution Hausarzt« einsieht, der müsste eigentlich meine Forderungen an unser Gesundheitssystem teilen.

Spezialisierung ist gewiss gut und kommt dem Patienten zugute, weil der Spezialist im Detail mehr sieht und besser behandeln kann. Aber wir brauchen ein hilfreiches Gegengewicht. Schließlich ist der Patient nicht nur Behandlungsobjekt, nicht nur Herz-, Nieren- oder Magenkranker, sondern eine Persönlichkeit, auf die man sich ganzheitlich einlassen muss und die mehr benötigt als ein Rezept oder einen körperlichen Eingriff. Und wer könnte das besser als jemand, der die Möglichkeit hat, seine Patienten über einen längeren Zeitraum zu begleiten, manchmal von der Geburt bis zum Tod? Dem Hausarzt gehört das Vertrauen der Familien, weil er nicht nur unsere Krankengeschichte kennt, sondern auch mit unserer persönlichen Lebensführung sowie mit den familiären Hintergründen und sozialen Verhältnissen vertraut ist. Solche »Spezialisten« brauchen wir als persönliche Gesundheitsmanager, und das umso mehr, je vielfältiger die Möglichkeiten der spezialisierten Behandlung werden. Sie können zwei wichtige Dinge miteinander verbinden: die Vertrautheit mit dem Patienten und das Wissen um die wachsenden Möglichkeiten einer komplexen Behandlung.

Immerhin nennen 70 Prozent aller Patienten den Hausarzt als ersten Ansprechpartner, wenn es um ihre Gesundheit geht. Oft kommt in dem vertrauten Kontakt mit dem Hausarzt dann auch das zur Sprache, was für das Verständnis des Hintergrunds von Erkrankungen wichtig ist.

Noch immer sind über 40 Prozent aller in Deutschland niedergelassenen Vertragsmediziner Hausärzte. Allerdings sind sie dabei, sich immer mehr vom Land in die Städte zurückzuziehen, also dahin, wo die Wege kürzer sind, so dass das Einkommen noch ausreicht. Oder sie geben aufgrund desolater finanzieller Möglichkeiten ihren Beruf auf. Die ländliche Bevölkerung hat das Nachsehen. Wer nicht mehr zur Behandlung in die Stadt fahren kann, muss sehen, wo er bleibt. Um hier Abhilfe zu schaffen, könnte sofort gegengesteuert werden. Denkbar wären mobile Hausarztpraxen, ähnlich einem Rettungswagen; Krankenschwestern könnten die Basisuntersuchungen vornehmen und Ärzte teilweise telemedizinisch zugeschaltet werden. Als Anreiz, Landarzt zu werden, ließen sich Abrechnungsmodi optimieren, man könnte beispielsweise die Quartalspauschale abschaffen und wieder nach der Einzelleistung abrechnen, den Hausbesuch und das Patientengespräch als wesentliche Bausteine ländlicher Versorgung hoch bewerten und die telemedizinische Überwachung von Notfallpatienten flächendeckend etablieren. Es wäre an der Zeit, dass die Politik hier noch eindeutigere Zeichen setzt.

Die Bundesregierung fördert die Erforschung der Telemedizin. Das Bundesgesundheitsministerium und Fraunhofer Fokus ermöglichen über ein Telemedizin-Portal einen Überblick über bisherige Projekte. Bei der Telemedizin beobachten und beurteilen Ärzte die medizinischen Daten von erkrankten Patienten per Telekommunikation – z. B.

über das Internet. Patient und Arzt sind dabei an unterschiedlichen Orten. Telemedizinische Anwendungen finden auch zwischen Ärzten statt, um Befunde oder Bilder auszutauschen (Teleradiologie) oder eine Zweitmeinung einzuholen. An der Charité Berlin gibt es aktuell ein groß angelegtes telemedizinisches Projekt mit Herz-Kreislauf-Erkrankungen.

(Quelle: http://www.bundesregierung.de/Content/DE/Artikel/ 2014/02/2014-02-26-telemedizin.html)

Falsche Alternativen: Schulmedizin oder Naturheilkunde

Wenige wagen es heute noch, die Akupunktur als Hokuspokus zu verteufeln. Wissenschaftliche Untersuchungen – vor allem auch die von der Techniker Krankenkasse in Deutschland durchgeführten – haben die Wirksamkeit der Methode vielfach bestätigt. Im Alltag der schulmedizinischen Praxis spielt sie jedoch nach wie vor eine untergeordnete Rolle – ebenso wie andere Verfahren alternativer Medizin. Immer noch stehen Schulmedizin und Naturheilkunde einander skeptisch gegenüber.

Während die einen als naturwissenschaftlich ausgebildete Ärzte dazu neigen, die Anwendung überlieferter »Hausmittel« zu belächeln, verharren die anderen, die Verfechter der Erfahrungsheilkunde, oftmals in einem Fortschrittszweifel, der ebenso bedenklich ist. Denn am Ende hilft uns der Glaube, jedes Leiden ließe sich mit Kräutern, Bädern oder Massagen behandeln, so wenig wie die Verheißung einer Apparatemedizin, die schon alles irgendwie »richten« wird. Natürlich brauchen wir die Hochtechnologie, die Diagnose- und Operationsverfahren auf dem neuesten Stand. Niemand wird die Notwendigkeit pharmazeutischer Forschung bestreiten. Ihre Ergebnisse haben geholfen, viele Krankheiten zu besiegen. Und wir alle hoffen, dass bald etwas gefunden wird, womit auch Aids oder Krebs geheilt werden kann.

Ebenso brauchen wir aber das Wissen der traditionellen Heilweisen. Der Fortschritt hat sie nicht überflüssig gemacht. Vieles, was er uns gebracht hat, ist aus der naturheilkundlichen Medizin entstanden, etwa das Aspirin. Und wer wollte schließlich leugnen, dass wir Schulmediziner hinsichtlich der menschlichen Zuwendung noch manches von den Vertretern der alternativen Medizin lernen können? Ihre Bereitschaft, »sich einzulassen« und individuell zu behandeln, heilt manchmal mehr als verschriebene Pillen. Wo sie helfen können, sollte man die Behandlungsmethoden der jeweils anderen Seite deshalb auch gelten lassen. Niemand hat das Recht, irgendeine Möglichkeit der Behandlung von vornherein auszuschließen – immer vorausgesetzt, dass der Therapeut über umfangreiches medizinisches Wissen und einen großen Erfahrungsschatz verfügt und bereit ist, seine Ergebnisse, die Methoden und die Heilmittel wissenschaftlich überprüfen zu lassen.

Rund neun Milliarden Euro werden in Deutschland insgesamt im Jahr für nicht schulmedizinische Verfahren ausgegeben: Fünf Milliarden Euro zahlen die Patienten, vier Milliarden Euro übernehmen auf dem Erstattungswege die Krankenkassen. 40 000 Ärzte bieten alternative Therapien an – Tendenz steigend.

Zu überwinden ist nicht die kritische Prüfung, sondern der generelle Vorbehalt. Wir brauchen fließende Grenzen. Der Eid, den wir als Ärzte schwören, verpflichtet uns, den Menschen zu helfen, und nicht, einem Lager zu dienen. In diesem Sinn gilt am Ende nur eines: »Wer heilt, hat recht.«

Altes mit Neuem verbinden

Ich staune immer wieder, wie schwer es Innovationen haben, sich gegen Traditionen und Vorurteile durchzusetzen. Das gilt sogar für solche Neuerungen, die eher Wiederentdeckungen und obendrein preiswert sind. Das beschäftigte mich schon im Studium, als es mehrfach zu Streitereien mit meinem Pharmakologieprofessor kam. Als dogmatischer Schulmediziner lehnte er alle Naturheilverfahren als Humbug ab und verbot mir schlicht, mich mit pflanzlichen Wirkstoffen näher zu befassen. Es ging damals um das Thymol, das – der Name deutet es an – im Thymian enthalten ist. Ich hatte als Kind von einer naturheilkundigen Tante Thymol auf Zucker geträufelt bei meinen immer wiederkehrenden Bronchitiden verabreicht bekommen, und ich habe es nicht nur wegen der Süße in bester Erinnerung. Inzwischen kannte ich die bakterizide Potenz des Stoffes. Den Professor konnte ich davon jedoch nicht überzeugen. Andererseits gelang es ihm aber auch nicht, mich von meiner (bis heute bestehenden) Vorliebe für eine schonende Medikation abzubringen. Ob es um die synthetische Herstellung von Digitalis (ein natürlicher Bestandteil der Fingerhut-Pflanze) zur Behandlung von Herzinsuffizienz oder um Taxol, ein Eiben-Extrakt, in der Krebsbehandlung geht – die Schulmedizin kann auf pflanzliche Wirkstoffe ebenso wenig verzichten wie die Naturheilkunde.

Meine ärztlichen Erfahrungen haben mich darin bestärkt und bestärken mich weiter darin, stets eine sich steigernde Behandlung vom Leichten zum Schweren, vom Hausmittel zum Antibiotikum zu wählen. Es gilt das Prinzip: So viel wie nötig, so wenig wie möglich. Der routinemäßige Griff nach »Kanonen«, wenn es womöglich nur gegen »Spatzen« geht, kostet unnötig viel, und zwar nicht nur Geld, sondern letztlich auch Gesundheit: Man denke nur an die Gefahren durch resistent gewordene Bakterienstämme, die auf manche Antibiotika nicht mehr ansprechen.

Für mein eigenes Institut habe ich die Konsequenzen daraus gezogen: Hier gibt es ein Team von Ärzten verschiedener Fachrichtungen: Radiologen, Orthopäden, Sportmediziner, Schmerztherapeuten, Internisten, Kardiologen, Naturheilkundler. Einer etwaigen Meinungsverschiedenheit begegne ich gern mit der Frage: »Wem gehört die Wirbelsäule?« Die Antwort liegt dann auf der Hand: »Dem Patienten« – und nicht irgendeinem Spezialisten. Der Patient aber benötigt die bestmögliche Behandlung, wobei jeder Fall anders liegt und in jedem Fall ein anderes Vorgehen – von Hightech bis Naturheilkunde – angesagt, auf jeden Fall aber fächerübergreifendes Prüfen und Reagieren gefordert ist.

Damit ist aber nur ein erster Schritt getan. Der Begriff »Naturheilkunde« beschreibt das Erforderliche für mich noch nicht hinreichend; mir geht es um das Ausschöpfen aller alternativen Heilmethoden, um »ganzheitliche Medizin« (auf Englisch: *holistic medicine*). Einzubeziehen sind danach eine Vielzahl von Verfahren und Denkansätzen von der Balneologie über Pflanzenheilkunde, Ernährung,

Diätetik, Hydrotherapie bis zu Reflexzonenmassage sowie therapeutischem Singen und Tanzen. Ich rate außerdem dringend dazu, von den therapeutischen Ansätzen anderer Kulturen zu lernen, also vom Ayurveda der alten Inder mit seinen Ausleitungsverfahren, von Massage-Meditationstechniken oder dem Yoga ebenso wie von der Medizin der Ureinwohner Amerikas mit rituellen Gebräuchen, in denen Tanzen, Musik und Trance wesentliche Bestandteile sind; und auch von den Erkenntnissen der chinesischen Heilkunde, wobei mich die Möglichkeiten der Akupunktur, der Tuina-Massage, aber auch das Tai Chi und das Chi Gong (Qigong) besonders faszinieren.

Nur die vorbehaltlose Abwägung aller Optionen, auch der alternativen oder additiven Methoden, schöpft die Chancen für die Patienten optimal aus. Bis jetzt aber kommen in den umfassenden Genuss der ganzen Palette nur Patienten, die sich auch die Therapien leisten können, die von den Kassen nicht bezahlt werden. Das Groteske daran ist, dass darunter eben auch viele Behandlungen sind, deren Wirksamkeit zweifelsfrei belegt ist und die zudem weitaus billiger sind als manche herkömmlichen Verfahren oder Medikamente. Außerdem belasten natürliche Verfahren die Patienten meist weniger. Auf beides kann nicht verzichtet werden, das will ich noch einmal ausdrücklich betonen. Immer mehr Ärzte und auch Krankenhäuser erkennen den Nutzen dieses integrativen Ansatzes und eröffnen zunehmend Abteilungen für Ayurveda oder Naturheilverfahren wie in Hattingen an der Ruhr in beiden konfessionellen Krankenhäusern.

Und das Internet?

Wer wissen will, was bei Fußpilz hilft, was man bei Blähungen tun kann oder bei unschönen Pickeln an der Nase, dem kann das Internet eine schnelle Antwort geben. Menschen machen sich aus ganz verschiedenen Gründen auf die Suche nach Informationen im Internet, vielleicht um sich auf den Besuch beim Arzt vorzubereiten oder weil sie in der Sprechstunde eine Information nicht richtig verstanden haben, sich einen Begriff oder einen Befund nicht erklären können. Möglicherweise wollen sie den Arzt auch aus Scham nicht gleich und direkt fragen. So oder so, das Internet hat dem Gesundheitsbewusstsein einen Demokratisierungsschub gegeben. Es gibt den Patienten Wissen in die Hand, das früher allein den Medizinern vorbehalten war. Im Netz können Ratsuchende schnell, kostenlos, zu jeder Tages- und Nachtzeit und an jedem Ort mit Netzanschluss an Informationen zu Gesundheitsthemen gelangen. Bedenkt man zudem, dass etwa 50 Prozent der ärztlichen Informationen zu Diagnose und Therapie von den Patienten entweder medizinisch nicht richtig verstanden oder sehr schnell wieder vergessen werden, dann ist eine nachträgliche ruhige Informationsmöglichkeit zu Hause im Internet sicher eine großer Gewinn, den es zu schätzen gilt. Und dabei geht es nicht allein um Fußpilz oder Blähungen. Laut der europäischen Statistikbehörde Eurostat (2011) nutzen 28 Millionen Menschen in Deutschland das Internet für Fragen zum Thema Gesundheit. Das sind 60 Prozent der Internetnutzer in Deutschland. (2006 waren es 50 Prozent.)

Immerhin gibt es ca. 7000 seltene Krankheiten, von denen die meisten bestenfalls einige kennen. Aber für Betroffene ist gerade die konkrete Information wichtig. Ein Beispiel: Wer weiß schon, was PXE ist? Das Internet weiß es: Das Krankheitsbild Pseudoxanthoma elasticum (PXE) beschreibt eine genetisch bedingte seltene Erkrankung, bei der »die elastischen Fasern des Bindegewebes durch Einlagerung von Mineralsalzen (Calcium) verändert werden«. Die Fasern werden brüchig und zerfallen in kurze Bruchstücke. Es kommt zu Veränderungen der Haut, der Gefäße, des Herz-Kreislauf-Systems und des Magen-Darm-Traktes. Durch Einblutungen in die Netzhaut kommt es zum Verlust des zentralen Sehens. Die Krankheitsverläufe – und damit die Erfahrungen der Patienten – sind sehr unterschiedlich. Und damit nicht genug.

Hinter der Internet-Information stehen Menschen, mit denen ich über das Internet in Kontakt treten kann, wenn ich betroffen oder interessiert bin: ein Beispiel von vielen, bei denen das Internet wertvolle Hilfe leisten kann, vor allem wenn Menschen nicht nur in Kontakt treten, sondern sich auch persönlich treffen können. Denn mindestens genauso wichtig wie die Information sind das Reflektieren und Vertiefen der medizinischen Fragen im kompetenten Dialog.

Viel und viel Kritisches wird gegen die Risiken und Nebenwirkungen dieser nicht immer wissenschaftlich gefilterten Internet-Information gesagt, manches durchaus zu Recht. Gleichwohl bietet das Netz viel Hilfe zur Selbsthilfe. Es aktiviert das kritische Denken. Viele trauen nicht mehr von vornherein nur dem Arzt allein. Manche werden misstrauisch gegenüber den Angeboten eines Gesundheitssystems, in dem die Ärzte und andere Therapeuten ihre Leistungen meist unter Zeitdruck anbieten müssen.

Das Internet gibt zwar keine Empathie, die ist nur bei einem personalen Gegenüber möglich. Informationen, Wissen und Orientierungshilfen finden die Netznutzer aber allemal, und zwar mehr denn je. Je weniger Zeit der Therapeut hat, desto stärker ist die Tendenz, auf dieses neue Medium auszuweichen. Das Internet ist geduldig und auskunftsfreudig. Doch ist es wichtig, sich über Informationsgehalte auszutauschen und sie kritisch zu hinterfragen.

Nicht selten sind suchende Menschen hilflos dem Netz ausgeliefert: ein Symptom, eine Frage und tausend Antworten. Man muss sich nicht nur durch eine Flut von Informationen wühlen und verliert dabei leicht den Überblick. Ungesichert ist oft auch die Qualität der Informationen. Wie sicher kann man sein, wenn man nicht weiß, welche wissenschaftliche Qualifikation derjenige hat, der dies oder das schreibt? Wie kompetent ist der wirklich, der eine Information gibt? Ist klar, wer sich hinter einer anonymen Auskunft verbirgt? Welche Ziele oder wirtschaftlichen Interessen (von Einzelnen, Firmen oder der Industrie) sind möglicherweise mit einer Auskunft verbunden? Auch: Wie aktuell bzw. veraltet ist der Inhalt? Auf all das muss man achten! All das zeigt zum Schluss wieder: Die Beziehung zum fachkundigen Arzt, der mich als Person wahrnimmt, ist nicht zu ersetzen! Und das könnte der Hausarzt, die Hausärztin sein, also jemand, der mich versteht und meine Sprache spricht.

Der Computer und der Arzt

Die Vertreter der Industrie, die Ergebnisse der Forschung zur künstlichen Intelligenz anwendungsbezogen auf den Computermessen wie der Cebit verkaufen und ihnen auch im medizinischen Alltag zum Durchbruch verhelfen wollen, preisen ihre Produkte manchmal ziemlich großspurig und dann wieder in betonter Nüchternheit an. Von »disruptiver Technologie«, von »Decision Support Systems« ist da die Rede oder von »mehr Wahrhaftigkeit in diagnostischen Entscheidungen«. Der industrielle Komplex, der mit seinen Supercomputern die Medizin auf den Kopf stellen will, ist von der Phantasie geleitet, das Arztsein technisch ersetzen zu können. Aber das ist ein Irrglaube und ein bedrohlicher Fehler. Maschinen können phantastische Hilfsmittel sein, wenn die Prämissen stimmen. Aber man sollte ihnen nicht blind vertrauen. Künstliche Intelligenz in der Medizin beschreibt zunächst nur den durchaus sinnvollen Versuch, dem Arzt lexikalisches Wissen, Studien sowie Vitalparameter und Auswertungssysteme als Entscheidungshilfe an die Hand zu geben. Mehr aber sollte man auch nicht erwarten. Medizin nach Schema F kann und darf es nicht geben, auch nicht Computer-gestützt.

Denn jeder Arzt, jeder, der therapeutisch tätig ist, denkt anders, nimmt anders wahr, hat eine andere Haltung zur Medizin und zum Menschen, zu seinem Patienten. Wer Festlegungen des therapeutischen Handelns wie die Verordnung von Medikamenten oder chirurgische Eingriffe allein der Technik überlassen würde, würde den Menschen letztlich der Maschine gleichstellen.

Wie verhält es sich dann aber mit den »Pflegerobotern«, von denen immer mal wieder die Rede ist? In Japan, wo man damit rechnet, dass bis 2020 etwa 400 000 Pflegekräfte fehlen werden, werden sie schon bei Routinearbeiten als »rollende Nachtschwestern« eingesetzt.

Ein japanischer Technologiekonzern entwickelt momentan ein sogenanntes Roboterbett, das sich auf Knopfdruck in einen Rollstuhl verwandeln kann und somit dem Kranken eine gewisse Spontaneität in der Bewegung ermöglicht. Das Fraunhofer-Institut für Produktionstechnik und Automatisierung (IPA) arbeitet an einem Pflegeroboter, der Aufgaben des Pflegedienstes übernehmen kann.

Solche unterstützenden Systeme können in bestimmten Bereichen durchaus hilfreich sein und der Krankenschwester die Arbeit erleichtern. Aber Roboter sind eben, was sie sind: intelligente Maschinen, eine Verknüpfung des Computers mit mechanischen Elementen. Sie sind Hilfsmittel wie das Navigationssystem im Auto, so gut oder schlecht wie die Menschen, die sie erdacht, entwickelt und konstruiert haben. Zuwendung und empathisches Denken können sie nicht ersetzen, weil sie keine eigenen Persönlichkeiten sind.

Wo der Computer zum Diagnoseersatz und der Roboter zum Pflegeakteur wird und Menschen, möglicherweise aus Kostengründen, durch Maschinen ersetzt werden, bleibt das Menschliche auf der Strecke. Der humanistische Anspruch wird bewusst oder gedankenlos, leichtfertig oder berechnend preisgegeben.

Es gibt sicherlich sehr hilfreiche digitale Unterstützungssysteme, die der Krankenschwester oder dem Arzt ebenso helfen wie dem zu betreuenden Menschen. Der demographische Wandel lässt beispielsweise eine Zunahme an chronisch Kranken erwarten. Um diese Menschen so lange wie möglich in ihrem vertrauten häuslichen Umfeld und in ihrem sozialen Milieu diagnostisch und therapeutisch versorgen zu können, sind computer-gestützte Systeme (Ambient Assisted Living [AAL]) Gegenstand der Forschung und Entwicklung.

Elektronische Anwendungen sollen z.B. den alten Menschen bei der Gestaltung und Verrichtung des Haushalts (»Smart Home«) unterstützen und eine Gesundheitsversorgung über das Telefonnetz in der Wohnung (Telehomecare) ermöglichen, zum Beispiel eine Notfallüberwachung bei Stürzen, EKG-Messungen bei Herzrhythmuskranken oder auch der Bildschirmkontakt mit dem behandelnden Arzt oder der Krankenschwester über Handy oder Computer. Daten des Patienten können auch an ein zentrales medizinisches Netzwerk (Ärzte, Pflegedienste) gesendet werden.

Computer sind kein Allheilmittel

Ja, es ist gut, als Arzt auf digitale Möglichkeiten zurückgreifen und Daten sammeln zu können für die Erstellung eines Krankheits- und Behandlungs-Profils. Aber Vorsicht! Der Computer denkt nicht. Würde er zum Beispiel gefragt, ob ein Mensch, den er beobachtet, laufen kann, könnte er nur mit Ja oder Nein antworten, kaum differenzierter. Wie sollte er auch feststellen, was seine Objektive nicht zu erfassen vermögen, den Schmerz oder das psychische Leiden beispielsweise? Hier liegen reale Gefahren des digitalisierten technischen Systems. Die individuellen Gegebenheiten der komplexen Wirklichkeit eines Patienten kann es nicht wahrnehmen. Der Computer kann nur in einem vorab genau bestimmten Rahmen messen. Aber er kann nicht verstehen. Er kann eine Hilfe sein, aber man darf nicht zu viel von ihm erwarten. Ich muss als Arzt oder als Schwester individuell eingreifen können, um den Patienten angemessen zu behandeln.

Die Vision des Supercomputers verlagert das Heilsversprechen in die Maschine. Sie erliegt dem Irrglauben, dass Heilen unabhängig von Werten und Emotionen auf eine ganz objektive Weise »funktioniert«.

E-Health als Gesundheitsselbstmanagement?

Der Begriff E-Health, also e(lektronische)-Gesundheit, ist relativ neu. Was fehlt, ist eine klare Definition. Es fallen darunter vielfältige telemedizinische Anwendungen wie die Teleradiologie genauso wie die elektronische Patientenakte und internetgestützte Expertenkonsile, ebenso die (Fern-)Überwachung von Vitaldaten, medizinische Apps auf Handys und iPads oder elektronisch unterstützte Arzt-Patient-Gespräche. Die Rede von E-Health in der Medizin suggeriert aber auch, dass die Selbstverantwortung der Patienten maschinell stimuliert werden kann. Man spricht von präventiven E-Health-Lösungen, von Gesundheitsvorsorge als Selbstmanagement – und koppelt zunehmend diesen Bereich, bewusst oder unbewusst, von ärztlicher Kompetenz und verantwortungsvoller medizinischer Begleitung ab. Neuerdings wird sogar von *m-health*, also mobiler Gesundheit(süberwachung) gesprochen.

Laut Bitcom – dem Bundesverband Informationswirtschaft, Telekommunikation und neue Medien – nutzen bereits

Ohne das Wissen eines Experten sind die per Digitaltechnologie erfassten Daten, Apps oder sonstigen Informationssysteme nicht unproblematisch. Armbänder, die Puls, Schlafbewegung oder sonstige Werte erfassen, überschwemmen derzeit den Markt genauso wie Fitness- und Gesundheits-Apps. Wenn Menschen sich in Selbstverantwortung solcher Systeme bedienen, liefern sie sich ihnen zugleich unbewusst unkontrolliert aus, etwa wenn Gewicht, Kalorienverbrauch und Blutdruck ständig gemessen werden, wenn unter dem Bett Sensoren die Schlafbewegungen aufzeichnen etc. Schon gesunde Kleinkinder werden immer öfter einem solchen »Monitoring« unterzogen. Und oftmals wirkt dann allein schon die Fülle der Daten verwirrend auf den Laien. Nicht Sicherheit, sondern größere Verunsicherung und Hypochondrie ist schließlich die Konsequenz.

Ständige Kontrolle der eigenen Körperdaten sowie kontrollierte und unkontrollierte Fremdüberwachung kann langfristig krank machen. Und wer sonst noch Interesse an den personifizierten Körperdaten haben könnte, ist nicht absehbar. Arbeitgeber, Versicherungen, Staaten? Wer weiß das heute schon. Unsere persönliche Überwachung durch Geheimdienste ist bekannt. Und jetzt wurde gemeldet, dass Facebook personenbezogene Daten an die ihm angeschlossenen Unternehmen weitergeben kann.

Natürlich ist die Erfassung von Vitaldaten für die Erstellung eines therapeutischen Konzepts wichtig und unabdingbar. Der Fachmann braucht sie und weiß mit ihnen umzugehen. Eine gezielte digitale Datenerfassung könnte somit zukünftig durch E-Health-Technologien zu einer guten medizinischen Hilfe werden. Trifft sie dagegen auf medizinisches Halb- oder Nichtwissen, wird es problematisch. Wenn der Pulsschlag von 60 auf 100 hochgeht, weil man gerade die Treppe hochgeht oder sich freut, dann kann das vom Laien als Symptom einer Krankheit missverstanden werden, ihn unnötig ängstigen oder gar ein hypochondrisches Verhalten nach sich ziehen. Dabei handelt es sich nur um eine ganz normale körperliche Reaktion, eine Folge muskulärer oder psychischer Erregung. Deshalb sollten die persönlich gesammelten Daten immer mit dem Arzt besprochen und ausgewertet werden. Wer seine Körperdaten im Zusammenhang mit sportlichen Aktivitäten sammelt und wer dabei Handys, Apps oder Armbänder benutzt, kann und sollte sich in vielen Fällen auch von kompetenten Fitnesstrainern und Sporttherapeuten beraten lassen.

Von speziellen Apps wie denen zur Raucherentwöhnung halte ich allerdings viel. Sie können in der Tat sehr hilfreich sein, wenn sie die potentielle Lebensqualität mit beurteilen und motivieren. Hier motivieren Bilder oder ansprechend gemachte Statistiken manchmal mehr als tausend Worte. Ich habe gerade bei jungen Erwachsenen gesehen, wie wirksam dies sein kann. Eine wirklich gute Unterstützung für den Arzt! Dies zeigt aber auch, wie sich dadurch bereits die Rolle und Aktivitäten eines zukünftigen Arztes verändern.

Eine Bitte hätte ich in diesem Zusammenhang trotzdem: Bitte nicht zu sehr durch (neue) Technik verführen lassen! Weniger ist mehr – auch beim Herunterladen von Apps. Sehr viel wichtiger als die Registrierung von Daten ist das

Training oder gesund haltende bzw. gesund machende Aktivitäten, die Freude und Wohlbefinden auslösen.

Ein nicht ganz unproblematischer Boom

Gesundheit hat zunächst nichts mit Daten zu tun, sondern mit einem wohlbefindlichen Körper, einem mental entspannten und wohlbefindlichen Menschen. Wer nur auf Zahlen und Daten schaut, weiß noch nichts und verliert tendenziell sogar das Gespür für seinen Körper. Er wird sich selbst fremd.

Dazu kommt: Wer durch die künstliche Intelligenz – also durch Software-Programme – eine Information erhält, die in der Konsequenz suggeriert: »Du bist gesund oder krank«, der ist nicht sicher informiert. Wer einen Fragebogen mit zehn Fragen beantwortet, um zu erfahren, ob er von Demenz bedroht ist, der erhält möglicherweise Hinweise auf diese Erkrankung, obwohl er in Wirklichkeit gar nicht daran erkrankt ist. Er fühlt sich krank, wird krank gemacht und aufgrund angeblicher medizinischer Expertise in die Irre geführt. Auch ein umfangreicherer und differenzierterer Fragebogen ist noch nicht von sich aus aussagekräftig. Er muss von Fachleuten, seien es Ärzte oder Psychologen, bewertet und (gegebenenfalls auch online) mit ihnen besprochen werden. Jemanden mit den Ergebnissen einer (digitalen) medizinischen Abfrage alleinzulassen, ist schlichtweg unverantwortlich.

Ebenso wie die unverstandene Selbstdiagnose Panik auslösen kann, kann sie einen Menschen auch in trügerischer Sicherheit wiegen. So hat jemand zum Beispiel einen gefährlich erhöhten Herzschlag von 120. Das Check-up-

Armband, das er trägt und das mit einer Handy-App verbunden ist, misst aber nur einen Herzschlag von 60, weil jeder zweite Herzschlag ausfällt. Er wird nicht erfasst, weil nicht bekannt ist, dass der untersuchte Mensch eine Rhythmusstörung hat. Er fühlt sich nach den gemessenen Werten gesund, ist in Wirklichkeit aber todkrank. Oder ein älterer Patient, der möglicherweise nicht trainiert ist und gerade angefangen hat, Sport zu treiben, läuft die Treppe hoch und hat einen auffällig hohen Herzschlag. Ein solcher Wert kann bedrohlich sein, ist aber in dem konkreten Fall eine ganz normale körperliche Reaktion in einer bestimmten Anspannungssituation. Fazit: Es wird möglicherweise Gesundheit zugeschrieben, wo sie nicht vorhanden ist; und umgekehrt werden Menschen als krank deklariert, die es gar nicht sind.

Ca. 20 Millionen Fitness-Armbänder werden zur Zeit jährlich weltweit verkauft. Jetzt folgen intelligente Uhren als Minicomputer (Smartwatch).

Nach einer auf der Cebit 2014 verbreiteten Meldung sind in den letzten Jahren 70 000 neue Gesundheits-und Fitness-Handy-Apps entstanden. Sie sammeln Informationen aus unserem Körper und interpretieren sie zugleich. Ein Schritt in die richtige Richtung? Ja, aber nur dann, wenn auch Ärzte mit einbezogen werden. Sonst wird die Verunsicherung der Anwender nur noch größer, als sie in der zunehmend hypochondrischen heutigen Welt sowieso schon ist. Ohne medizinisches Wissen seine Werte zu beurteilen, dazu gehört »Mut«. Meist sind die Anwender hilflos bei der Interpretation. Ein scheinbares Zuviel oder Zuwenig macht Angst. Wie soll denn ein Laie Blutdruckwerte beurteilen, wenn er nicht umfassend geschult wurde? Daten müssen immer in Bezug auf das Individuum gesehen und interpretiert werden. Hier liegt übrigens die große Zukunft für die Neuaufstellung von Hausärzten: sowohl in der Prävention als auch bei den im Ausnutzen neuer Technologien liegenden Möglichkeiten, einschließlich der Telemedizin, besonders auch der Teleprävention, Telenothilfe oder Telephysiologie im therapeutischen Alltag.

Wir sind an meinem Institut in Bochum selbst in solche Prozesse involviert und forschen seit Langem daran, neue telemedizinische Möglichkeiten für die EKG- oder Blutdruckmessung zu schaffen. Das Entscheidende dabei: Ärzte, Fitnesstrainer und Physiotherapeuten sind in diesen Kontext mit eingebunden.

Nur machen solche telemedizinischen Entwicklungen als Unterstützungssysteme für Ärzte und sonstige Therapeuten nur Sinn, wenn die Krankenkassen solche innovativen Möglichkeiten in Zukunft bezahlen. Bestes Beispiel dafür ist bereits Klara – die Hautarzt-App –, eine intelligente App, über die mit der eigenen Handykamera Hautveränderungen wie Leberflecke oder Zeckenbisse aufgenommen und zur Identifikation an ein professionelles Arztnetzwerk von Dermatologen verschickt werden. Der eigene Dermatologe stellt danach in einem persönlichen Gespräch die Diagnose, beobachtet den Verlauf online und rechnet – so geschieht es in den USA bereits – mit der Krankenkasse ab.

Zukunftsweisend ist vielleicht auch das Konzept »Diabmemory«, mit dem Diabetiker Blutzucker, Blutdruck und Gewicht messen und allgemeine Daten eingeben können, z. B. Bauchumfang, Essgewohnheiten und sportliche Aktivitäten. Dieses System wird bereits in Österreich von einer

121

Krankenkasse ausprobiert und evaluiert. Die Daten werden vom Telefon in eine zentrale Datenbank geschickt. Die behandelnden Ärzte rufen die Daten dort ab, erkennen Abweichungen vom Therapieplan und können die Patienten direkt über Handy erreichen. All diese Beispiele sind hoffnungsvolle und nützliche Techniken bzw. telemedizinische Möglichkeiten zur Optimierung einer Behandlung.

Über eine rasante Entwicklung von Gesundheits-Apps berichtete das Deutsche Ärzteblatt bereits 2012 und stellte klar: »Die großen Potenziale mobiler Apps können sich jedoch nur entfalten ... wenn die Anwendungen in professionelle IT-(Computer-)Systeme integriert sind und wenn sie die direkte Kommunikation zwischen Ärzten beziehungsweise medizinischen Fachkräften und Patienten unterstützen.«

Die Maßnahmen, die aufgrund der gesammelten Daten zu ergreifen sind – in der Vorsorge, bei der Therapie oder in der Nachsorge –, müssen also ärztlich festgelegt und überwacht werden – und damit ärztlich abrechenbar werden! Die Technik allein kann das nicht regeln. Sie ist und bleibt ein Hilfsmittel: Man kann das gar nicht oft genug wiederholen.

Schmerzen müssen nicht sein

Auch Indianer haben Schmerzen

Schmerzen gehören zum Leben, so unangenehm sie sind. Wer keine Schmerzen spürt, schwebt in großer Gefahr, weil er kein funktionierendes Warnsystem hat. Aber wer je unter einer Migräneattacke zu leiden hatte oder auch nur unter heftigen Zahnschmerzen, weiß auch, wie Schmerzen das Leben beeinträchtigen können.

Immer wieder haben die Menschen versucht, dem Schmerz einen »Sinn« zu geben. Schon in der Bibel wird er als Strafe für die Sünde verstanden (vgl. etwa Genesis 3,16-19). Bilder und Erklärungsmodelle wurden im Verlauf der Geschichte entwickelt, die den Menschen helfen sollten, den Schmerz als gottgegeben zu ertragen. Um ihn zu lindern, wurde die Heilkunst erfunden, in allen Kulturen dieser Erde und vor Jahrtausenden schon. Für ein schmerzfreies Leben wird seit jeher medizinische Forschung betrieben – mit großartigen Erfolgen. Heute können wir fast jeden Schmerz ausschalten oder wenigstens stark lindern. Das Leiden unter chronischen Schmerzen sollte daher der Vergangenheit angehören. Tatsächlich aber werden die verheerenden Auswirkungen des Schmerzes, die körperlichen wie die psychischen, noch immer verharmlost und heruntergespielt, frei nach dem Motto: Indianer kennen keinen Schmerz. Wir alle haben diesen Unsinn als Kinder zu hören bekommen. Wir sollten aber auch wissen, dass solche Appelle der tröstende Notbehelf aus Zeiten sind, in denen man noch nicht über die Mittel verfügte, des Schmerzes medizinisch Herr zu werden. Heute sind wir weiter. Niemand bräuchte mehr Zuflucht zu nehmen zu den Floskeln einer überholten Heldenrhetorik. Kein Patient müsste sich damit noch länger trösten, kein Arzt dem Leidenden damit weiterhin etwas vormachen.

Dass dennoch so viele Menschen vergebens nach Befreiung von ihrem Schmerz suchen, zeigt nur, wie sehr wir in veralteten Vorstellungen befangen sind, und zwar auf allen Ebenen: Die Kassen tun sich schwer mit der Finanzierung spezieller, multidisziplinärer Schmerztherapien. Die Patienten sind dann entsprechend verunsichert und die Ärzte oftmals so auf ihre jeweilige Spezialisierung fixiert, dass sie das komplexere Schmerzgeschehen viel zu punktuell erfassen, statt Hilfe bei der hochqualifizierten Schmerzmedizin zu suchen. Die Patienten können und sollten das aber verlangen. Weil wir heute alte und neue Erkenntnisse, moderne Schmerzmedikation und Akupunktur, Nervenverödung, Massagen und Wärmebehandlungen oder auch psychosoziale, pflegerische und seelsorgerische Therapieansätze oder gar Operationen zusammenfügen können, dürfen wir das Recht auf die Befreiung vom Schmerz einfordern, erst recht im Endstadium einer schweren, zum Tode verlaufenden Erkrankung. Quälender chronischer Schmerz überwältigt den Menschen, zermürbt ihn an Leib und Seele und verletzt die Würde, deren Schutz im Artikel 1 unseres Grundgesetzes verankert ist.

Schmerzen – nein danke

Schmerzen können durch viele Faktoren verursacht, verstärkt oder auch abgeschwächt werden – nicht nur durch körperliche. Der Gemütszustand, die aktuelle Situation, die Erziehung, die Wertvorstellungen und die Kultur, all dies und noch viel mehr hat Einfluss auf die ganz persönliche Schmerzwahrnehmung. Die Rückenschmerzen sind dafür nur ein Beispiel. Auch bei Bauchschmerzen und Spannungskopfschmerzen spielt der Seelenzustand als auslösender oder verstärkender Faktor eine wichtige Rolle. Man denke nur an das Kind, dem nichts Organisches fehlt und das dennoch mit Bauchschmerzen aus der Schule kommt, weil es von den Mitschülern gemobbt wird. Oder an den Manager, der nach langen Vorstandsmeetings stets Spannungskopfschmerzen bekommt, weil ihn die Arbeit an seine Grenzen bringt. Und wer hätte nicht schon erlebt, wie die Angst auf dem Zahnarztstuhl einen zunächst kaum spürbaren Schmerz verstärken kann?

Schmerzen sind neben den diversen Erkältungskrankheiten der häufigste Grund, weshalb der Arzt aufgesucht wird. Wie aber werden Schmerzen diagnostiziert? Nach einem ersten Gespräch wird der Arzt versuchen, eine körperliche Ursache für die Schmerzen zu finden und diese – wenn möglich – zu beseitigen. Nicht selten gestaltet sich die Suche nach dem Auslöser der Schmerzen allerdings schwieriger. Weil seelische oder soziale Belastungen, Ängste oder unbewältigte Konflikte Schmerzen verstärken können, müssen diese Aspekte bei der Analyse der Schmerzen berücksichtigt werden. Meist ist eine systematische Selbstbeobachtung des Patienten vor und nach der Behandlung erforderlich. Dabei ist ein Schmerztagebuch hilfreich. Es erleichtert nicht nur dem Patienten die Dokumentation seiner Beobachtungen, sondern auch dem Arzt deren Auswertung zur genauen Diagnose und Therapieplanung.

Herzschmerz – Was unser fühlendes Organ braucht

Kein anderes Organ beschäftigt die Phantasie so sehr wie das Herz. Alles, was uns bewegt, wird mit ihm verbunden. Denen, die wir am liebsten haben, möchten wir es »schenken«, so wie wir in der Not fürchten, dass es uns »brechen« könnte. Ohne das Herz würden wir nicht existieren. Einerseits sorgt der stetige Herzschlag für die Versorgung des Organismus. Die »Pumpe« hält den Blutkreislauf in Gang, unbewusst, ohne unser Zutun. Andererseits aber reagiert der Muskel ebenso unbewusst auf das, was uns seelisch widerfährt. Wie ihn die Freude stärkt, so schwächt ihn das Leid. Gefühlt haben das die Menschen zu allen Zeiten. Gedichte und Lieder, Romane, auch Bilder befassen sich immer wieder mit dem fühlenden Herzen. Dass das mehr ist als eine phantastische Annahme, ist unterdessen sogar wissenschaftlich erkannt worden. Psychokardiologen haben nachgewiesen, dass es sich beim Herzen um ein seelisch empfindsames Organ handelt. Wer es verstehen und heilen will, muss bereit sein, die Grenzen der Naturwissenschaft zu überschreiten. Zwar können die grandiosen Möglichkeiten der modernen Hightech-Medizin von der Computerdiagnostik bis zur Herztransplantation gar nicht hoch genug geschätzt werden. In unzähligen Fällen hilft dieser Fortschritt, Leid zu mindern oder gar Leben zu retten. Doch muss man ebenso sehen, dass sich die Ursachen als bedrohlich empfundener Herzschmerzen nicht durchweg mit Hilfe der Gerätemedizin aufdecken lassen. Denn nicht immer sind sie organisch, durch krankhafte Veränderungen verursacht. Nicht bei jedem Patienten, der mit Herzstechen und Panikattacken ins Krankenhaus eingeliefert wird, muss die Katheter-Untersuchung auffällige Ergebnisse zeigen. Auch wenn es intakt ist, kann das Herz als Schmerzorgan reagieren – es kann vor lauter Seelenschmerz sogar zum Stillstand kommen. Dieses »Gebrochene-Herz-Syndrom« gibt es wirklich, es wird nicht nur von Poeten besungen; in der Medizin wird es »Tako-Tsubo« genannt. Das Herz kann im emotionalen Ausnahmezustand plötzlich mit Blut überfüllt werden, buchstäblich »überlaufen«. Der Herzmuskel schafft es dann nicht immer, das Blut abzupumpen.

Einer neuesten Studie zufolge sind Männer in unglücklichen Beziehungen doppelt so gefährdet, einen Herzinfarkt zu erleiden, wie glücklich gebundene. Mit technischer Diagnostik allein ist in solchen und ähnlichen Fällen wenig auszurichten. Was das Herz als fühlendes Organ immer und zuerst braucht, ist menschliche Hilfe, eine sprechende Medizin, die sich auf den ganzen Menschen einlässt. Kein technischer Fortschritt sollte uns verführen, das zu vergessen, weder als Ärzte noch als Patienten.

Auch kundige Hände können Wunder wirken

Nicht immer braucht es den großen Eingriff, um Schmerzen loszuwerden. Eine Patientin, die zu mir kam, klagte über quälende Schmerzen im unteren Rücken, die bis in den linken Oberschenkel ausstrahlten. Sie ging nach einigem Zögern zu einem Osteopathen, den ich ihr empfohlen hatte. Sie hatte bereits alles Mögliche befürchtet, bis hin zur chirurgischen Behandlung eines Bandscheibenvorfalls. Doch mit gezielten Handgriffen konnte ihr geholfen werden: Zwar nicht sofort, aber nach einigen Behandlungen war der Schmerz verschwunden. Das klingt ein bisschen nach »Handauflegen« und Hokuspokus, ist aber alles andere als fauler Zauber, nämlich eine wissenschaftlich begründete Heilmethode. In Ländern wie Holland muss man zur Ausübung dieses Berufes ein Hochschulstudium erfolgreich beendet haben. Entwickelt wurde die Osteopathie bereits in der zweiten Hälfte des 19. Jahrhunderts von dem Amerikaner Andrew Taylor Still. Bei seinen Studien hatte der praktizierende Arzt durch Probieren herausgefunden, dass Muskeln, Bindegewebe, Knochenhaut, das unbewusste vegetative Nervensystem und die inneren Organe einander beeinflussen. Alles zusammen bildet, wie wir heute sagen würden, ein körperliches Netzwerk. Innerhalb dieses Netzwerks kann es zu Reizzuständen, Verspannungen und nervlichen Blockaden kommen, die dann etwa Schmerzen im Rücken verursachen, ohne dass krankhafte Veränderungen in diesem Bereich vorliegen oder sichtbar sind. Sie können Folge einer Reizung von Muskeln sein, die weit weg vom Rücken liegen, wie der Halsmuskeln oder des Zwerchfells. Auch Veränderungen im Brust- oder Bauchraum wie etwa Verspannungen der Darmwände können reflexartig Rückenschmerzen auslösen. Gelingt es dem Osteopathen, Chirotherapeuten oder gar chinesischen Masseurinnen, diese Verspannungen durch die manuelle Behandlung – also die Therapie mit den Händen – zu lösen, können die Schmerzen im Rücken verschwinden. Natürlich ist es meistens die unmittelbare Reizung der Wirbelsäule über kleine Seitenäste der Nerven, die dort zu behandeln ist, wo sie auftritt. Nicht selten sind es aber auch systemische Störungen, die Rückenschmerzen verstärken oder hervorrufen. Erkrankungen und Reizungen von Organen können an anderer Stelle, also weitergeleitet, Verspannungen der Muskulatur oder Reizungen der Knochenhaut (des Periost) bewirken. Umgekehrt kann man über diese Zonen auch das Innere reflektorisch beeinflussen. Hand anzulegen an der Bauchwand oder am Rücken kann im Einzelfall auch bei Bauchschmerzen helfen. Auf dieser Wechselwirkung gründen die Heilmethoden der Osteopathie ebenso wie die älterer medizinischen Verfahren – der chinesischen, indianischen oder ayurvedischen Heilkunde.

Der Therapeut ertastet, in welchem Zustand die Knochen, Gelenke und Wirbel sowie die Muskeln sind und wie sich die inneren Organe, wie sich die Haut und das darunter gelegene Bindegewebe anfühlen. Anschließend behandelt er die festgestellten Reizungen und Blockaden mit speziellen »Massage«-Techniken und kann so auch von Rückenschmerzen befreien. Der Osteopath kann über den Nacken Verspannungen im Kreuzdarmbeingelenk lösen oder von Blähungen befreien, die reflexartig die Rückenmuskulatur gereizt haben. Keine Spritzen, keine Medikamente, keine Operation … aber auch kein Wunder! Die Schulmedizin, von Haus aus auf die Behandlung einzelner Organe fixiert, hat sich mit der Anerkennung dieser alternativmedizinischen Methode lange schwergetan. Inzwischen aber ist sie wenigstens aus meiner täglichen medizinischen Praxis gar nicht mehr wegzudenken, erst recht nicht bei der Behandlung von Rückenschmerzen in einem integrativen Konzept verschiedener Disziplinen. Und sehr erfreulich: Einige Krankenkassen, darunter gesetzliche, bezahlen mittlerweile osteopathische Behandlungen.

Moderne ambulante Verfahren:
Beispiel Mikrotherapie

Rückenleiden gehören zu den weit verbreiteten Volkskrankheiten. Wir sitzen meist zu viel, bewegen uns zu wenig und ernähren uns einseitig. Der überwiegende Anteil der akuten Rückenschmerzen beruht auf muskulären Verspannungen. Zu den Ursachen der Rückenschmerzen zählen neben den physischen Belastungen auch psychologische Faktoren wie Angst, Traurigkeit oder negativer Stress. Der Rücken ist ein psychosomatisch reagierendes Organ – was aber noch immer viel zu wenig beachtet wird. Grundsätzlich muss man daher feststellen, dass in Deutschland nach wie vor viel zu schnell und zu oft operiert wird. Auch die gesetzlichen Krankenkassen befassen sich vermehrt mit dem Thema Häufigkeit und Qualität von Rückenoperationen. Laut einer Studie der AOK von 2010 ist die Zahl der Bandscheiben-Operationen in den letzten Jahren stark gestiegen. Indes verweist die TK aktuell auf Untersuchungen, die zeigten, dass viele Wirbelsäulen-Operationen vermieden werden könnten. Dabei gibt es sehr viel schonendere und ambulant anzuwendende Heilverfahren wie die Osteopathie, Physiotherapie, Massagen und Mikrotherapie. Letztere habe ich vor fast 30 Jahren eingeführt.

Laut statistischem Bundesamt sind die Bandscheiben-operationen im Zeitraum 2006–2013 von 130 781 auf 155 244 Fälle gestiegen. Das entspricht einer Zunahme um fast 20 Prozent. Die gesamten Wirbelsäulen-Operationen sind von 2009 bis 2013 um ca. 94 Prozent vermehrt durchgeführt worden.

Die Verfahren der Mikrotherapie, einer Zusammenfüh-
rung und Weiterentwicklung von interventioneller Radiologie, Endoskopie und Schmerztherapie, lassen sich gerade
bei der Behandlung von Rückenerkrankungen, etwa bei
Bandscheibenvorfällen, sehr erfolgreich und für die Patienten schonend und vor allem ohne Operation einsetzen.
Der Durchmesser der verwendeten Instrumente liegt zwischen 0,1 und drei Millimetern. Sie können punktgenau
platziert werden. Der Patient wird zur Behandlung so auf
der Liege positioniert, dass die zu therapierende Region
optimal zu erreichen ist und im Tomographen sichtbar
gemacht werden kann. Es gibt bereits Kernspin- und Spezial-Computertomographen, die so konzipiert sind, dass
in ihnen operiert werden kann. In Bochum haben wir ein
Navigationssystem entwickelt, mit dem die benötigten
Sonden selbst von weniger geübten Therapeuten auf einem Laserstrahl sicher und schmerzarm in den Körper
eingeführt werden können. Die meisten mikrotherapeuti-
schen Eingriffe erfolgen bei lokaler Betäubung. Bandscheiben, Gelenke (Schulter, Hüfte, Knie), Tumore, selbst Eingriffe am und im Kopf sind so gezielt behandelbar.

Medikamentöse Mikrotherapie bedeutet, dass (meist
flüssige) Substanzen gezielt in den Körper injiziert werden.
Behandelt wird beispielsweise die Wirbelsäule bei einem
kleinen Bandscheibenvorfall durch die periradikuläre
Mikrotherapie, bei der Bandscheibengewebe und Nerven
durch die gezielte Injektion von antientzündlichen und
Wasser entziehenden Medikamenten gezielt lokal behandelt werden. Der bedrängte Nerv kann sich wieder beruhigen. Auch das Kreuzdarmbeingelenk oder die kleinen
Wirbel- oder Rippen-Wirbel-Gelenke werden bei Rücken-
oder Kopfschmerzen im Rahmen einer mikrotherapeuti-

schen Behandlung (z. B. einer Facettenbehandlung) mit antientzündlichen Medikamenten infiltriert. Bei chronischen Schmerzen können Nervenendigungen mit Kleinstmengen von hochprozentigem Alkohol oder durch eine gezielte Behandlung mit Hitzesonden ruhiggestellt (verödet) werden.

Auch in Hüft-, Schulter- und Kniegelenke können gezielt Schmerzmittel oder künstliche Gelenkflüssigkeiten eingebracht werden. Die operative Mikrotherapie wird heute routinemäßig zur Behandlung der Bandscheibe mit Zangen, Radiofrequenz, Laser oder Wasserstrahl (perkutane Nukleotomie) genutzt. Sie kann überdies verwendet werden zur Behandlung von Wirbelkörpern, die ins Gleiten geraten sind und wieder stabilisiert werden müssen. Zunehmend mikrotherapeutisch erfolgt auch die Stabilisierung oder Aufrichtung von zusammengebrochenen Wirbelkörpern mit Zement (Kypho- oder Vertebroplastie), beispielsweise bei der Osteoporose.

Wenn Handauflegen nicht mehr hilft

Wenn ich vom hilfreichen Auflegen der Hand spreche, weiß ich natürlich, dass es Schmerzen gibt, die nicht durch Handauflegen und auch nicht durch operative Eingriffe zu beheben sind: chronische Schmerzen, die alles überlagern und katastrophale, bisweilen persönlichkeitsbedrohende Wirkungen haben. In den meisten Fällen aber müsste es heute so weit nicht mehr kommen.

Die Medizin verfügt inzwischen über enorme Möglichkeiten, Schmerzen zu nehmen – sowohl medikamentös als auch operativ und mit psycho- oder physiotherapeutischer

Begleitung. Es gibt die hoch entwickelte Palliativmedizin und die Hospizbewegung weltweit. Keiner braucht mehr chronische Schmerzen zu erleiden. Mir geht es nicht darum, Leid generell zu ersparen. Auch Liebe ist mit Leid verbunden; Leid ist ein Bestandteil menschlichen Lebens und gehört zu unserem Schicksal. Es geht mir vielmehr um den Schmerz, der den Kopf so verbarrikadiert, dass alles in der Welt nur noch aus Schmerz besteht, so sehr, dass jemand fleht: »Bitte tötet mich.« Menschen in ausweglosen Situationen, denen kein adäquates medizinisches Angebot gemacht werden kann, kommen in diese Situation. Auch ich kann nicht wissen, ob ich nicht eines Tages sage: »Ich möchte jetzt lieber sterben, als dies auszuhalten. Lasst mich in Ruhe, ich will nicht mehr, ich kann nicht mehr.« Ich bin aber überzeugt, dass es in vielen Fällen mehr Hilfe gäbe, als bisher angeboten wird.

Netzwerke für Schmerztherapie

Bei Krebs ist es inzwischen Konsens, eine effektive Schmerztherapie zu leisten. Doch es gibt noch andere Schmerzen, die Rückenschmerzen, den Kopfschmerz, den rheumatischen Schmerz, den chronischen und heftigen Bauchschmerz. Auf den verschiedensten Ebenen muss gehandelt werden. Wir müssen zum Beispiel dafür sorgen, dass regional effektive Netzwerke der Schmerztherapie entstehen und dass auch in diesen nach der Devise »von leicht nach schwer« behandelt wird.

Immer noch ist das Wissen um die Möglichkeiten der Schmerztherapie ausgesprochen begrenzt. Viele Anästhesisten, die als Schmerztherapeuten eine phantastische Arbeit machen, sind bei der Einschätzung der Mikrotherapie zurückhaltend oder sogar ablehnend. Meist haben sie sich zu wenig mit der Methode befasst. Auch viele Operateure wissen ganz einfach zu wenig über speziellere Schmerztherapien, über Akupunktur, über die guten Ergebnisse psychotherapeutischer Betreuung oder über neue minimal- oder mikroinvasive Verfahren anderer Fachkollegen. Was fehlt, ist der Gesamtüberblick über die vielfältigen Möglichkeiten der Schmerzbehandlung, angefangen von Massagen und Bädern über die medikamentöse Schmerztherapie bis hin zum Einsatz von Psychopharmaka, die auch schmerztherapeutisch wirken, oder zu Pflastern mit Schmerzmitteln bzw. zu morphinartigen Schmerzhemmern. Allzu oft fehlt es am Zusammenwirken der verschiedenen medizinischen Fachrichtungen. Menschen zusammen wissen einfach mehr als einer allein. Jeder Therapeut versucht aber nicht selten, auf seine Art, mit seiner Methode zurechtzukommen. Für die Patienten aber wäre das interdisziplinäre und integrative Behandlungsteam für eine sogenannte multimodale Schmerztherapie am sinnvollsten.

Perspektiven gesunden Lebens

Schlafen und Wachen

Die heilende Kraft des Schlafes

Galen, der große Arzt der griechischen Antike, nennt in seiner Diätetik, der Lehre vom gesunden Leben, den guten Rhythmus von Schlafen und Wachen als eine Bedingung der Gesundheit. Darüber hinaus kannte die Antike, etwa in den Heiligtümern des Gottes Asklepios, auch den Heilschlaf. Dem lag der Glaube an die Traumheilung zugrunde, der von einem engen und selbstverständlichen Kontakt zwischen Seele und Körper ausging. Heute werden schwerstkranke Menschen künstlich ins Koma versetzt, was nichts anderes als eine Art Heilschlaf ist. Die moderne Anästhesie stellt mit modernsten wissenschaftlichen Methoden das Gehirn und den Körper und damit auch alle Körperfunktionen ruhig. Hier berühren sich Naturheilkunde und Hochleistungsmedizin, die Erkenntnisse traditioneller und überlieferter Heilweisen und der naturwissenschaftlich orientierten Medizin.

Moderne Wissenschaft bestätigt, was wir alle aus Erfahrung kennen: die heilende Wirkung des Schlafs. Wer gut schläft, ruht in sich. Wir atmen, wenn wir schlafen, ruhiger und regelmäßiger, das Herz schlägt langsamer, die Muskeln werden schlaff, die Gehirnaktivität fährt herunter, das Hirn entspannt sich und das Immunsystem regeneriert die körpereigene Abwehr. Ausreichender Schlaf beugt Stresserkrankungen wie dem Burnout vor. Er hilft uns nach einem belastenden Tag, innere Ruhe und Frieden zu finden und neue Energie zu tanken. So wie gilt, dass zumindest die meisten Krankheiten den Schlaf beeinträchtigen, so gilt umgekehrt, dass guter Schlaf Gesundheit und Wohlbefinden stärkt. Doch genauso können schlechter Schlaf ohne die entspannenden Traumphasen sowie Schlafentzug krank machend wirken. Bei Schlafmangel verändern sich vor allem Gene, die den Stoffwechsel steuern oder für das Immunsystem zuständig sind. Man weiß, wie totaler Schlafentzug als besonders brutale Foltermethode wirkt. Nach wenigen Tagen können Psychosen entstehen; in nur einer Woche kann die Persönlichkeit eines Menschen zerstört werden.

Was wirkt im Schlaf?

Was geschieht physiologisch im Schlaf? Neurobiologisch gesprochen, harmonisiert sich der Stoffwechsel, der Herzrhythmus wird ruhiger, die Gefäße entspannen sich. Auch die Atmung, die Verdauung, die gesamte sogenannte Homöostase, das Zusammenwirken aller Stoffwechselaktivitäten, wird beeinflusst, sobald wir in unserem chronobiologischen Rhythmus aus der Anspannungsphase in die Entspannungsphase übergehen. Wir kommen wieder zu Kräften. Wer ausgeruht ist, hat einen klaren Kopf und ein ausgeglichenes Gemüt. Ausgeschlafen sind wir den Anforderungen des Tages gewachsen. Wie akuter Alltagsstress nächtliche Ein- und Durchschlafstörungen zur Folge haben kann, so kann guter Schlaf den negativen Stress des Tages abbauen helfen.

Schlafen wieder lernen

Gerade in der hektischen Zeit, in der wir heute leben, wo alle Vorgänge beschleunigt ablaufen und wo die digitalen Medien von uns verlangen, dass wir in der gleichen Zeiteinheit viel mehr erledigen müssen, gilt es neue Formen des Ausruhens zu finden. Die Frage lautet: Kann man neu schlafen lernen? Im ganzen Mittelmeerraum gibt es die Institution der mittäglichen Siesta. Als kulturelle Tradition lässt sich das möglicherweise nicht generell übertragen. Aber im hoch industrialisierten Japan wird heute der Powernap gepflegt, beispielsweise in U-Bahnen oder in Badeanlagen: ein kurzer Schlaf in der Mittagszeit. Auch große Unternehmen wie Lufthansa oder BASF entdecken und fördern diese kleinen Unterbrechungen der Arbeit und stellen dafür sogar Räume zur Verfügung. Ein Powernap kann dazu beitragen, das Herzinfarkt-Risiko zu senken.

In einer japanischen Studie aus dem Jahre 1998 wurde gezeigt, dass ein kurzer Mittagsschlaf von 15 Minuten die Aufmerksamkeit und Leistungsfähigkeit verbesserte.

Also sich mittags nach dem Essen einige Minuten hinlegen und die Müdigkeit, die einen anfällt, einfach zulassen.

Auch ich nutze diese Form des Kurzschlafes seit jungen Jahren immer wieder. Wenn wir das Gehirn auch einmal sich selber überlassen können, können wir es offensichtlich zu anderen Zeiten wieder intensiver fordern. Deshalb sollten wir uns gerade in der Leistungsgesellschaft sehr viel mehr Ruhezonen und Ruhezeiten schaffen. Es würde sich auszahlen, auch wirtschaftlich.

Ein Blick ins Tierreich

Wir wissen aus der Forschung, dass auch die Säugetiere träumen und auch die Phasen der langen Delta-Wellen brauchen, um sich wieder zu regenerieren. Man erkennt diese Tiefschlafphasen daran, dass die Augen anfangen, sich im Schlaf zu bewegen. Man nennt diese Phasen daher auch Rapid-Eye-Movement-Phasen (Phasen der schnellen Augenbewegung, REM-Phasen). Ratten beispielsweise haben häufig ganz kurze Phasen des Schlafs, werden dann wieder aktiv, schlafen wieder und werden wieder aktiv. Wieder andere Säugetiere, Elefanten beispielsweise, legen sich hin, machen die Augen zu oder kuscheln den Kopf an den Körper oder haben den Rüssel auf den Nachbarelefanten gelegt und fallen so beruhigt in den Schlaf.

Menschen, die nicht oder schlecht schlafen, die Ein- oder Durchschlafstörungen haben, könnten sich also im Blick auf das Tierreich der biologischen Grundlage ihrer eigenen Verfasstheit wieder bewusst werden und dabei Heilsames lernen: etwa von den Affen, die sich Nester bauen, um sich dort als Paar zum Schlafen zusammenzulegen, oder sich Affenkinder zum Einschlafen ins Nest holen; oder von den Vögeln, die in beruhigende Dunkelheit abtauchen, indem sie den Kopf unter die Federn stecken.

Schlafstörungen durch Arbeit – Sucht auf Rezept?

Für Schlafgestörte ist es wichtig, sich immer wieder zu überlegen: Wie schaffe ich mir ein Einschlafritual, eine immer wieder gleiche Situation, ohne dass ich mich ständig im Kopf mit mir selbst beschäftige, Probleme wälze? Welche Rituale schaffen mir die Möglichkeit, ohne Tabletten zum Schlaf und damit zur Ruhe zu finden?

Wir haben die Nacht zum Tage gemacht. Dabei wissen wir, dass die Ruhephasen zum Rhythmus unserer biologischen Natur gehören. Schichtarbeiter, die die Nacht durcharbeiten, bekommen das besonders zu spüren. Wenn sie notgedrungen schlafen müssen, ist die innere Uhr aufs Wachsein gestellt. Kein Wunder, dass sie unter Schlafstörungen leiden, die bisweilen zur Chronifizierung körperlicher und psychischer Erkrankungen führen.

In einer Übersichtsarbeit des Fachjournals *Somnologie* aus dem Jahre 2010 wird resümiert, dass Schichtarbeit mit Nachtschichten das Risiko für funktionelle gastrointestinale Beschwerden, Brustkrebs bei Frauen, Übergewicht und gestörte Glukosetoleranz (Störung des Zuckerhaushaltes) sowie für kardiovaskuläre Erkrankungen, insbesondere Herzinfarkt, erhöht.

Ja, wir müssen wieder schlafen lernen. Und wir können es, wenn wir es von Kindesbeinen an üben. Ich selber habe bis zu meinem 12. Lebensjahr mittags schlafen müssen. Meine

Mutter hat darauf geachtet. Das war nicht immer schön, denn ich war der Einzige in meinem ganzen Umfeld, der schlafen musste. Meine Freunde haben mich ausgelacht. Ich war traurig, dass sie spielen durften, während ich ins Bett musste. Aber ich habe damals auch etwas gelernt, das heute zu meiner inneren Ruhe beiträgt. Ich kann kurz und vor allem auch in Extremsituationen schlafen.

Schlafforscher sagen, dass das Schlafdefizit bei Kindern und Jugendlichen langfristig negative Folgen hat und mindestens zu Konzentrationsmängeln führt. Im Alter steigt das Bedürfnis nach einem Mittagsschlaf in der Regel noch stärker an, während die nächtliche Schlafzeit kürzer wird. Umso mehr jedoch sollten wir uns bemühen, einen festen Rhythmus, also bestimmte Schlafgewohnheiten, einzuhalten und sozusagen zu verinnerlichen.

Grundsätzlich gilt: Wir müssen zwar alle schlafen und sollten dies auch mindestens sieben Stunden tun, aber die Zeiten sind flexibel. Mangelnder Schlaf kann nach neuesten wissenschaftlichen Erkenntnissen nachgeholt werden.

Nach einer Studie der Universität von Pennsylvania in Philadelphia (Professor Dinges) lässt sich chronischer Schlafmangel durch mehrere lange Nachtruhen ausgleichen (Fachmagazin *SLEEP*). Schichtarbeiter bekommen schon nach wenigen Wochen ein Schlafdefizit mit Aufmerksamkeitsdefizit und Unkonzentriertheit. Auch das Risiko für Diabetes, Herzerkrankungen und Übergewicht steigt, auch für eine geschwächte Abwehrlage. Schichtarbeiter und Menschen mit wenig Schlaf müssten regelmäßig zehn Stunden zur Erholung schlafen und die REM-Phasen erreichen. Jede Stunde mehr schafft mehr Energie und Fröhlichkeit.

In einer amerikanisch-australischen Studie im Schlaflabor
fanden die Forscher 2010 heraus, dass man die durch
fehlenden Schlaf verursachten Aufmerksamkeitsdefizite
durch längeren Schlaf in einer Nacht oder mehreren Nächten
ausgleichen kann.

Jeder Mensch schläft unterschiedlich. Es gibt Leute, die
können sich in ein Flugzeug setzen und sind – wenn sie
sich mental darauf einstellen – sofort »weg« (wie z. B. ich).
Andere werden in solchen Momenten erst richtig kribbe-
lig. Und wieder anderen will es einfach nicht gelingen
abzuschalten, weil ihr Gehirn so hochaktiv, so voller Gedanken ist.

Bei Schlafstörungen sollte man deshalb sehr genau auf
die Ursachen schauen und nicht sofort zu Medikamenten
greifen, sondern sich mit einem Arzt besprechen, der die
seelischen und körperlichen Hintergründe in die Diagnose
mit einbezieht. Zu schnell wird man abhängig von Medikamenten, von denen man sehr schlecht wieder loskommt
– wie die 1,2 Millionen Benzodiazepin-Abhängigen in
Deutschland (wobei die Dunkelziffer wohl noch wesentlich höher liegt). Benzodiazepine sind als Beruhigungsmittel (Tranquilizer) oder Schlafmittel im medizinischen Einsatz. 1–2 Prozent der deutschen Bevölkerung nehmen
dieses Mittel länger als ein Jahr täglich ein. Diese Medikamente werden allzu schnell verschrieben, nicht nur bei
Schlafstörungen, sondern auch bei angeblicher Nervosität,
Erschöpfungszuständen und Überlastung. Sie können zu
körperlicher und psychischer Abhängigkeit führen. Die
Missbrauchsrate scheint groß, und die Substanzen sind bei
Drogenabhängigen beliebt.

Laut Bundesdrogen- und Suchtbericht 2012 gibt es 1,9

Millionen Arzneimittelabhängige in Deutschland. Damit ist die Häufigkeit der Medikamentenabhängigkeit fast so hoch wie die der Alkoholabhängigkeit. Allerdings entfallen weniger als 1 Prozent der bewilligten Suchttherapien auf Medikamentenabhängigkeit. Das muss sich ändern.

2009 wurden 28,1 Millionen Packungen mit Schlaf- und Beruhigungsmitteln verkauft, davon enthielten 19,5 Millionen Packungen Benzodiazepine. 2007 gab die gesetzliche Krankenversicherung (GKV) für alle Psychopharmaka fast zwei Milliarden Euro aus. Nach Schätzungen werden ein Drittel bis 50 Prozent der psychotropen Arzneimittel nicht wegen einer akuten Indikation verschrieben, sondern langfristig zur Suchtunterhaltung und Vermeidung von Entzugserscheinungen, wie die Deutsche Hauptstelle für Suchtfragen in ihrem Jahrbuch 2011 mitteilt.

Wenn der Schlaf krank macht

Zum Wachsein braucht der Körper genügend Schlaf. Auch das Herz erholt sich während der Schlafphasen. Der Pulsschlag sinkt, wenn sich Nerven und Stoffwechsel beruhigen. Energiereserven werden geschont. Das weiß jeder, es versteht sich sozusagen von selbst. Weniger bekannt dürfte dagegen sein, dass der Schlaf das Herz auch gefährden und unter Umstanden sogar zum Herzstillstand führen kann. Das kann dann geschehen, wenn eine Apnoe vorliegt, eine Fehlregulation, die man gar nicht ernst genug nehmen kann, denn es handelt sich bei dieser Krankheit um einen phasenweisen Atemstillstand während des Schlafs, das heißt, es kommt zu Atemaussetzern oder Atemstockungen, die mit einem lauten Luftschnappen beendet werden können. Während der Atemaussetzer sinkt der Sauerstoffspiegel im Blut. Um diese Unterversorgung auszugleichen, versucht das Herz, mehr Blut zu pumpen, die Herzfrequenz steigt. Es entsteht eine Paniksituation, das Organ kann überfordert werden, es ermüdet im Schlaf. Nicht nur Bluthochdruck und Tagesschläfrigkeit sind die Folgen. Etwa 30 Prozent aller Schlaganfälle, aber auch Herzinfarkte und plötzlicher Herztod werden auf eine Apnoe zurückgeführt.

Prinzipiell unterscheidet man dabei zwei Arten der Erkrankung. Bei der zentralen Apnoe erschlafft die Atemhilfsmuskulatur der Brust und des Zwerchfells durch Fehlregelungen des Gehirns. Die Atmung funktioniert nur noch eingeschränkt, der Sauerstoffgehalt des Blutes sinkt ab. Bei zunehmender Herzschwäche (Herzinsuffizienz) verringert sich die Atemtiefe, was bis zum Herzstillstand führen kann. Bei der anderen, der viel häufigeren obstruktiven Apnoe verschließen sich dagegen die Rachenwege kurzzeitig, selbst die Luftröhre kann zusammenfallen. Es entsteht eine Erstickungssituation, die teilweise bis zu 90 Sekunden anhält.

Die von einer Schlafapnoe betroffene Person merkt die Aussetzer selbst nicht. Oft wird dies erst durch eine Befragung der Partnerin/des Partners deutlich. Diese/dieser stellt häufig beim Schnarchen längere Aussetzer fest, in denen nicht geschnarcht oder geatmet wird. Ein Schlafapnoe-Patient berichtet oft über ausreichend lange Nachtruhe, aber trotzdem bestehende Müdigkeit am Tag und das Gefühl, nicht ausgeschlafen zu haben. Typisch ist plötzliches Einschlafen tagsüber, beispielsweise beim Zeitunglesen, beim Warten an der roten Ampel oder während einer Gesprächspause. Weitere Symptome sind: Konzentrationsabnahme, Antriebsarmut oder Erinnerungslücken.

Eine mögliche Vorstufe des krankhaften Schlaf-Apnoe-Syndroms, an dem in Deutschland etwa 800 000 Patienten leiden, ist das Schnarchen. Das ist in den meisten Fällen nur lästig und ungefährlich für die Gesundheit, kann aber auch ein Zeichen für ein unterschätztes Problem sein. Nicht nur Übergewichtige schnarchen, weil Fettpolster den Rachenraum einengen. Auch wer gesund lebt, ohne übermäßigen Alkoholgenuss und sportlich aktiv, kann davon betroffen sein, sogar wenn die anatomischen Verhältnisse im Nasen-Rachen-Raum normal sind. Auch ohne die landläufig bekannten Ursachen, also ohne eine Nasenscheidewandverdickung und ohne vergrößerte Mandeln oder eine zu große Zunge kann man zum gefährdeten Schnarcher werden. Chronische Infektionen und Polypen der Atemwege können das ebenso bewirken wie erschlaffte Weichteile der Atemwege, das »schlabbernde« Gaumensegel zum Beispiel. Alles fangt dann an zu vibrieren. Und das wiederum kann durchaus mehr nach sich ziehen als nur die unangenehmen Geräusche.

In jedem Fall ist die Schlafapnoe eine ernstzunehmende Erkrankung. Bis zu 3 Prozent der Bevölkerung leiden darunter, ca. 20 Prozent der 20- bis 40-jährigen und 60 Prozent der über 65-jährigen Männer sind davon betroffen. Frauen sind dank einer anderen Halsanatomie und der weiblichen Geschlechtshormone wenigstens bis zur Menopause weitgehend geschützt. Generell gilt, dass die pathologische Form der Apnoe dringend einer fachärztlichen und kardiologisch überwachten Behandlung im Schlaflabor bedarf, manchmal unter Einsatz einer Sauerstoffmaske. Gleiches gilt für Schlafstörungen, die länger als zwei Wochen anhalten oder gemeinsam mit Herz-Kreislauf-Symptomen auftreten.

Überhaupt sollten länger andauernde Schlafstörungen nicht auf die leichte Schulter genommen werden, egal, ob es sich dabei um Einschlaf- oder um Durchschlafstörungen handelt. 15 Prozent der deutschen Bevölkerung leiden unter Belastungen des Herz-Kreislauf-Systems, die sich aus einem Schlafverlust ergeben. 50 Prozent aller Männer und 60 Prozent aller Frauen im sechsten Lebensjahrzehnt klagen über Schlaflosigkeit. Bedenklich ist, dass selbst Kinder und Jugendliche immer öfter von Schlafstörungen betroffen sind. Bewegungsmangel, eine einseitige, zu kalorienreiche Ernährung oder eine übermäßige Computer- und Internetnutzung sind nicht zu unterschätzende Faktoren dieser besorgniserregenden Entwicklung.

Schlaf in himmlischer Ruh

Der Dalai Lama wurde einmal gefragt, was ihn persönlich glücklich mache. Seine Antwort: gute Gesundheit, gutes Essen, gute Verdauung und ein guter Schlaf. Und er sagte weiter: Wenn man die heilsamen geistigen Zustände vor dem Schlafen kultiviert, dann wird der Schlaf selber zu etwas Heilsamem. Das bestätigen unterdessen auch die Schlafforscher. Wer ruhig in den Schlaf geht, ruht besser. Kinder sollten am Abend nicht intensiv fernsehen oder Computerspiele machen, sondern sich lieber am späten Nachmittag sportlich auspowern. Je weniger Aufregung, desto besser die Chancen für einen guten Schlaf. Und das gilt ebenso für die Erwachsenen: den Tag gut ausklingen lassen. Kleine Rituale und feste Gewohnheiten können helfen, in die innere Ruhe zu kommen. Spazierengehen mit oder ohne Hund, allein oder gemeinsam. Musik, Bücher, Tai Chi oder Yoga sind gute »Beruhigungsmittel«, und auch Entspannungstechniken wirken. Ein gemütlicher Verveinetee (Eisenkrauttee), wie ihn die Franzosen lieben, der Chai-Tee der Inder, Baldrian am Abend oder ein warmes Bad oder Fußbad mit Musik und ein gutes Buch können wundervoll entspannend wirken.

Innere Ausgeglichenheit, Entspannung und Ruhe sind Voraussetzungen für einen guten Schlaf. Ein gutes Gewissen ist ein sanftes Ruhekissen, sagt das Sprichwort, während der Philosoph Friedrich Nietzsche meinte: Schlecht schläft der Unversöhnte.

Das In-sich-Ruhen ist ein kraftschöpfender Zustand, und Ruhen an sich ist heilsam. Auch manchen meiner Patienten verordne ich den Schlaf als Heilschlaf mit Unterstützung von Pflanzen wie Baldrian oder Hopfen und Verveinetee sowie einem Fußbad und Massagen. Nach einem guten Schlaf fühlen sich viele Menschen wie neu geboren, voller Energie und Tatkraft. »Gebt den Leuten mehr Schlaf, und sie werden wacher sein, wenn sie wach sind«, hat Kurt Tucholsky einmal geschrieben. Doch nicht selten ist bei Schmerzpatienten ein Schlafmittelentzug mit psychologischer Unterstützung und bei Schlafapnoe eine Schlafklinik notwendig.

Luft und Umwelt

Ohne Luft kein Leben

Wir sind, wie Johann Gottfried Herder sagt, »Zöglinge der Luft«. Ohne zu atmen können wir nicht leben. Atem ist Leben. Beim Atmen tauschen wir lebenswichtige Substanzen aus. Etwa drei Wochen können wir ohne Ernährung auskommen, drei Tage würde ein junger Mensch ohne Flüssigkeit überleben, aber nur drei Minuten ohne Luft.

Diätetik war für die Ärzte der Antike der Sammelbegriff für eine gesunde Lebensweise, der ursprünglich alle Maßnahmen umfasste, die zur Gesunderhaltung oder Heilung beitragen, sowohl körperlich als auch seelisch. In dieser Lebenslehre spielen Luft und Licht eine zentrale Rolle. In den alten Kulturen hat die Luft immer eine wesentliche Rolle im Gesundheitsdenken und in der Gesundheitspraxis gespielt, bei den Griechen wie bei den Chinesen mit Chi Gong (Qigong) oder Tai Chi oder bei den Indern mit der Meditationstechnik des Yoga.

Und heute? Heute droht dicke Luft, wo die Menschen frei atmen müssten. Drastische Feinstaubbelastungen herrschen in den Megacities der Welt. Immer wieder sehen wir in den Fernsehnachrichten vermummte Gesichter mitten in den grauen Luftschleiern von Peking. Ich erinnere mich noch an die klare Luft dort vor etwa 15 Jahren und an die Millionen von Fahrradfahrern. Hatte ich damals gehofft, dass die Chinesen unsere Fehler bei der Verkehrsplanung nicht kopieren würden, sind wir inzwischen eines Schlechteren belehrt worden. Der Wunsch nach individueller Mobilität, der mit dem Wohlstand steigt, aber auch die Gier der Märkte ist unaufhaltsam.

Über eine Milliarde Autos (PKW, LKW, Busse) gab es schon 2011. Sie alle überschwemmen die Atmosphäre mit Schadstoffen. Die Zusammensetzung der Luft verändert sich so, dass es bereits zu einer spürbaren Erwärmung der Atmosphäre gekommen ist, vermutlich sogar zu einer Erhöhung der Lungenkrebsrate, wie sie zum Beispiel 2014 für Dortmund gemeldet wurde.

Die Klimaerwärmung nimmt global immer bedrohlichere Ausmaße an und führt zu immer unkontrollierbareren Konsequenzen. Umweltfaktoren gehören also auch zu einem modernen, ganzheitlichen Konzept von Gesundheit. Je nach körperlicher Belastung atmen wir täglich bis zu 20 000-mal Sauerstoff ein (etwa 12 000 Liter) und Kohlendioxid wieder aus unseren Lungen heraus. Ohne Luft kein Leben. Und ohne gesunde Luft kein gesundes Leben. Ohne ausreichenden Sauerstoff stottern unsere Stoffwechselaktivitäten, die Verbrennung ist beeinträchtigt. Die Nerven, das Gehirn und die Muskulatur leiden darunter. Die Bäume und allen anderen Pflanzen der Welt sollten wir endlich als unsere zweite Lunge und auch die aller Lebewesen würdigen. Denn das Chlorophyll der Blätter wandelt zum Glück das Kohlendioxid wieder in Sauerstoff um.

Was uns so selbstverständlich ist »wie die Luft zum Atmen«, ist aber bedroht. Gleichwohl sind die Themen Luft und Atmung bis heute auch kein wesentlicher Faktor in der medizinischen Praxis – anders als in der chinesischen oder ayurvedischen Medizin, wo das Atmen zentraler Bestandteil der Genesung und Gesunderhaltung ist. Im Gegensatz zu der dort im Heilungsprozess ausgeübten Praxis des bewussten Atmens kennen wir in der Schulmedizin

keine wirklichen Atemtechniken, die präventiv oder therapeutisch genutzt werden könnten. Keiner prüft, wie wir atmen, ob wir Lungenatmer oder Bauchatmer sind, ob wir
rhythmisch oder arhythmisch atmen. Wir wissen zwar viel
über den Herzschlag, aber über die Atmung wissen wir
vergleichsweise wenig und forschen auch in dieser Richtung zu wenig.

Doch beim Thema Luft könnten wir an altes Wissen
anknüpfen. In den Klöstern wussten die Mönche und die
Nonnen, wie wichtig Singen, Beten, gemeinsames Rezitie-
ren sind, weil das den Menschen nicht nur spirituell erfasst, sondern weil es auch physiologisch die Atmung verbessert und heilend wirkt, wie neueste Forschungen
zeigen.

Atmen und Bewegung

80–90 Prozent des Tages verbringen die Deutschen in ge-
schlossenen Räumen. Dabei weiß man: Falsche Raumtem-
peratur und schlechtes Klima können Krankheiten und
Unwohlsein verursachen. Fenster auf, Durchlüften und
tief Durchatmen sind da schon einmal gut, wenn möglich.
Aber noch besser wäre es, hinaus an die frische Luft zu gehen, mit dem Fahrrad, noch besser zu Fuß. Denn Gehen
an sich ist schon gesund. Der beidseitige Stimulus bei der
gleichmäßigen rhythmischen Bewegung hat eine positive
Wirkung auf unser Gehirn. Und das Spazierengehen nach
den Mahlzeiten hilft, den Verdauungsprozess zu unterstützen, am besten in Parkanlagen, Wäldern oder Wiesen, wo
der Sauerstoffgehalt höher ist.

Im Jahre 2013 teilte die International Agency for Research on Cancer (IARC), eine Agentur der Weltgesundheitsorganisation (WHO), mit, dass nach Auswertung von über 1000 einschlägigen Studien hinreichend bewiesen (evident) ist, dass die Luftverschmutzung im Freien weltweit die führende Ursache für die Entstehung von Krebs, insbesondere Lungenkrebs, ist.

Peking ist durch den Smog eigentlich unbewohnbar geworden. Auch in Paris war etwa am 25. März 2014 der Eiffelturm im Smog verschwunden. Es drohte eine akute Gesundheitsgefährdung durch Feinstaub, jene winzigen Partikel in der Luft, die gefährlich für die Gesundheit sein können, wenn sie eingeatmet werden. Das Argument, der Kohlenstaub aus Deutschland würde jetzt in Paris landen, lag in der Luft.

Doch zum Glück spielt die Luftverschmutzung aus Hochöfen, Kokereien und Kohlekraftwerken im Ruhrgebiet nicht mehr eine so große Rolle, wie ich es in meiner Kindheit noch erlebt habe. Die Grünzonen haben zugenommen, die Wälder sind für jeden erreichbar. Ein Mut machendes Beispiel.

In anderen Teilen der Welt sind Grünzonen in den Städten und Wälder jedoch nach wie vor bedroht. Wenn wir über den Ozean schauen, zum Amazonas, wo für Sojafelder die Bäume wegrasiert werden, sollten wir wissen und mitfühlen, dass wir allen Lebewesen, nicht nur den Menschen, den Sauerstoff und ihre Lebensqualität nehmen. Es geht nicht nur um die Luft, sondern um das ganze ökologische System unseres Lebens. Darauf sind wir angewiesen. Die Bäume sind sozusagen unsere zweiten Lungen, der Amazonas-Regenwald und andere zusammenhängende Urwälder

Afrikas, Asiens oder Russlands sind die Lungen der Welt. Ohne sie werden wir langsam ersticken, oder wir gehen am Feinstaub zugrunde. Ein Rekultivieren und Neuanpflanzungen von Bäumen, Hecken und Blumen – besonders in Städten – sind ein dringendes Gebot, ein weltweites Abholzungsverbot für Wälder ebenso. Für jeden gefällten Baum, für jede entfernte Hecke müssen zwei neue gepflanzt werden.

Stadtluft macht krank

Stadtluft macht frei – diese Aussage des Mittelalters, wo man der Leibeigenschaft entgehen konnte, wenn man in die Städte zog, muss heute im Blick auf die gefährdete Gesundheit geradezu umgekehrt werden: Stadtluft macht krank. Gemeint ist nicht nur der psychische und soziale Stress aufgrund von Lärmbelastung, sozialer Verdichtung und sozialer Vereinzelung, der sich auf die emotionale Situation vieler Menschen auswirkt, sondern im wahrsten Wortsinn die Luft mit ihrer Feinstaubbelastung. Feinstaub und Stickstoffdioxid können die Atemwege schädigen, Lungenkrankheiten verursachen oder verschlimmern, Herzinfarkte verursachen und krebserregend wirken.

Feinstaub wird in der wissenschaftlichen Diskussion als relevant für die Entstehung respiratorischer (z. B. Asthma, Bronchitis) und kardialer Erkrankungen (z. B. akute Angina pectoris) angesehen. Hinsichtlich der Kurzzeitwirkung von Stickstoffdioxid konnte in verschiedenen Studien bei erhöhter Stickstoffdioxid-Exposition eine Erhöhung der Gesamtsterblichkeit, insbesondere bei Vorerkrankungen, festgestellt werden.

Nach Erhebung der UN (2008) werden im Jahre 2025 ca. 60 Prozent aller Menschen in den Städten leben. 2050 werden es mehr als 70 Prozent sein. Was heißt das für unsere Gesundheit? In Großstädten wie Delhi oder Karachi wurden laut WHO 2014 die höchste Luftverschmutzung und die höchsten Feinstaubkonzentrationen gemessen. Unter dem Feinstaub sammeln sich die Abgase aus den Autos, aus Mülldeponien und der Industrie sowie physikalische Gifte wie Radioaktivität aus Atomkraftwerken. Über die Luftbewegungen in der Atmosphäre – und ebenso durch das Wasser der Ozeane und Flüsse – sind wir alle auf dieser Erde miteinander verbunden – auch mit Tschernobyl und aktuell mit Fukushima. Da der Mensch gezwungen ist zu atmen und so vom ersten bis zum letzten Atemzug im Austausch mit der Atmosphäre lebt, hat eine erheblich mit giftigen Gasen sowie organischen und anorganischen Stoffen sowie Mikroorganismen verunreinigte Luft über den Atemtrakt eine ständige krank machende Wirkung auf den Körper aller Lebewesen.

Und dabei geht es nicht nur um die Megacities im Fernen Osten oder im Süden Amerikas. Nach Messungen des Umweltbundesamtes vom April 2014 hat die Luftbelastung durch Feinstaub auch in deutschen Städten wieder deutlich zugenommen. Bereits im Frühjahr 2014 wurden die Grenzwerte, die von der Europäischen Union für das ganze Jahr vorgegeben sind, an einigen Messstellen überschritten, zum Beispiel in Stuttgart. Der Städter muss sich in Zukunft also mehr denn je bewusst machen, wo und wie er lebt, und er sollte in seiner alltäglichen Lebenspraxis entsprechend reagieren und Vorsorge gegen neue Formen von Erkrankungen treffen. Einen Baum könnte jeder einmal in seinem Leben pflanzen. Und wo er als Einzelner nichts ändern kann, ist die Gesellschaft und die Politik herausgefordert, wieder Verhältnisse zu schaffen, in denen die Menschen noch Luft bekommen, im wahrsten Sinne des Wortes.

Umwelt verändern und gestalten

Alles hängt mit allem zusammen: Wenn wir an einer Stelle – positiv oder schädigend – in die Natur eingreifen, wirkt sich das auf alle miteinander in Wechselwirkung stehenden Systeme aus. Wenn wir Bäume fällen, ohne andernorts aufzuforsten, wenn Städteplanungen realisiert werden ohne großzügige Parkanlagen, Bäume und Pflanzeninseln, dann wirkt sich die sich daraus ergebende Veränderung des Mikroklimas nicht nur vor Ort aus. Luftbewegungen fangen irgendwo an und hören nirgendwo auf. Sie greifen immer weiter ins System ein, sind grenzenlos und wirken letztlich global.

Wenn ich als Arzt von der Umwelt als einem wesentlichen Aspekt unserer Gesundheit spreche, meine ich nicht nur das reaktive Achten auf chemische oder physikalische Reizstoffe in der Luft oder auf mangelndes oder unsauberes Wasser und andere schädigende Einflüsse. Natürlich besteht die Notwendigkeit, da Abhilfe zu schaffen. Als Arzt denke ich vor allem auch präventiv und ich bin davon überzeugt: Der Hausbau, die Stadt- und Landschaftsplanung sind zukünftig wesentliche Komponenten einer Weltmedizin. Wir müssen vorausschauend denken und agieren. Wie bauen wir? Wie werden Straßen angelegt? In welchem Verhältnis stehen Bäume und Pflanzen, Gärten und Parks zu den Gebäuden? Kein Mensch will in Häusern leben, die wie Schuhkartons aussehen. Braucht man nicht vielfältige Formen des Hausbaus, kulturspezifisch und in die Landschaften harmonisch oder sogar bionisch einge-passt? Das Auge isst mit, sagt man, aber das Auge wohnt auch mit. Und natürlich ist beim Wohnungsbau neben den Materialien auf Luft und eine gesunde, wohlbefindliche Umgebung zu achten.

Nicht nur optische, sondern auch akustische Reize wie Lärm üben einen starken Einfluss aus. Das deutsche Wort Lärm hängt mit dem »Alarm« (all'arme – zu den Waffen) zusammen, und das englische Wort *noise* kommt vom la-teinischen *nausea* (Ekel, Übelkeit, Seekrankheit).

Gesichert ist durch wissenschaftliche Studien der Zusam-menhang von hoher Lärmexposition und gesteigerten Herzerkrankungs- sowie Schlaganfallsraten. Das hat eine Studie in sechs europäischen Ländern aus dem Jahre 2013 ergeben.

Ob Fluglärm, Verkehrslärm durch Straßenbahn und Autos, Maschinenkrach oder Lautsprecherbeschallung mit Partysound: Es hängt natürlich nicht nur von dem objekti-ven Schalldruckpegel, gemessen in Dezibel, sondern zu-gleich von der inneren Einstellung und der Empfindlich-keit des Einzelnen ab, wie stark die nervliche Belastung oder die Wirkung auf die Höhe des Blutdrucks ist. Auch hier spielt die Gestaltung der Umwelt wieder eine Rolle: Gerade verlaufende und von Betonfassaden gesäumte Stra-ßen verstärken den Verkehrslärm, aber in Straßen, die von Bäumen gesäumt sind, empfinden Menschen ihn als we-niger laut. Warum nicht auch Autobahnschallwände mit Pflanzen bestücken, z. B. mit schnell wachsenden Weiden?

Das würde in einem eine Lärmreduzierung, eine Feinstaubbindung und eine Verringerung des Kohlendioxids in der Luft bei gleichzeitiger Sauerstoffproduktion mit sich bringen. Aus medizinischer Sicht wäre das genau die gezielte Vorsorge und Therapie, die Kommunen und Staaten bieten könnten. Diesbezügliche Ausgaben zum Baumfällen und Heckenschneiden im Herbst werden ja sowieso getätigt, wieso dann nicht in derartige Vorsorge investieren? Leider sind solche Ansätze zu selten an Autobahnen zu sehen.

Doch nicht für alles ist der Staat zuständig. Jeder kann etwas für gute Luft tun – für sich und für andere: zum Beispiel Blumen, Obst oder Gemüse pflanzen, auf dem Balkon genauso wie im Schrebergarten oder an der Straßenecke. Urban Gardening nennt man diese moderne Bewegung. Sie schafft ein neues Klima der Lebenskultur und ist gleichzeitig ein Beitrag zur Sauerstoffaufsättigung der Städte. Die Füße oder – wie (nicht nur) in Holland – das Rad zu benutzen statt des Autos sollte von jedem Arzt empfohlen werden, auch aus medizinischer Sicht. Fahrgemeinschaften bilden, öffentliche Verkehrsmittel benutzen, Sprit sparen, all das hilft gegen Feinstaub in den Städten. Auch wer seine Heizungsanlage regelmäßig warten lässt und die Gartenabfälle nicht verbrennt, sondern kompostiert, tut sich und der Umwelt etwas Gutes. All dies ist Medizin!

Genuss und Ernährung

Freude am Essen und Trinken

Essen und Trinken hält Leib und Seele zusammen, sagt man. Bei den Chinesen heißt es gar: »Essen ist der Himmel des Menschen.« Man begrüßt sich nicht mit »Hallo, wie geht's?«, sondern mit der rituellen Höflichkeitsformel: »Haben Sie schon gegessen?« Essen und Kultur gehörten von Anfang an zusammen, wie in China, so im Abendland. »Kommt nur immer herein, die Götter wandeln auch in der Küche«, schrieb der griechische Philosoph Heraklit. Die Speisen wurden als eine Gabe der Götter angesehen. Im Austausch über das Essen ist die Sprache entstanden, so lässt sich vermuten. Beim Essen finden die Menschen in geselliger Runde zusammen. Aber sind wir uns dessen auch noch bewusst, denken wir noch daran, dass es beim Essen um mehr als die bloße Ernährung geht? Ist der Genuss im Zeitalter des Fastfood auf der Strecke geblieben? Durchweg stimmt das sicher nicht, aber über das Essen als eine unserer wesentlichen Kulturtechniken sollten wir uns schon Gedanken machen. Wer das Essen nur herunterschlingt, verrät weder Bildung, noch tut er seinem Körper etwas Gutes.

Essen und Trinken sollte nicht nur satt machen, sondern auch die Stimmung heben, Ausdruck einer ursprünglichen Lebensfreude sein. Schon die Zubereitung der Speisen kann ein Ritual sein, das sich genießen lässt. Man freut sich auf dieses oder jenes Gericht, auf die Abstimmung seiner Bestandteile, auf das passende Gemüse zum Fleisch oder Fisch, auf die Beilagen, auf die ganze Farbigkeit eines liebevoll arrangierten Mahls, auf den schön gedeckten Tisch. Die eine mag rotes Geschirr, der andere weißes, der eine stellt Blumen auf dem Tisch, die andere zündet eine Kerze an. Jeder zelebriert das gute Essen auf seine ganz persönliche Weise. Dass der Fernseher dabei laufen muss, glaube ich allerdings nicht. Auch das Handy und die Zeitung könnte man lieber beiseitelegen.

Das Essen soll zur Wohltat für Körper und Seele werden. Darauf kommt es an. Nicht umsonst stoßen wir an, lassen die Gläser klingen, sagen »Zum Wohl!« und wünschen uns gegenseitig »Guten Appetit!«. Der Genuss hat auch eine soziale Komponente, er führt uns zusammen. Geteilte Freude kann mehr sein als doppelte Freude. Nur sollte man sich auch die nötige Zeit dafür nehmen. »Man man chi«, sagen die Chinesen: »Guten Appetit und schön langsam essen.« Das bewahrt uns auch davor, zu viel zu essen. Denn wer länger kaut, merkt besser, wann das Sättigungsgefühl einsetzt. Auf Okinawa, der japanischen »Insel der Hundertjährigen«, gilt: Unmittelbar vor der Sättigung sollte man aufhören zu essen. Auch die Mönche haben es so gehalten, das Essen in aller Ruhe. Wer dagegen hastig isst, schlägt sich den Magen voll. Viel zu viele tun das tagtäglich, in der hektisch verkürzten Mittagspause oder todmüde am Abend vor dem Fernseher.

Da wir in unserer Gesellschaft dem permanenten Überfluss ausgesetzt sind, konsumieren wir mehr Kalorien, als wir zum Leben brauchen. Wir stopfen, nicht selten unbemerkt, industriell gefertigte minderwertige Lebensmittel in uns hinein – Energiebomben, die dick, aber nicht satt machen.

Essen und Fernsehkonsum: Die tägliche TV-Sehdauer pro Person lag in Deutschland 2013 bei 222 Minuten – also bei fast vier Stunden. Das sind ca. 20 Minuten mehr als vor zehn Jahren (Arbeitsgemeinschaft Fernsehforschung AGF). Laut dem Marktforschungsinstitut Human Link ist das Konsumieren ganzer Mahlzeiten vor dem Fernseher für 77 Prozent der Deutschen ganz normal – wobei aber nur 15 Prozent das Essen vor der Glotze auch als richtig bewerten. (Quelle: Süddeutsche Zeitung vom 17.5.2010: *Ohne Glotze ess ich nicht* von Violetta Simon und Ulrike Bretz)

Wissen, was man isst

Es gibt Menschen, für die die Nahrung nur Füllstoff ist, Sättigungsmaterial. Dann gibt es die andere Fraktion, jene, die beim Essen immer nur an ihre Gesundheit oder ihre Figur denken und ständig die Waage im Kopf haben. Für sie sind Nahrungsmittel bedrohliche Dickmacher, weshalb sie möglichst wenig essen und immer irgendwie »auf Diät« sind. Zur dritten Fraktion schließlich gehören diejenigen, die noch wissen, was sie essen, die achtsam und bewusst mit dem umgehen, was sie einkaufen, was sie kochen und was auf den Teller kommt.

Wer bewusst essen will, benötigt aber nicht nur Wissen darüber, welche Inhaltsstoffe in welchen Lebensmitteln enthalten sind, er muss auch über den eigenen Körper Bescheid wissen. Wie beispielsweise reagiert mein Organismus, wenn ich Kohlehydrate esse, Weißmehl zum Beispiel? Wann fängt er an, sich zu wehren? Ich persönlich merke, wie mein Körper kurze Zeit nach dem Verzehr von Weißbrot aufquillt. Wenig später bekomme ich einen »Blähbauch«. Genau des-

halb vermeide ich das, seitdem mir der Zusammenhang bewusst wurde. Ebenso ergeht es mir mit H-Milch. Aufgrund
ihrer industriellen Herstellung sind kaum noch Nährstoffe
in der Milch enthalten und die Eiweiße möglicherweise
durch Ultrahocherhitzung verändert. In diesem Bereich
muss Forschung ansetzen. Gibt es eine so große Zunahme
von Laktoseunverträglichkeit, und wenn ja, hat die Zunahme eventuell etwas mit den industriellen Herstellungsproz-
essen zu tun? Oder sind da ganz andere Unverträglichkeiten
oder körperliche Beeinträchtigungen im Spiel? Nicht neue
Milch wie die von Coca-Cola, die als »Fairlife« gerade auf
den Markt drängt und als laktosefrei, zuckerarm und cal-
ciumreich angepriesen wird, benötigt die Menschheit. Die
industrielle Denaturierung von Milch scheint als gutes Geschäft jetzt noch mehr in Mode zu kommen. Nicht selten
sehne ich mich zurück in die Zeit, als ich fast täglich in den
Kuhstall zum Bauern nebenan gegangen bin, als 4-Jähriger,
und dann frische Milch von den Kühen bekommen habe
mit der Sahne obendrauf. So lecker! Von frischer Milch,
Quark und Obst – nicht selten selbst gepflückt – habe ich
mich bis zum jungen Erwachsenenalter täglich ernährt.
Trotzdem habe ich hohen Respekt und achte alle diejenigen,
die vegan leben, sich also ohne Milch und Eier ernähren.

Nahrung ist ein Heilmittel – auf die Dosis kommt es an

Die Ernährung spielt bei zwei von drei Todesfällen eine
Rolle, sagt die Deutsche Gesellschaft für Ernährung. Fal-
sche Ernährung kann vieles nach sich ziehen, einen
Schlaganfall, einen Herzinfarkt und andere Erkrankungen

mehr. Ernährung ist erst einmal ein Heilmittel oder kann bei Erkrankungen heilsam sein – wie eine Tablette –, oder sie kann Krankheitsverläufe verbessern, zum Beispiel bei der Behandlung von Bluthochdruck durch Reduzierung des Salzangebotes oder bei Diabetes durch die Reduzierung von Zucker (Kohlehydraten). Ob Heilmittel oder Gift für den Körper: Es kommt bei allen Stoffen, die wir uns zuführen, auf die Dosis an.

Wenn ich einen Fruchtsaft trinke, wenn ich Brot esse, wenn ich Obst oder Gemüse zu mir nehme, nehme ich Vitamine, Mineralien, Flüssigkeit, Eiweiße, Kohlehydrate und mehr auf. Die Inhaltsstoffe der Nahrung werden durch den Stoffwechsel Teil meines Körpers, sie gehen in viele unserer Zellen ein. Etwas pauschal könnte man sagen: Wir sind, was wir essen. Natürlich verwandeln wir uns nicht in das Getreide, das wir als Brot zu uns genommen haben, oder in das Rind, das als Steak auf den Tisch kam. Aber wir haben die Bestandteile der Speisen zu den unseren gemacht. Die Eiweiße von Fleisch oder Linsen oder Erbsen beispielsweise bauen wir in unseren Körper ein. Wenn die Bestandteile für unseren Körper nicht geeignet oder zu gering in der Konzentration waren (z. B. bei Vitaminen), dann geht es uns schlechter. Dies bedeutet nicht, dass ich nach drei Monaten auch rundum gesund bin, wenn ich mich in dieser Zeit entsprechend meinem Wissen gesund ernähre, wenig Fleisch esse, keinen Alkohol trinke, viel Vitamine und Mineralien aufnehme. Ich repariere in dieser Zeit nicht die Verkalkung der Gefäße, oder wenn ich Hautprobleme habe, sind die nicht auf einmal weg. Aber die Voraussetzungen sind andere als drei Monate vorher. Nur wenn ich mich wirklich über lange Zeit und konstant einer bestimmten Ernährung verschreibe, verändert sich mein Körper auch in diese Richtung – positiv wie negativ.

Die Zusammenhänge zwischen Körper und Ernährung sind allemal komplex. So kann etwa ein Gelenkverschleiß ernährungsbedingt verschlimmert werden. Industrieller Zucker, Kohlehydrate aus Weißbrot, Alkohol oder Fleisch führen zu einer Übersäuerung des Körpers und können so, wenn sie über lange Zeit hinweg verzehrt werden, die Gelenke und besonders das Knorpel-Gewebe schädigen. Eine basische Ernährung mit viel Obst und Gemüse sowie bestimmte Nährstoffe wie z. B. Hyalate, also Säuren, die für eine gute Gleitfähigkeit der Gelenkstrukturen sorgen, oder Gelatine verbessern dagegen den Knorpel-Stoffwechsel.

Die entscheidende Frage ist immer: Wie ernähre ich mich über lange Zeit hinweg, nicht nur momentan? Davon hängt ab, wie der Körper sich entwickelt, ob er frühzeitig altert, ob das Abwehrsystem gestärkt wird oder ob man geistig fit ist und bleibt. Auch auf Krankheiten kann durch Nahrung Einfluss genommen werden. Wer glaubt, das Essen sei in erster Linie dazu da, Kalorien zu scheffeln oder satt zu werden, hat sich genauso getäuscht wie derjenige, der glaubt, dass er nicht krank wird, wenn er sein ganzes Leben lang nur Obst und Gemüse isst.

Ernährung ist wichtig, aber zum Leben gehört mehr

Ernährung ist wichtig, aber kein Allheilmittel, um gesund zu bleiben. Denen, für die die Ernährung den Alltag vollkommen bestimmt, sage ich immer: Zum Leben gehört mehr. Mir ist – medizinisch gesehen – ein »fitter Dicker« lieber als ein »schlanker Schlaffi«. Letzterer ist eher gefährdet, krank zu werden, als der Wohlbeleibte. Moderne wissenschaftliche Erkenntnisse sagen, dass es vor allem im Hinblick auf zukünftige Erkrankungen im Alter besser zu sein scheint, ein bisschen mehr an Gewicht zu haben, sozusagen einen Energiespeicher, der bei Grippe und bei anderen zehrenden Erkrankungen oder Infektionen als Energielieferant nützlich werden kann.

Übergewicht ist ungesund. Ärzte prophezeien Dicken unermüdlich ein frühes Ableben. Mit Diätkampagnen sollen sie von ihrem Joch befreit werden. Doch neue Studien scheinen zu belegen: »Mollige« Menschen leben länger. Und sie vertragen wohl auch mehr Stress. Doch die moderne Welt ist auf einem anderen Trip und favorisiert Dünne. Laut Achim Peters von der Universität Lübeck ist Übergewichtigkeit jedoch keine Krankheit – zumindest nicht beim »Pummelchen«. (Aber natürlich beim krankhaft fettleibigen Menschen. Mittlerweile gibt es hierzulande darunter erschreckenderweise sogar 800 000 Kinder.) Wie gesagt: Dicksein kann sogar etwas Gutes an sich haben: ein längeres Leben – ein Paradoxon, das der Lübecker Forscher zusammen mit einem Stressforscher der Rockefeller-Universität zu entschleiern sucht. Laut der Theorie der Forscher Achim Peters und Bruce McEwen ist das Gehirn extrem egoistisch. Es benötigt mindestens 17 Prozent der Gesamtenergie des Körpers, auch in Hungerzeiten. Das Stresshormon Cortisol mobilisiert dann die Energiereserven aus den Fettspeichern ins Gehirn. Dadurch schrumpft es selbst bei 40 Kilogramm Gewichtsverlust nur um 1 Prozent.

Trotz aller wissenschaftlichen Erkenntnis wissen wir zu wenig darüber, welche Konzentration und welches Verhältnis der Nahrungsbestandteile zueinander jeweils wirklich gesund ist. Denn in jeder Kultur ernähren die Menschen sich anders. Und jede kulturelle Entwicklung in den verschiedenen Regionen der Erde hat im Laufe der Evolution unterschiedliche Auswirkungen auf die körperliche Konstellation gehabt. Genetische Ausprägungen und Stoffwechselaktivitäten haben sich unterschiedlich entwickelt. Viele Europäer bekommen Bauchschmerzen, wenn sie scharfe asiatische Gerichte zu essen bekommen. Viele Asiaten reagieren andererseits schon nach dem Genuss eines Glases Wein mit einer Rotverfärbung der Haut oder vertragen keine Milch. Und zusätzlich unterscheidet sich der Verdauungsprozess eines jeden Menschen noch von dem der anderen. Es liegt auf der Hand, dass jede Ernährung individuell angepasst werden sollte, ja muss.

Hier kann die Schulmedizin nicht nur von der chinesischen oder ayurvedischen Medizin lernen. Sie trägt den Wissensschatz sogar in sich selbst und müsste ihn nur in der allgemeinmedizinischen Praxis anwenden und dabei offen sein für die alten Erkenntnisse der Menschheit, beispielsweise für den Wissensschatz, den uns eine naturkundlich versierte Frau wie Hildegard von Bingen oder der Pfarrer Kneipp hinterlassen haben.

Es gibt heimische Pflanzen und Nahrungsangebote, die unseren Körper viel weniger belasten als die anderer Kulturen und Erdteile. Die Frage lautet: Was ist gesund unter den generellen kulturellen Voraussetzungen, unter denen wir heute hier oder dort leben? Deshalb sollte man sich auch zuerst auf die Angebote der regionalen Küche konzentrieren, selbst wenn wir täglich im Rahmen des globalen Austauschs vor einem verlockenden Warenkorb exotischer Nahrungsmittel stehen. Und vieles davon ist ja wirklich lecker. Aber das Eigene, das vor Ort Gewachsene ist immer noch das, was unser Körper nach der jahrtausendelangen Anpassung an die natürlichen Gegebenheiten am besten verträgt.

Das Problem mit den Diäten

Jeder dritte Deutsche wiegt zu viel, jeder zweite ist übergewichtig. Aber dem kommt man nur durch ausgewogene Ernährung und durch Bewegung bei, nicht durch immer neue Diätkuren, die einem das Abnehmen oder das Idealgewicht in wenigen Wochen versprechen. Wenn schon zwei von fünf Mädchen in Deutschland glauben, zu dick zu sein, und 50 Prozent aller 10-jährigen Mädchen schon einmal eine Diät gemacht haben, ist das alarmierend und gewiss kein Zeichen von Gesundheit.

»Viele Kinder und Jugendliche mit auffälligem Essverhalten finden sich auch bei normalem Körpergewicht zu dick; zudem tendieren sie vermehrt zu psychischen Problemen, Ängstlichkeit und Depressivität.« (Robert-Koch-Institut)

Es gibt zwar bei bestimmten Krankheiten ganz spezielle, meist vom Arzt verordnete Diätvorschriften, z. B. bei Menschen mit Leber- oder Gallenwegsentzündungen. Die meisten Menschen machen aber eine Diät, um abzunehmen. Doch sind die meisten Diäten, was diesen Effekt angeht, höchst problematisch. 95 Prozent aller Diäten funktionieren nicht. Man macht eine Diät, quält sich ein paar Wochen und fällt dann wieder in die alten Gewohnheiten zurück. Dieser sogenannte Jo-Jo-Effekt der Diät ist allgemein bekannt.

Während der Diät wird der Stoffwechsel so herunterge-fahren, dass der Körper weniger Energie verbraucht. Nach Beendigung der Diät, sobald dem Körper wieder mehr Nahrung zugeführt wird, füllen sich die Speicher erneut auf, rasant und oftmals mehr als zuvor. Wer wirklich abnehmen will oder muss, sollte deshalb nicht phasenweise, sondern generell umdenken. Das kann funktionieren. »Turne bis zur Urne« und »Stark durch Magerquark« sind meine Mantras dafür! Ein generelles Umdenken, eine Lebensstiländerung hinsichtlich Bewegung und Ernährung fällt vielen schwer, und manchen will es auch gar nicht gelingen.

Essen kann auch süchtig machen. Was aber ist so verlo-ckend am Essen, dass einige ihre Gesundheit und damit letztlich ihr Leben gefährden, nur um viel konsumieren zu können? Welches Versprechen steckt dahinter? Zweifellos hat die Verlockung des Essens mit Geruch und mit Farbe zu tun, aber auch mit Erinnerungen, mit der eigenen psy-chischen Situation sowie mit Lust und Befriedigung. Und schließlich rührt das Problem noch daher, dass wir alle im Mutterleib in größter Geborgenheit im süßen Fruchtwas-ser herangereift sind und anschließend die süße Mutter-milch oder süßen Ersatz genossen haben. Diese Glücks-momente sind tief in unserer unbewussten Erinnerung verankert. Um uns wohlzufühlen, versuchen wir wieder-zubekommen, was mit dieser frühen Lust verbunden war. Wir tun es auch, um uns zu beruhigen, um in Situationen, die uns belasten, wieder ein Stück weit Lebensfreude und Hoffnung zu erlangen. Ernährung, Essen kann für pure Lebensfreude und Hochgenuss ebenso stehen wie für ein psychisches Drama, für eine bewusste frohe Erinnerung an eine frühere Situation ebenso wie für die Kompensation ei-nes aktuellen Mangels.

Es sind allerdings nicht allein und ausschließlich die Ernährung und die Bewegung, die beim Übergewicht eine Rolle spielen. Manches ist auch auf den individuellen Stoffwechsel zurückzuführen. Der eine verbrennt Energie schneller als der andere oder verwertet Nahrungsbestandteile anders. Glaubt man neueren Studien, scheinen die Menschen außerdem ganz unterschiedliche Darmbesiedlungen zur Verdauung aufzuweisen.

Was für eine gesunde Ernährung wichtig ist

Wichtig für eine gesunde Ernährung ist aus meiner Sicht, dass man immer wieder Abwechslung in seinen Speisezettel bringt und die so gewählten Lebensmittel in angemessener Menge miteinander verbindet. Obst und Gemüse sollten jeden Tag auf dem Plan stehen, am besten fünfmal am Tag eine Hand voll. Obst und Gemüse sind reich an Wasser (wie Gurken oder Orangen), an Vitaminen und Mineralstoffen und auch an Eiweißen (wie Linsen, Erbsen oder Bohnen) sowie an Ballaststoffen und sekundären Pflanzenstoffen. Am besten isst man das, was in der Saison gerade in der Region wächst. Und morgens – zumindest am Wochenende! – sollte das Frühstück zelebriert werden mit Müsli, Obst und anderen Vollkornprodukten. Die Kohlehydrate, die hierdurch angeboten werden, benötigen vor allem das Gehirn – fast 20 Prozent der zugeführten Energie – und dann die Muskulatur. Aber leider fällt gerade das Frühstück in vielen Familien aus. 30 Prozent der Kinder kommen heutzutage in die Schule, ohne gefrühstückt zu haben, und sind daher unterzuckert. Ist es ein Wunder, wenn sie abgeschlagen, aggressiv oder hyperaktiv sind? In immer mehr Haushalten wird sogar der Esstisch abgeschafft. Dass die Ernährung einseitiger und viel teurer wird, wenn man immer essen gehen muss, scheint nicht aufzufallen.

Wenn Fett genutzt wird, dann am besten pflanzliches wie Oliven- oder Walnussöl! Es liefert lebenswichtige Energie und wichtige Omega-Fettsäuren, die sich nicht nur auf die Gelenke und den Blutdruck positiv auswirken: Sie werden auch für den Nervenstoffwechsel genauso benötigt wie zum Aufbau der Zellmembranen und zur Bildung von Gallensäuren und anderen Strukturen. Fett sollte man in Maßen zu sich nehmen und vor allem auch auf versteckte Fette achten sowie auf die äußerst schlechten Transfette, die »Weichmacher« fester Fette (in Wurstwaren, Backwaren, Fast Food und Fertiggerichten). Sie sind nicht unerheblich an der Entstehung von Gefäßverkalkungen beteiligt. Ernährungsexperten raten außerdem: Wenig Zucker und Salz! Viel trinken (täglich eineinhalb bis zwei Liter Flüssigkeit, bevorzugt Wasser und andere kalorienarme Getränke)! Und dann natürlich: sich Zeit lassen beim Einkaufen, beim Zubereiten und beim Genießen!

Zu den Kohlehydraten, wie sie in Getreiden vorkommen, gehört auch der Zucker, und in Vollkorn sind besonders hochwertige Zucker enthalten. Diese Form von Zucker benötigen wir für die schnelle Energiebereitstellung, zum Beispiel morgens vor der Arbeit oder der Schule oder vor sportlichen Wettkämpfen. Viel Wasser trinken ist neben Bewegung das beste Gegenmittel nach der Zufuhr von Zucker durch viele Süßigkeiten, seien es Schokoriegel, Limos oder Cola. Das Zuviel von – vor allem industriell hergestelltem – Zucker wird in Fett umgewandelt und lagert sich in dieser Form auch an den Gefäßwänden ab. Nach und nach verkalken diese Fettgebilde und verengen die Herzkranzgefäße ebenso wie die Gehirn- und Beingefäße. Schlaganfälle und Herzinfarkte können die Folge sein. Leider haben viele Menschen verlernt zu würzen. Anstatt mit Salz kann man auch mit Zwiebeln, Knoblauch oder Schnittlauch, Thymian oder Petersilie würzen. Diese Würzmittel enthalten Salz genauso wie wichtige Verdauungsstoffe und Mittel, die antientzündlich wirken oder, wie Knoblauch, den Blutdruck senken können.

Gesunde Ernährung und ausreichende Bewegung, das also ist die richtige Mixtur – und nicht die ständige Abfolge von Diäten. Außerdem gibt es einen weiteren Grund, weshalb ich nicht viel von Diät-Ratgebern halte. Diätratgeber fördern ein Schwarz-Weiß-Denken: Tu das nicht, tu jenes nicht. Wo bleibt da die Freude? Jemand hat einmal vom Schlankheitswahnsinn und den »Diätsadisten« gesprochen. Wir sollten dem keinen Vorschub leisten, indem wir uns gar zu sehr auf modische Schönheitsideale fixieren.

Viel wichtiger ist es, schon bei Kindern und Jugendlichen den Spaß am richtigen, gesunden und genussvollen Essen zu wecken. Wenn es dann noch gelingt, sie zu motivieren, auch den Kochlöffel in die Hand zu nehmen und sich eine Suppe zu kochen, ist schon viel erreicht; oder wenn sie wissen, dass sie ihrem Körper beim Verdauen von fettigen Pommes helfen können, indem sie hinterher einen Apfel essen und sich zum Ausgleich längere Zeit bewegen. Die Veranstaltungen, die ich hierzu seit Jahren mit Kindern und Erwachsenen im Zusammenhang mit meinem

Buch *Wir Besser-Esser* durchführe, sind in diesem Zusammenhang auch für mich selbst hoch motivierend. Welche Begeisterung und welchen Wissensdurst zeigen gerade Kinder und Jugendliche immer wieder!

Man kann Kinder durchaus für gutes Essen begeistern. Wer Karotten-, Apfel- oder Gurkenschnitze als kleine »Zauberstäbchen« mit Quark oder wer schmackhafte Tees anbietet, legt Grundsteine. Und warum soll man nicht mit Verstand auch einen guten und wohlschmeckenden Pausensnack hinbekommen, wenn man sich vorher schlau gemacht hat. Das – die Aufklärung – ist ohnehin das Wichtigste. Zu viele Irrtümer, auch gut gemeinte, geistern durch die diversen Ratgeber. Wer aber zum Beispiel glaubt, sich ganz gesund zu verhalten, indem er übermäßig viel Obst isst, irrt. Denn er nimmt sehr viel Zucker zu sich, und zwar keineswegs nur Fruktose, sondern auch Glukose und Saccharose – also den ganz normalen Zucker, der dick und krank machen kann. Es kommt also auf eine ausgewogene Ernährung an. Als Pausensnack empfehle ich daher lieber ein Vollkornknäckebrot, Quark drauf, Tomatenmark, ein Salatblatt, Gurken oder frische Kräuter dazu. Auch einen Apfel, aber nicht mehr. Das ist ausgewogen und nahrhaft. Milchschnitten oder süße Fruchtjoghurts sind kontraproduktiv – der Blutzuckerspiegel schießt kurz hoch und fällt gleich wieder. Dadurch wird der Heißhunger auf Süßes nur noch verstärkt.

Liebe Essgewohnheiten ändern

Viele mögen Süßes, obwohl sie um die Gefahren des Zuckers wissen. Und viele mögen sich vom Fett in der Wurst oder im Käse nicht verabschieden. Es schmeckt einfach zu gut, besonders wenn Fett mit Zucker gemischt angeboten wird, beispielsweise in der berühmt-berüchtigten Sahnetorte. Warum fällt es uns so schwer, uns von Essgewohnheiten zu verabschieden, von denen wir wissen, dass sie nicht gut sind? Die Antwort ist klar: Wir genießen offenbar mit allen Sinnen, über Geschmack und Geruch. Auch das Auge isst mit. Was uns in der Vergangenheit immer wieder Freude bereitet hat, was wir kennen und was immer wieder geschmeckt hat, an dem hängen wir, selbst wenn der Verstand sagt, dass es nicht gesund ist.

Aber auch hier gilt zunächst: Es kommt immer auf die Menge an. Ich persönlich esse eigentlich sehr selten Fleisch oder Wurst. Aber für eine gute Currywurst bin ich als Mensch des Ruhrgebiets zwischendurch immer zu haben. Am liebsten wäre mir allerdings, wenn sie aus Soja oder anderen eiweißreichen Zutaten hergestellt würde. Denn der Curry macht den Geschmack – und ist aufgrund der Gewürze, besonders des stark antientzündlich wirkenden Gelbwurzes (Curcuma), auch gesund. Doch bisher hat es niemand geschafft, eine schmackhafte Sojacurrywurst zu entwickeln.

Ist Bio Bio?

Wir würden die Welt vermutlich gar nicht ernähren können – bei einer Milliarde hungernder Menschen und bei
zwei Milliarden Menschen, die nicht an sauberes Trinkwasser kommen –, wenn wir alles auf Bio reduzieren würden. Hier ist Umdenken gefragt, aber auch eine neue Ethik
in der Industrie und Landwirtschaft. Pflanzenschutzmittel
sind sehr kritisch unter die Lupe zu nehmen. Ein Bienen-
sterben wie 2008 in der Rheinebene, wo 12 000 Bienenvöl-
ker durch nervenschädigende Pflanzenschutzmittel getötet
wurden, ist eine Katastrophe – zumal die Imker, die den
Honig als Naturprodukt verkauften, erst darüber stolper-
ten, als sie die Bienen tot auffanden. Die Käufer des Honigs
waren vorher im Glauben, ein reines Bio-Produkt erwor-
ben zu haben. Daraus ist abzuleiten, dass biologischer An-
bau und biologische Tierhaltung nicht isoliert von der Umwelt betrachtet können und alle technisch hergestellten
Produkte, Chemikalien, Bestrahlungen von Nahrungsmitteln, gentechnisch veränderte Pflanzen etc. wirklich auf
Umwelt-, Tier- und Menschenverträglichkeit geprüft werden müssen, ehe sie eingesetzt werden. Auch die Wirkung
von Monokulturen und die der Reduzierung der Artenvielfalt auf unser Nahrungsverhalten und unsere gesundheitliche Entwicklung gilt es kritisch unter die Lupe zu nehmen.

Zu befürchten ist, dass weitere Gifte im Großversuch
probiert werden, die letztendlich auch uns Menschen belasten bzw. in Zukunft schädigen könnten. Neben uns
selbst als informierten und kritischen Verbrauchern ist der
Staat in der Pflicht. Er hat für die nötige Aufklärung und
dann für die gesetzlichen Regelungen zu sorgen – und uns
gegenüber der Europäischen Union zu vertreten. Auch hat

er dafür Sorge zu tragen, dass jeder Mensch freien Zugang zu sauberen Trinkwasser hat und die Artenvielfalt bei Pflanzen und Tieren geschützt wird. In der Europäischen Union gibt es leider Bestrebungen, Wasser zu privatisieren und die Artenvielfalt – auch in privaten Gärten – zu begrenzen. Rechtlich zu regeln wären auch die Inhaltsstoffe von Nahrungsmitteln. Die Deklaration von Gefahrenstoffen gehört ebenso dazu wie die der zugemischten, nicht selten unnötigen und nicht gerade gesundheitsförderlichen Duft- und Geschmacksstoffe. Selbst dann ist es für den Verbraucher ja noch schwierig genug, eine Entscheidung zu treffen, vor allem wenn die Produkte von irgendwoher importiert werden: auch dies ein Argument für den Konsum frischer regionaler Produkte oder das Ernten im eigenen Garten und dafür, auf die hochwertigen, geprüften Produkte von Demeter oder Bioland zu vertrauen.

Viele andere Biolabels, denen wir vertrauen sollen, sind leider immer wieder auch nur Marketinglabels. Erst 2014 gab es wieder einen Eierskandal im Münsterland, wo Millionen von Eiern als Bio verkauft werden, obwohl keinerlei Bio-Kriterien erfüllt waren. Und ist »Bio« denn noch Bio, wenn das Hühnchen anstatt auf 30 Quadratzentimetern auf 50 Quadratzentimetern frei herumläuft? Ist Bio Bio, wenn Schweine freilaufend auf dioxinverseuchtem Boden gehalten werden? Ist Bio Bio, wenn Hühnchen biologisch gehalten, aber die Hähnchen gekillt werden, weil sie keine Eier legen? Ist Bio Bio, wenn es tatsächlich weltweit nur noch ganz wenige Sorten von Legehennen (was das genetische Material betrifft) gibt, die zur Massenproduktion von Eiern und Fleisch gezüchtet werden, und wenn auch diejenigen, die artgerecht gehalten werden, davon abstammen?

Wenn eine konsequente Änderung in der Massentierhaltung erfolgen soll, ist nicht nur die Politik, sondern letztlich auch jeder einzelne Verbraucher gefragt. Das Thema Massentierhaltung, der gigantische Verbrauch von Antibiotika in diesem Kontext, die Wegwerfmentalität in den reichen westlichen Industrienationen stehen auf dem Prüfstand. Auch »Brot für die Welt« hat dieses Thema zum Start der 56. Aktion am 30. November 2014 in Wien aufgegriffen.

Lasst uns Tropenhäuser in den Städten bauen

Die Bio-Diskussion ist mir derzeit zu einseitig auf die Frage »Pflanzenschutzmittel – ja oder nein?« ausgerichtet und zu sehr auf die Kriterien »artgerecht« und »tierisch/nicht-tierisch« reduziert. Für mich bedeutet Bio, bei den Pflanzen und Tieren auch auf den sozialen Kontext zu achten. Ich könnte mir durchaus vorstellen, dass künftig in Städten vor Ort – auch unter Gesichtspunkten der Sauerstoffproduktion und Erzeugung kostengünstiger regionaler Produkte – große Treibhäuser, auch als Hochhäuser, gebaut werden, wenn die dort gezüchteten Lebensmittel biologisch einwandfrei angebaut, hohe Nährstoff-Konzentrationen enthalten würden und die Vielfalt der Sorten nicht auf *eine* Tomate, auf *eine* Sorte Mais, auf *eine* Kartoffel reduziert würde. Derzeit gibt es allein 2500 Tomaten- und 10 000 Apfelsorten, die vom Aussterben bedroht sind. Wenn wir diese Vielfalt retten oder sogar rekultivieren könnten, dann auch gerne in modernen Anlagen – wie beispielsweise in Tettau, einem wunderschönen kleinen Ort im Frankenwald, direkt an der Grenze zu Thüringen.

173

Dort nutzt die seit Jahrhunderten im Besitz der Familie Heinz befindliche Glashütte ihre Abwärme, um ein Tropenhaus zu betreiben. Die leckersten Papayas, Maracujas und Bananen habe ich dort gegessen. Das Gewächshaus, liebevoll »Klein-Eden« genannt, ist wie eine kleine autarke Biosphäre angelegt. Ein begeisterndes Beispiel für Nachahmer, um die Kohlendioxidbilanz der Welt zu verbessern – zusätzlich auch durch die potenzielle Verringerung des Transportverkehrs, wenn tropische Früchte überall in solchen Gewächshäusern angebaut werden könnten. Hier sehe ich bereits eine neue und große Perspektive für die Bauern und Landwirte weltweit. Der Bürgermeister des Ortes ist unermüdlich tätig, dies in internationalen Foren zu kommunizieren.

Stoppt das Killen von männlichen Küken

Und wenn in Deutschland 40 Millionen männliche Küken zum Teil auf schreckliche Weise vernichtet werden, weil wir sie für die Eierproduktion nicht brauchen, und auf der anderen Seite die überlebenden Hühner biologisch-dynamisch gefüttert werden, dann ist auch das für mich nicht das Ideal von »Bio«. Ich kann das grausame Schicksal der 40 Millionen getöteten Hähne ebenso wenig ausblenden wie die Massenhaltung der Küken. Ich war einmal in einem solchen Stall: Tausende von Küken, alle freilaufend in einem engen, viel zu warmen Raum, einer Brutstätte gefährlicher Erkrankungen.

Ich warne vor (zu viel) Fleisch und Fisch nicht nur aus Gründen, die mit einer ausgewogenen Ernährung zusammenhängen, sondern auch, weil ich sehe: Uns fehlt der

Respekt vor der Kreatur. Jedes Jahr werden 25 Milliarden Tiere weltweit geschlachtet: allein in Deutschland 60 Millionen Schweine, vier Millionen Rinder und zig Millionen Hühner.

Laut dem *Fleischatlas 2014* der Heinrich-Böll-Stiftung verzehrt in Deutschland jeder Mensch durchschnittlich 60 kg Fleisch pro Jahr. Dramatisch ist aber auch das Wegwerfverhalten. Jeder Bundesdeutsche wirft etwa 7 Prozent des Fleisches in den Müll. Die Deutsche Gesellschaft für Ernährung empfiehlt inzwischen die »Rückkehr zum Sonntagsbraten«, einmal in der Woche, da insgesamt viel zu viel Fleisch konsumiert wird. Dies wäre gesundheitlich sinnvoller und würde eine artgerechtere Tierhaltung viel einfacher möglich machen.

Oft sind die Tiere nicht einmal richtig betäubt, wenn sie getötet werden. Da, wo ich aufgewachsen bin (im Harz), stand gegenüber unserem Haus ein Schlachthof. Ich habe das Schreien der Kühe und Schweine gehört, was mich bis ins Mark erschüttert hat. Wenn man schon Fleisch oder Fisch isst, sollte man sich bewusst machen, dass dem Genuss die Tötung vorausgehen muss. Das würde gewiss dazu beitragen, den Fleisch- und Fischkonsum drastisch zu reduzieren. Der Massentierhaltung, der Überfischung der Meere und dem Tod vieler Tiere in freier Wildbahn würde Einhalt geboten. Hier können und müssen wir auf unsere Kinder hoffen und mehr denn je in Bildung und besonders auch in Gesundheitsbildung investieren – und dabei nicht nur Zeit investieren, sondern Milliarden, um durch neu angestellte Lehrer, Hochschullehrer und Erzieher sowie durch vielsprachiges Schulungsmaterial off- und online eine weltweite Verhaltensänderung zu bewirken! Heutzutage sterben täglich 150 Tierarten aus. Der Lebensraum für Tiere und Pflanzen schrumpft allein in Deutschland um 116 Fußballfelder täglich.

Ein Großteil des Getreides der Welt wird heute an Tiere verfüttert. Für die Herstellung von einem Kilogramm Fleisch werden 15 000 Liter Wasser verbraucht, während unglaublich viele Menschen kein Trinkwasser haben. Im Vergleich benötigt man für die Produktion von einem Kilo Weizen nur etwa 1300 Liter Wasser, also weniger als ein Zehntel!

Es gibt Alternativen zum tierischen Eiweiß: Hülsenfrüchte – beispielsweise Linsen, Bohnen, Erbsen. Das wussten schon die asiatischen Ärzte vor 4000 Jahren. Niemand auf der Welt müsste mehr hungern, wenn die Menschheit fleischarm oder besser noch fleischlos essen würde. Wenn jeder sich in seiner persönlichen Welt, in seinem täglichen Verhalten ändern würde, würde das nicht nur die Schöpfung freuen, sondern auch Mutter Erde guttun.

Sport ist Medizin! Bewegen, bewegen, bewegen

Was wir von unseren Vorfahren lernen können

Vor Kurzem war zu lesen, viele New Yorker bewegten sich nur noch 500 Meter am Tag: aus dem Auto in die Metro, in den Lift und zurück. Das mag bequem sein, der menschlichen Konstitution entspricht es aber nicht. Entwicklungsgeschichtlich steckt uns die Bewegung in den Knochen. Noch bevor sie Bauern wurden, sind unsere Vorfahren unendlich lange als Jäger und Sammler umhergezogen. Sie lebten von dem, was sie in der freien Natur zusammentragen oder erlegen konnten. Der Genuss setzte die Anstrengung voraus. Um satt zu werden, musste man sich bewegen, Tag für Tag. Eine Vorratswirtschaft, wie wir sie heute kennen, gab es noch nicht. Für Zeiten des Hungers wurde im Körper Energie als Fett gespeichert. Das war für den Überlebenskampf sinnvoll – damals. Heute müssen wir nur noch zum Supermarkt um die Ecke gehen, um mehr geboten zu bekommen, als wir je essen könnten. Der Überfluss ist zu einer Verführung geworden, der wir zu gern erliegen. Wir werden zu Couchpotatoes. Die Zuckerkrankheit, der Diabetes mellitus, ist zu einer Volkskrankheit des 21. Jahrhunderts geworden. Eine Zunahme von etwa 30 auf etwa 80 Millionen Diabetiker verzeichnet die Statistik für die letzten zehn Jahre in Südostasien. In Europa, in den hoch entwickelten Konsumgesellschaften, nimmt Diabetes nach Informationen des Robert-Koch-Institutes bei Kindern zu, ca. 35 Millionen Deutsche leiden an Bluthochdruck.

Die Häufigkeit von Diabetes-Typ-1-Erkrankungen – also der insulinpflichtigen – im Kindes- und Jugendalter ist leicht ansteigend, ohne dass die Ursachen dieses Anstieges endgültig geklärt sind.
(Quelle: Robert-Koch-Institut)

Viele wissen es noch nicht einmal oder nehmen es auf die leichte Schulter. Meist ist diese Erkrankung eine Folge von Übergewicht im Zusammenhang mit mangelnder Bewegung. Die Hälfte aller Herzinfarkte und zwei Drittel aller Schlaganfälle sind u. a. hierauf zusammen mit erhöhten Blutdruck zurückzuführen. Die frühzeitigen Verschleißerkrankungen des Rückens und der Gelenke, aber auch die erschreckende Zahl von psychischen Erkrankungen – mittlerweile die Nr. 1 unter den Krankheiten in Europa – sind weitere Folgen des geruhsamen »guten Lebens«.

Wenn wir nur ein bisschen versuchten, nach dem Vorbild unserer frühen Ahnen zu leben, indem wir uns wieder mehr bewegten, müsste das alles nicht sein. Sportpsychologen sprechen davon, dass Bewegung nicht nur therapeutisch, sondern auch präventiv wirkt. Wer es schafft, auch bei schlechtem Wetter oder nach der Arbeit, wenn sich Müdigkeit breitmacht und die Couch ruft, auf die Laufstrecke zu gehen, fühlt sich, wenn er abgekämpft nach Hause kommt, besser. Die Stimmung hellt sich auf, die Psyche wird stabilisiert. Eine Langzeituntersuchung mit mehr als 18 000 Probanden hat erst kürzlich belegt: Menschen, die von ihrem familiären Hintergrund her eine Veranlagung zur Depression haben, können der Krankheit vorbeugen, wenn sie regelmäßig Sport treiben.

Dass Sport einen positiven Effekt auf verschiedene seelische Erkrankungen hat, wurde mittlerweile in einer ganzen Reihe von wissenschaftlichen Studien gezeigt, und zwar für einzelne Krankheiten – wie etwa Depression –, und es wurden dafür sogar die neurobiologischen Wirkmechanismen dargestellt. Es wurde gezeigt, dass durch regelmäßigen Ausdauersport die sogenannten Glückshormone vermehrt gebildet werden. Geeignet für Menschen mit Depressionen sind u. a. dreimal die Woche mindestens dreißig Minuten leichtes Ausdauertraining oder auch Krafttraining unter Anleitung.

Was uns fehlt, ist das ausgewogene Verhältnis zwischen Bewegung und Ruhe, aber auch zwischen Anstrengung und Ernährung. Was sich für unsere Vorfahren aus dem Überlebenskampf ergab, müssen wir als Ausgleich zum Alltag organisieren – Bewegung in jeglicher Form. Ausruhen muss unser Körper weniger, als wir glauben. Anstrengung und Genuss sind die zwei Seiten einer Medaille. Wer sich genügend bewegt, hat auch das Zeug zum gesunden Genießer. Wir sollten uns diese Lebensfreude nicht durch die Verführung zu bewegungsarmer Bequemlichkeit verderben lassen.

Bewegung: Früh übt sich

Wenn es gelingt, Kinder schon früh so zu motivieren, dass sie laufen, schwimmen, springen oder tanzen, dann besteht die große Chance, dass sie solche früh eingeübten Vorlieben über das ganze Leben hinweg beibehalten, mal mehr, mal weniger. Ich selber mache heute noch viele von den gymnastischen Übungen, die ich mit 5 oder 6 Jahren im Turnverein gelernt habe. Alles, was man früh beginnt, geht eher »in Fleisch und Blut« über. Es prägt uns für das Leben. Wer schon sportlich aufgewachsen ist, hat weniger Mühe, bis ins hohe Alter aktiv zu bleiben. Studien haben gezeigt: Krafttraining und Ausdauertraining führen bei betagten Menschen zu einer deutlichen Verbesserung der Kraft und des medizinischen Risikoprofils. Alte Menschen, die ihre Muskelkraft effektiv trainieren, können sich häufig länger selbst versorgen und länger selbstständig leben, sie beugen der Unbeweglichkeit sowie Herz- und Kreislaufbeschwerden vor.

Mehr als 1600 Senioren im Alter von 70 bis 89 Jahren, die bereits Probleme mit dem Vorankommen hatten, aber noch in der Lage waren, 400 Meter am Stück zu gehen, haben sich an einer Vergleichsstudie des Fachjournals JAMA (Journal of the American Medical Association) beteiligt. Es ging um die Auswirkungen der Mobilität auf die Gesundheitsrisiken im Alter. Die Gruppe, der ein Sportprogramm angeboten wurde, das aus Spaziergängen, einem leichten Krafttraining und Gleichgewichtsübungen bestand, war nach zweieinhalb Jahren signifikant mobiler als jene, die sich nur theoretisch über »gesundes Altern« informiert hatten.

Wer schon immer fit war oder sich gezielt und mit kompetenter Hilfe auf bestimmte Sportarten einlässt, der macht auch mit 65 noch beim Marathon mit und dreht mit 90 noch seine Runden auf der Aschenbahn. Gemütliches Wandern in der Natur kennt sowieso keine Altersbegrenzung. Allerdings sollte man die körperlichen Anforderungen an sich selbst nach sportwissenschaftlichen Erkenntnissen immer wieder leicht steigern. Grundsätzlich gilt in jedem Alter: achtsam auf den eigenen Körper bleiben, die eigene Belastungsfähigkeit erkennen, aber ruhig sich immer weiter fordern, dabei schmerzhaften Fehlbelastungen begegnen und im Zweifel sich auf den Rat des Arztes oder die Kompetenz von Trainern verlassen.

Bewegung kann mehr als bloße Kraftanstrengung sein: ein sinnlicher Genuss, von dem wir ganzheitlich profitieren. Auch die Seele will spazieren gehen. Und jeder von uns weiß, dass man im Wald befreit aufatmen kann. Japanische Forscher haben in einer Studie mit Hunderten Probanden nach einem Waldspaziergang festgestellt, dass Blutdruck und Herzfrequenz signifikant gesunken waren, während die Lungenkapazität zugenommen hatte, ebenso wie die Elastizität der Arterien. Klar, dass Sauerstoff, Ruhe und ätherische Duftstoffe unserem Körper und Geist guttun. In Wäldern beträgt die Konzentration der Staubteilchen nur 1–10 Prozent von der Partikeldichte in Städten. Das ist messbar. Auf der Hand liegt unterdessen aber auch der psychische Gewinn eines mehr oder weniger ausgedehnten Waldspaziergangs. Britische Forscher fanden heraus, dass der Effekt bereits nach fünf Minuten an der frischen Luft einsetzt. Die Schönheit der Natur lässt uns zur Ruhe kommen, Stress baut sich ab. Wenn man die Vögel zwitschern hört, wenn ein Bach plätschert und aller technische Lärm weit weg ist, dann ist die Lust an der Bewegung noch einmal so schön und der Effekt doppelt so groß. So habe ich es gerade, kurz bevor ich diese Zeilen hier schrieb, auch selbst wieder erlebt. Ein Hochgenuss!

Designed to move – geschaffen, sich zu bewegen

Doch die Welt hört auf, sich zu bewegen! Der berühmte Spruch Churchills »No sports« gilt für bestimmte Menschen, und auch für mich ist Bewegung generell wichtiger als Sport. So hat jeder seinen eigenen Lebensstil und seine eigene Lebensfreude. Aber Fakt ist ebenso, dass wir als Menschen von der Konstitution her dazu ausgebildet sind, jeden Tag zwanzig und mehr Kilometer zu laufen. Noch heute bewegen sich in vielen Teilen der Erde die Menschen so, etwa Kinder in Afrika, die lange Wegstrecken zur Schule zurücklegen müssen, oder die Menschen generell in jenen Teilen der Erde, die nicht über ein flächendeckendes Netz von Verkehrsmitteln verfügen. Nicht von ungefähr erringen Menschen aus diesen Gebieten bei den Olympischen Spielen bedeutende Erfolge in den Langstreckendisziplinen. Nun kommt es gewiss nicht darauf an, dass wir alle Marathonläufer werden, beileibe nicht. Wir sollten nur die körperliche Bewegung wieder als Lebensgewohnheit annehmen, mit Spiel, Sport und Tanz oder dem täglichen Fuß- oder Radweg zur Schule.

Wenn ich nicht müde werde, das Motto »Turne bis zur Urne« in die Welt zu tragen, dann geht es mir gar nicht so sehr um sportliche Leistung, sondern zunächst nur um die Bewegung an sich, egal wie und in welcher Form. Nur eben tagtäglich! Hält doch die Bewegung des Körpers auch das Gehirn in Bewegung. Für demenziell Erkrankte beispielsweise, für Menschen, die vergesslich sind oder werden, ist Bewegung – auch das Tanzen – ein ganz wichtiges therapeutisches Konzept. Wenn es darum geht, den Organismus in Schwung zu bringen, muss die Aktivität nicht unbedingt schweißtreibend sein. Ich leide bis heute darunter, wenn ich sehe, wie Kinder, die sich nicht so gut bewegen können, weil sie dick oder ungeschickt sind, gehänselt werden und schlechte Schulnoten im Sport bekommen. Das ist völlig demotivierend und kontraproduktiv. Es verdirbt nicht selten die Lust an der Bewegung oder sonstigen sportlichen Aktivitäten ein für alle Mal. Nicht jeder ist ein Sportler. Aber jeder kann die Lust an der Bewegung positiv erfahren. Und wenn Kinder dann die Bewegung im Spiel als Lebenselixier erfahren – umso besser.

Wenn nicht, drohen laut der internationalen Kampagne »Designed to move« nicht nur körperliche Einbußen. Kinder, die sich früh und viel bewegen, erzielen bis zu 40 Prozent bessere Schulergebnisse, sind weniger anfällig fürs Rauchen, Alkohol oder Drogen, haben eine bessere berufliche Perspektive, verursachen signifikant weniger Krankheitskosten, sind wesentlich engagierter bei der Arbeit und erkranken weniger an Herz-Kreislauf-Erkrankungen, Bluthochdruck, Diabetes, Herzinfarkten, Schlaganfällen oder Krebs. Und: Kinder von aktiven Müttern sind doppelt so motiviert und aktiv wie andere.

Bewegung, ein Allheilmittel

Etwas, das jede Krankheit überwindet, das Elixier, nach dem die Menschheit von Anbeginn sucht, gibt es nicht. Aber vielleicht kommen die Bewegung und das Training der Muskulatur dem sehr nahe. Zumindest vermuten das moderne Sportwissenschaftler. *Sport ist Medizin!* Bewegung schafft Lebensfreude und kräftigt dabei nicht nur die Muskulatur, sondern auch Gelenke, Knochen und Organe. Sie kann sogar das Immunsystem anregen und das Gedächtnis trainieren. Auch das Lernen kann durch Bewegung optimiert werden. Das Rechnen oder das Auswendiglernen von Gedichten fällt vielen Kindern beim Gehen einfach leichter.

Und damit nicht genug: Botenstoffe, die bei der Bewegung ausgeschüttet werden, machen nicht nur fröhlich und glücklich, sondern lindern auch Schmerzen, sogar bei Rheuma oder bei bestimmten gelenkbedingten Rückenschmerzen. Außerdem wird dem Verschleiß der Gelenke bei einem sachgemäßen Training ohne Überbelastung vorgebeugt. Die Muskelaktivität und vor allem die Zunahme der Muskelmasse wirken sogar regulierend auf die Bauchspeicheldrüse und damit auf den Insulin- und Zuckerstoffwechsel. Ebenso werden die Darmzellen stimuliert, schneller Fette oder Zucker abzubauen oder die Darmentleerung zu beschleunigen. Selbst bei Krebs oder anderen schweren Erkrankungen, nach einem Herzinfarkt oder einem Schlaganfall, bei Erschöpfungszuständen oder Burnout ist Bewegung empfehlenswert – nach individueller Abstimmung mit dem Arzt, versteht sich. Zunehmend werden auch Menschen mit Zwangsvorstellungen, Angstneurosen oder Alkohol- und Drogensüchten zum Laufen, Tanzen oder zum Training auf dem Ergometer und anderen Fitnessgeräten motiviert. Die heilsame Wirkung ähnelt der einer medikamentösen Behandlung. Da wie dort kommt es allerdings auf die richtige, die individuell abgestimmte Dosierung an.

Alltagsbewegung, Powerwalk, Gymnastik – das rechte Maß für jeden

Mindestens zwanzig bis dreißig Minuten am Tag sollte man sich die Bewegung gönnen, die man braucht. Schwimmen ist wunderbar, wandern oder in die Pedale treten, nicht zu vergessen die Gymnastik: zwanzig Minuten morgens die Sehnen und die Muskeln einmal dehnen, von Kopf bis Fuß. So mache ich es, wann immer möglich, seit meiner Kindheit.

Der eine Hausarzt empfiehlt vielleicht, man solle dreimal in der Woche dreißig Minuten joggen. Es gibt andere, die sagen, man solle fünfmal in der Woche je eine halbe Stunde stramm gehen. Die Trainingsempfehlungen variieren. Viel entscheidender aber ist, was man selber will. Will man sich nur ein bisschen wohler fühlen, oder möchte man intensiver trainieren, drei- bis viermal wöchentlich laufen? Egal, welchen Sport man für sich entdeckt, Hauptsache, man kommt (und bleibt dann auch) in Bewegung. Aber nicht um Höchstleistungen geht es dabei. Schon Hippokrates hat Gesundheit so definiert: Das rechte Maß an Bewegung und Ernährung für jeden Einzelnen!

Bewegung heilt

Fast jeder hatte es schon mal »im Kreuz«, beispielsweise einen Hexenschuss. Das kann punktuell sehr schmerzhaft sein, aber es vergeht wieder. Immer mehr Menschen leiden aber auch ständig an Rückenschmerzen. Um etwa 30 Prozent ist die Zahl der Rückenerkrankungen in den letzten zehn Jahren gestiegen, bereits etwa 70 Prozent der 10- bis

17-Jährigen klagen in Deutschland über Rückenschmerzen.

Rückenschmerzen zählen auch bei Kindern und Jugendlichen zu den häufigen Beschwerden. Dies zeigen u. a. Ergebnisse des Kinder- und Jugendgesundheitssurveys (KiGGS) des Robert-Koch-Instituts. Untersucht wurden Kinder von 3–17 Jahren. In der Altersgruppe der 3- bis 6-Jährigen wurden Rückenschmerzen bereits benannt, in der Gruppe der 7- bis 10-Jährigen sind es schon etwa 8–9 Prozent. Bei der Altersgruppe der 11- bis 13-Jährigen ist bereits eine Verdoppelung auf 17–23 Prozent zu verzeichnen. Bei den 14- bis 17-Jährigen gaben etwa 50 Prozent der Mädchen und knapp 40 Prozent der Jungen an, sie litten unter Rückenschmerzen. Bei den Mädchen ist die Häufigkeit von Rückenschmerzen insgesamt größer (alle Daten nach den Ergebnissen aus den Jahren 2003–2006).

Verursacht werden diese Rückenschmerzen anders als früher nicht mehr durch schwere körperliche Arbeit, sondern eher durch das Gegenteil: durch mangelnde Bewegung. Schon die Kinder sitzen vier bis fünf Stunden täglich vor dem Computer, und zwar nach der Schule. Auch Stress, psychischer Druck, Mobbing und andere Ängste spielen eine große Rolle. Alles, was die Hektik des modernen Alltags mit sich bringt, bekommen wir im Kreuz zu spüren. Die Diagnose bleibt allzu oft diffus. Fest steht nur, dass es bei über 80 Prozent der Patienten muskuläre Verspannungen sind, die das Rückenleiden verursachen. Die vielfach vermuteten Verschleißerscheinungen schlagen dagegen mit gerade mal 10 und die Bandscheibenvorfälle mit ganzen 4 Prozent zu Buche. Das heißt: Wichtiger als die noch viel zu oft durchgeführten chirurgischen Eingriffe (Bandscheiben- oder Versteifungsoperationen) sind multidisziplinäre Therapiekonzepte, bei denen Hausärzte, Wirbelsäulenspezialisten, Sporttherapeuten und Psychologen zusammenwirken. Gemeinsam mit dem Patienten können sie seine schmerzhaften Verspannungen lösen, ob sie nun die Folge von Fehlhaltungen oder von psychischen Belastungen sind. Entscheidend ist immer die Bewegung. Sie entkrampft die verhärtete Muskulatur, und gleichzeitig hilft sie, den Kopf wieder frei zu bekommen. Wer glaubt, nur ausruhen zu müssen, tut seinem schmerzenden Rücken keinen Gefallen, so angenehm das für den Moment sein mag.

Bewegung hilft übrigens auch, einer weiteren Ursache der um sich greifenden Rückenleiden vorzubeugen: dem Übergewicht. Besonders bei Kindern sind hier besorgniserregende Zuwachsraten zu verzeichnen.

Kein »Müssen« – und nichts verzwecken

Da klagte mir kürzlich jemand: »Ich gerate regelmäßig aus der Übung, denn wenn ich mal zwei Wochen krank war oder eine Grippe hatte, mache ich eben kein Yoga. Und dann ist es schwierig, wieder einzusteigen.« Ich habe darauf gesagt: »Macht auch nichts! Hauptsache, Sie haben es im Kopf und kommen wieder darauf zurück.« Wichtig ist, die Bewegung überhaupt in sein Lebenskonzept einzubinden und gelassen zu bleiben, nicht unter Stress zu geraten, wenn man einmal aussetzt. Und wenn man morgens einmal nicht laufen mag, weil es so kalt ist, ja, dann läuft man eben nicht und freut sich, dass es so warm ist im Bett. Im

Übrigen ist zur Motivation die Gemeinschaft gut, also jemand, der einem zwischendurch in die Rippen piekst und sagt: Lass uns das zusammen machen. Man sollte auch nicht stur nach Plan leben. Und man sollte nicht unter der Wurst leiden, die man sich selbst zu hoch gehängt hat. Also: Wenn man im Bett liegen bleibt, dann soll man das wenigstens genießen. Es geht darum, das »Müssen« herausnehmen. Wir neigen in unserer Gesellschaft ohnehin dazu, nur noch zielorientiert zu leben: Ich laufe, um gesund zu sein. Ich ernähre mich gut, um gesund zu werden. Aber vielleicht ist es in Wirklichkeit umgekehrt: Ich laufe, weil es mir guttut. Ich laufe, weil es zum Leben dazugehört. Und weil es Freude macht – meistens!

Gesundheit! Es ist an der Zeit, sich zu bewegen!

Musik und Tanz

Kraftstoff für die Seele

Lärm stört, belästigt, beunruhigt, ängstigt. Musik dagegen und insbesondere das Singen sind Kraftstoff für die Seele. Ob unter der Dusche oder gemeinsam im Chor, in welcher Stufe der Perfektion und Professionalität auch immer, wer singt, spürt es am eigenen Leib: Die Atmung wird gestärkt, das Gehör geschult, das Hirn gefordert und gefördert, Glückshormone werden ausgeschüttet.

Natürlich kann Musik auch in Lärm umschlagen, wenn ich die Lautsprecher aufdrehe. Dann werden Klänge zur Tortur. Genauso kann aber auch ein sich immer wiederholender einzelner Ton mit unterschiedlichen Rhythmen auf einmal zum musikalischen Ereignis werden, etwa beim brasilianischen Samba oder bei den afrikanischen Rhythmen. Musik vitalisiert. Sie berührt uns seelisch und körperlich; sie bringt uns zum Schwingen. In der Medizin können wir sie nutzen, um positive psychische Zustände zu unterstützen und zu beflügeln. Schlechte Stimmungen lassen sich mit der Musik geradezu umwandeln. Erregungszustände lassen sich dämpfen, wenn man den richtigen Akkord anschlägt. Menschen, die vergesslich geworden sind, können über Musik erreicht oder tief berührt werden. Nicht selten führt sie auch dazu, dass sogar demente Menschen für einen Moment oder länger wieder in die Realität zurückkehren und ein Lächeln zeigen. Internationale Forschungsprojekte untersuchen die Vernetzung zwischen Hörregionen und Bewegungsregionen im Gehirn und suchen die motivierende Kraft des Musizierens und Tanzens zu nutzen. Effekte wie die Unterstützung des Gedächtnisses von Demenz-Patienten oder die Verbesserung des Gehens und Bewegens von Parkinson-Patienten finden Interesse in der Öffentlichkeit.

Was Musiktherapie kann

Die Musiktherapie nutzt Musik gezielt dazu, bestimmte emotionale Zustände zu verändern und auch die körperliche Situation zu beeinflussen. Ich kann so versuchen, einen Menschen in einem depressiven Zustand über die Musik auf ein anderes emotionales Niveau zu bringen, um eine Psychotherapie oder eine medikamentöse Behandlung zu unterstützen, aber auch den Entspannungszustand während einer Operation vertiefen. Das Hören von Instrumental-Musik beispielsweise während einer OP kann einer 2011 veröffentlichten Berliner Studie von Stefan Koelsch zufolge dazu beitragen, dass der Cortisolspiegel sinkt und die Mengen bestimmter Medikamente verringert werden können.

Aus der Forschung im Grenzgebiet von Musik, Hirnforschung und Medizin wissen wir, dass die Netzwerke im Gehirn durch Musizieren optimiert werden, dass Musikunterricht das Sprachverständnis und Wortgedächtnis bei Kindern fördert und Kinder mit Sprachentwicklungsstörungen unterstützt. Singen kann ein Weg sein, um Aphasie – also die Störung des Sprachvermögens im Hirn – zu verbessern.

Die Wirksamkeit der Musik als therapeutisches Mittel wurde aktuell beispielsweise in dem Forschungsprojekt »Musik statt Pille« an der Universität Trier wissenschaftlich erforscht. Das Ergebnis dokumentiert einmal mehr das heilsame Gefühl, das jeder von uns spürt, wenn er Musik hört oder tanzt.

Apollo war in der Antike nicht nur der Gott der Musik, sondern auch der Gott der Medizin. Da gibt es also Zusammenhänge, um die die alten Mythen wussten. Musik führt – positiv oder negativ – zu einem anderen Geisteszustand, also zu einem anderen Wahrnehmungs- und Wachheitsgrad, und auch zu einem anderen Empfindungszustand. Deswegen hat Musik in vielen Kulturen eine wichtige Funktion im medizinischen Alltag. Ich denke etwa an die Urvölker, die singen und tanzen, um die bösen Geister auszutreiben.

Mit Musik geht alles besser

Nicht nur im Blick auf die Intelligenz geht mit Musik oder durch Musizieren und Singen vieles besser. Auch ins Konzert zu gehen, sei es ins Rockkonzert oder in ein klassisches Konzert, kann dazu beitragen, dass man sich entspannt, dass sich vielleicht sogar das Gefühl einer Teilhabe an der künstlerischen Darbietung einstellt. So gesehen ist das Konzert nicht nur ein kulturelles Ereignis. Es besitzt sogar eine heilsame Wirkung, einen therapeutischen Effekt, den ich mir selbst verordnen kann, immer wieder. Darauf wird in der Schulmedizin aber viel zu selten verwiesen.

Kommt hinzu, dass Musik auch eine körperlich verbindende Wirkung besitzt. Die Schriftstellerin Anaïs Nin hat einmal gesagt, Musik schmelze die getrennten Teile unseres Körpers zusammen. Musik schmilzt in der Tat auch die Menschen zusammen, sie kann die Menschen untereinander, aber auch Körper und Seele verbinden, und sie kann uns auf transzendente Ebenen führen, die wir sonst nicht erreichen würden. Sie vermag etwas zum Ausdruck zu bringen, das wir mit Worten nicht fassen könnten. Auch der Gesang eines Vogels kann mein Herz zum Klingen bringen.

Wenn man singt, wird man ganz ruhig. Vor allem, wenn man gemeinsam singt, kann ein Gefühl der Synchronisation entstehen, ein Gefühl des Glücks, der momentanen Unendlichkeit, wenn beim Singen dieselben Töne, dieselben Musikpassagen sozusagen auf den Punkt getroffen die Seelen gleich schwingen lassen. Psychologen sagen, dass wir von Kind auf angewiesen sind auf einen solchen mitschwingenden Dialog. Gemeinsame Resonanz verbindet, erhebt und setzt Kreativität frei. Ich habe diesen wundervollen Zustand als Sänger im Chor schon als Kind selbst erfahren, diesen Zustand, den Instrumentalmusiker oder Chorsänger immer wieder erleben. Aber auch die Zuhörer konnten das erleben, wie beispielsweise in Duisburg bei einer Aufführung, von Lorin Maazel dirigiert, von Mahlers »Symphonie der 1000« mit über 1000 Mitgliedern mehrerer Chöre und mehreren Orchestern: das Gefühl, großer Klang, ein einziger Klang zu *sein*, aufgehoben in und verbunden mit einer Gemeinschaft und als Individuum trotzdem ganz bei sich. Auch beim Gospel-Singen habe ich diese unendliche Kraft gespürt, wenn die Menschen nicht nur gemeinsam singen, sondern sich auch tanzend im

Raum bewegen und dabei ekstatisch aus sich herausgehen, einen Moment der Transzendenz erfahren. Musik als Lebenselixier und Lebenskraft, die ansteckt.

Nach aktuellen Studien ist die Wirkung von Musik bei Herz-Patienten beruhigend, sie senkt systolischen Blutdruck, Atemfrequenz und Pulsfrequenz. Sie erhöht die Schlafqualität und reduziert Schmerzen. Bei Krebspatienten finden sich positive Effekte auf Angstempfindung, Schmerz, Stimmung, Lebensqualität.

Tanzen befreit und bringt Menschen zusammen

Es war unfassbar – und wie ein uralter Traum, der in Erfüllung geht: Die Olympiade 2000 in Sydney gehört zu den beeindruckendsten Erfahrungen meines Lebens. Auf den Straßen und Plätzen dieser Millionenstadt Menschen aus 198 Nationen. Ein universales Freudenfest, auf allen Straßen, in allen Stadien, Cafés, Kneipen, Autobussen oder Zügen, draußen am Hafen, wo Teilwettkämpfe für die Triathleten oder einzelne Wassersportarten stattfanden, genauso wie im Leichtathletikstadion oder beim Tischtennis. Mit allen Sinnen war es an diesem einen Ort der Welt zu spüren: Wir Menschen, alle Menschen, sind gleich. Wir sind zugleich einzigartig und miteinander verbunden in einer großen Gemeinschaft. Wir bewegten uns mitten unter wildfremden Menschen unterschiedlicher Hautfarben. Wir haben auf den Straßen zusammen gefeiert, vor Großleinwänden mitgefiebert – auch für die Sportler anderer Nationen –, haben getanzt und uns gefreut, uns in den Armen gelegen. Und haben miteinander Bekanntschaft geschlossen, geredet oder gewitzelt – zum Teil radebrechend oder mit den Händen gestikulierend –, als wir geduldig wartend mit allen anderen gemeinsam in der Schlange standen, vor den Stadien genauso wie an den Zügen. Ohne Hektik, ohne Nervosität oder Ärger gingen alle sehr gelöst miteinander um, alle waren offen für die anderen. Alles war perfekt organisiert, aber doch locker und fröhlich, und noch im gigantischen Menschenstau empfanden wir es als ein tolles Erlebnis, dabei zu sein: den Klang so vieler Sprachen zu hören, so viele unterschiedliche Menschen, so viele unterschiedliche Arten zu lachen oder zu lächeln zu genießen, diese Sinfonie von Farben und Klängen aufzunehmen. Es war ein überwältigend schönes Erlebnis, eine Art gemeinsamer Tanz ohne Musik. Ein Miteinander, das uns zwischendurch auch durch die Musik von Sängern und Bands, die uns überall begegneten, zum wahren Tanzen motivierte. Dem war kaum auszuweichen. Hier spürte ich sehr direkt und ursprünglich, dass Tanz ein universales Verständigungsmittel ist, und ein so positives!

Tanzen lockert und löst und ist auf ähnliche Weise mit der Medizin verbunden wie Musik. Die therapeutische Wirkung ist vergleichbar. In diesem Zusammenhang muss ich an den amerikanischen dokumentarischen Tanzfilm *Mad Hot Ballroom* denken. Das ist ein sensationeller Film aus dem Jahre 2005, der zeigt, wie sich 10- bis 11-jährige Schüler aus vielen Nationen an sozialen Brennpunkten New Yorks nahekommen, kulturelle Barrieren überwinden und zu schulischen oder sportlichen Leistungen animiert werden. Erzählt wird von einem Schulwettbewerb, an dem sehr viele Jungen und Mädchen aus ganz unterschiedlichen Schulen und Schulformen teilnehmen. Keiner von ihnen konnte vorher tanzen. Sportlich durchtrainierte und völlig unsportliche, dicke und dünne, große und kleine Kinder machen mit. Lehrer und Tanzlehrer versuchen, die Kinder vom Tanz, vom Lernen, von Toleranz und Respekt und vom Miteinander zu begeistern. Und das gelingt! Ein leidenschaftlicher, ein fröhlicher und Mut machender Film mit viel Witz und Ironie.

Tanzen ist deswegen so schön, weil es im Rhythmus mit der Musik geschieht und Musik ein unglaublich verbindendes Element ist – und zudem ein Stimulus, der hilft, sich emotional wie auch körperlich zu entspannen. Musik berührt die Seele und löst mentale Spannungen. Wenn man dann noch gleichzeitig mit dem Lösen in die Bewegung kommt bzw. über die Rhythmen und die Melodie dazu angeregt wird, sich zu bewegen, dann lockert sich auf einmal spontan die gesamte Muskulatur. Die Bewegung des Tanzens ist gleichzeitig auch jene Bewegung, die man beispielsweise braucht, um die kleinen blockierten Gelenke freizumachen und damit auch die benachbarten Muskelgruppen zu entspannen, damit die Bandscheibe die Möglichkeit hat, im Hin und Her der Bewegung zurückzurutschen. Tanzen kann auf diese Weise heilend wirken.

Und so sollte auch die Tanztherapie Teil einer zukünftigen Medizin sein. Derzeit ist das Tanzen kein approbiertes Element der Medizin. Dass das von den meisten Ärzten, Therapeuten und auch Politikern im Grunde gar nicht wahrgenommen wird, hängt nicht nur damit zusammen, dass Tanzen und Singen als zweckfreie Genussaktivitäten unter Verdacht stehen, sondern auch damit, dass die Musik im Alltag immer mehr zur Beschallung und zur Verkaufsanimation pervertiert. Sie wird immer mehr vermarktet und immer weniger als Möglichkeit der Kontemplation, als Form des gemeinsamen kulturellen Erlebens oder des vitalen Lebensausdrucks wahrgenommen. Aber gerade in ihrer zweckfreien Eigenwertigkeit wäre sie für uns viel wichtiger und verstärkt zu nutzen. Wenn wir ständig beschallt werden, sehnen wir uns nach Ruhe, und Musik kann zur bewussten oder unbewussten Belästigung degenerieren. Zum Genuss gehört die Zweckfreiheit. Gerade das Zweckfreie ist in unserer verzweckten Zeit das Gesunde.

Was aber auch höchst sinnvoll ist: Wissenschaftliche Studien haben herausgefunden, dass Tanzen in Frühphasen der Demenz eine sehr positive Wirkung hat. Außerdem wurden auch positive Effekte bei Erkrankten mit Multipler Sklerose und Parkinson beobachtet. Und auch diejenigen Menschen, die von dieser Krankheit schon wirklich betroffen sind, können beim Musikhören und Tanzen auf Erlebtes zurückgreifen, noch einmal aktiv werden und schöne gemeinschaftliche Augenblicke erleben. Immer mehr Initiativen und Gesellschaften bieten Tanzcafés für Demenz-Erkrankte an. »Der Begriff Tanzcafé bezeichnet eine regelmäßige, meist einmal im Monat stattfindende Tanzveranstaltung für Menschen mit Demenz und ihre Angehörigen. Ziel dieses Angebots ist, das Wohlbefinden der Demenzkranken zu fördern und ihr Selbstwertgefühl zu stärken. Gemeinsam tanzen und singen macht Freude, es spricht Ressourcen an, und es können neue Kontakte geknüpft werden«, so die Deutsche Alzheimer-Gesellschaft.

In der Musiktherapie wird Musik sowohl beim Tanzen als auch im eigenen Musizieren mit Instrumenten oder in Form von bloßem Zuhören – unterstützend zu anderen Therapiemaßnahmen – eingesetzt. In der Psychiatrie findet Musik z.B. bei der Behandlung von Depressionen, Schlafstörungen und posttraumatischen Störungen Anwendung. Ferner kann Musik bei Autismus, bei Operationen und schmerzhaften Eingriffen helfen. Musik hat schmerz- und angstreduzierende Effekte gezeigt, wenn sie individualisiert und adäquat an die Situation angepasst wurde. Und Tanzen wirkt vor allem über die Psyche als Heilmittel: Es unterstützt ein positives Selbstbild, schafft positive Empfindungen. Und es motiviert, sich zu bewegen. Der Rhythmus der Musik verleiht Kraft. Musik entbindet Energiereserven auch bei schwachen und motorisch beeinträchtigten Menschen.

Deswegen gebe ich auch meinen Patienten gelegentlich den Rat: »Gehen Sie doch einfach mal weg, gehen Sie mal tanzen, da fühlen Sie sich wohl und vergessen darüber hinaus vielleicht Ihren Schmerz.« Einfach mal tanzen gehen ist zweckfrei. Was zweckfrei gelebt wird, erfüllt keinen *Zweck,* sondern einen *Sinn*: den Sinn, Spaß an der Freude zu haben. Freude ist zwecklos, aber höchst sinn-voll.

Humor und Gelassenheit

Ein Lächeln versetzt Berge

Ein Lächeln ist der kürzeste Weg zwischen zwei Menschen. Das habe ich in meinem Beruf als Arzt frühzeitig gelernt. Der Patient, der sich an mich wendet, benötigt nicht nur meinen medizinischen Rat, er will auch Vertrauen fassen und Empathie spüren. Er braucht die Zuwendung, ein Lächeln, das ihn selbst wieder lächeln lässt, weil es ihm Mitgefühl und menschliche Zuwendung signalisiert. Gerade in schwierigen Situationen kann das besonders wichtig sein. Führt doch schon die Anspannung der Gesichtsmuskeln beim Lächeln dazu, dass der Körper Botenstoffe ausschüttet, also chemische Signalstoffe, mit denen Zellen, Gewebe und Organe des Körpers untereinander kommunizieren. Das sind also durchaus im wörtlichen Sinn »Botschaften«, die unsere Stimmung heben und Mut machen, die »erlösend« wirken im wahrsten Sinne des Wortes. Schon das Lächeln, mit dem man auf den anderen gewinnend zugeht, befreit von der Fixierung auf das eigene Ich. Es kann schwierige Situationen von vornherein entschärfen. Es hebt unser Selbstvertrauen nicht zuletzt bei der psychischen Bewältigung eines Krankheitsgeschehens. Lächelnd stärken wir uns selbst und bauen zugleich Brücken zueinander. Wir brauchen im Miteinander und für uns selber beides, um gesund zu leben: die Bereitschaft, Probleme zu erkennen, und das Lächeln, das uns die Kraft gibt, Konflikte ohne gegenseitige Verletzung auszutragen.

Nicht nur Lächeln, auch Lachen verbindet. Wenn man

einen Menschen trifft, der lächelt, dann ist man sofort selbst guter Stimmung. Und wenn man zusammen herzhaft lacht, entsteht ein Gefühl der Verbundenheit. Die Heilkraft des Lachens liegt auch darin begründet, dass Negatives relativiert wird, dass Bedrohliches seinen Schrecken verlieren kann, wenn man, bildhaft gesprochen, »die Luft rauslässt«. Unsinn, wenn man ihn durchschaut, wirkt nicht mehr gefährlich. Zwei sprichwörtliche Redensarten besagen das ausdrücklich: »Humor ist, wenn man trotzdem lacht.« Und: »Lachen ist die beste Medizin.« Es ist die Kraft des Trotzdem, die hier wirkt.

Heitere Gelassenheit stärkt die Gesundheit; Humor sorgt für das seelische Gleichgewicht. Demokrit, der lachende Philosoph der Griechen, hat diese innere Harmonie schon in der Antike als das Ziel der Lebensführung beschrieben. Heute wissen wir: Eine Minute zu lachen kann so erfrischend sein wie 45 Minuten Entspannungstraining.

»Ich fühle mich entspannt und finde zur alten Leichtigkeit zurück«, so eine Teilnehmerin eines Lach-Yoga-Kurses, wie sie mittlerweile auf der ganzen Welt angeboten werden. Vater dieser Therapie ist Patch Adams, ein amerikanischer Arzt, der sich eines Tages eine rote Nase aufsetzte und als Clown in die Krankenhäuser ging, um für körperlich und seelisch Kranke auf eine andere Weise heilsam zu wirken. Viele Tausende medizinischer Clowns hat er bis heute ausgebildet. Ich habe ihn vor vielen Jahren kennengelernt. Heute fasst sein Engagement auch in Deutschland Fuß, besonders durch das Engagement des Vereins Art for Life Network e. V. in Berlin.

Wenn wir herzlich lachen, uns geradezu »kaputtlachen«, dann erfahren wir in einer paradoxen Reaktion ein Mehr an Lebendigkeit, dann schlägt unser Herz schneller, der Blutdruck wird angeregt, der Kreislauf in Schwung gebracht. Sauerstoff wird über die Atmung in die Lungen gepumpt, gelangt von da aus ins Gehirn und hebt die Stimmung. Lachen entspannt die Muskulatur, regt die Verdauung an durch heftige Vibrationen des Zwerchfells und fördert am Ende auch noch den nächtlichen Schlaf. Lachen wirkt befreiend und entkrampfend, es kommt, biochemisch gesehen, zu einer Induktion von Glückshormonen. Wir fühlen uns wohl. Und das wiederum stärkt unser Immunsystem. Wer sich beim Lachen so richtig ausschüttelt, bewegt bis zu 80 Muskeln im Gesicht und Nacken – Bewegung auf kleinstem Raum sozusagen und ein kurzzeitiger, aber positiver (Eu-)Stress, der uns umfassend erfrischt und belebt. Das ist die beste Voraussetzung für ein langes Leben und Gesundheitsvorsorge pur.

Wissenschaftliche Studien weisen darauf hin, dass Lachen zu folgenden Körperreaktionen führt: zur Verringerung der Ausschüttung von Stresshormonen, zur Förderung körperlicher Regeneration, zur Entspannung der Muskulatur, zur Freisetzung von Endorphinen (Glückshormonen), zur Blutdrucksenkung, zur Erweiterung der Bronchien, zur Cholesterinverarbeitung sowie zur Aktivierung gesunder Abwehrzellen und der Selbstheilungskräfte.

Widerstandsfähig durch Gelassenheit

Humor und Lachen sind einerseits schon Ausdruck von Lebenslust und psychischer Stärke, so wie sie andererseits die innere Widerstandsfähigkeit gegen die Widrigkeiten des Lebens stärken. Wer lacht, lässt sich nicht beeindrucken von etwas Übermächtigem, und Lachen bricht nicht nur in den alten Märchen den Bann des Bösen und des Todes. Das ist auch die Funktion von Witzen, die besonders in Diktaturen helfen, geistig zu überleben. *Das Leben ist schön* lautet der Titel eines der bedeutendsten Kinofilme über das unerträgliche Leben in einem nationalsozialistischen KZ während des 2. Weltkrieges. Die Geschichte eines Mannes, der sich lachend über das Grauen seines Schicksals hinwegzusetzen versucht, wurde international vielfach ausgezeichnet, nicht zuletzt mit dem Oscar.

»Betrachte immer«, rät ein skandinavisches Sprichwort, »die helle Seite der Dinge. Und wenn sie keine haben? Dann reibe die dunkle, bis sie glänzt.« Das heißt: Humor ist im Kern und im praktischen Verständnis ein Perspektivenwechsel. Man kann etwas »weg-lachen«, Bedrückendes relativieren und sich so wieder Luft verschaffen. Lachend schütteln wir, und sei es nur vorübergehend, ab, was uns auf der Seele liegt und auf den Magen schlägt.

Der Humor kann uns noch bis ins hohe Alter tragen und auch angesichts der unausweichlichen Endlichkeit unseres Lebens eine spirituelle und mentale Stütze sein. Humor kann dann zur Gelassenheit werden im Sinne einer seelenruhigen Haltung, die uns hilft, über den Dingen zu stehen. Gern denke ich in dem Zusammenhang an das, was die Theologin Ingrid Riedel einmal von ihrer Großmutter erzählte. Auf den Tod angesprochen, pflegte die alte Dame zu sagen: »Sterben müssen wir doch alle, da bringt es uns auch nicht um.«

Werdet wie die Kinder!

Nicht jedes Alter und auch nicht jede Kultur versteht freilich den gleichen Humor. Als ich kürzlich versuchte, meinem Enkel einen kleinen Witz zu erzählen, um ihm den Unterschied zwischen klein und groß zu verdeutlichen, hat er das nicht verstanden. Der Witz geht so: Die Maus und der Elefant gehen zum Schwimmen. Sie ziehen sich im Strandhäuschen um. Der Elefant, dem alles zu lange dauert, hat sich bereits die Badehose angezogen und geht schon mal ins Wasser, schwimmt, planscht und freut sich. Da ruft auf einmal die Maus: »Elefant, Elefant, Hilfe, Hilfe, komm mal schnell raus!« Und der Elefant: »Lass mich in Ruhe, ich schwimme schon, es ist wunderbar, komm lieber ins Wasser.« »Nein, nein, komm her, ich habe ein Problem.« Dann tappt er also aus dem Wasser, plitsch, platsch, plitsch, platsch. Er ist ganz sauer, dass er wieder aus dem schönen Nass stiefeln muss, und sagt: »Was ist denn los, Maus?« Darauf die Maus: »Ach, kannst wieder gehen, ich wollte nur gucken, ob du meine Badehose anhast.« Das ist einer der wenigen Witze, die ich kenne. Und ich könnte mich immer wieder schütteln vor Lachen. Aber mein 3-jähriger Enkel hat nicht gelacht. Humor ist eben auch altersabhängig; und der eine findet einen Witz niedlich und der andere blöd. Bei meinen Vorträgen vor Kindern und Erwachsenen – und selbst im Patientengespräch – versuche ich immer wieder, Zusammenhänge auch von der humorvollen Seite zu beleuchten, einen anderen Blickwinkel einzunehmen, um zu zeigen: Nichts muss so sein, wie es sich darstellt, jeder versteht eine Situation anders, und manchmal können so auch schwere Situationen in anderer Perspektive mehr Leichtigkeit bekommen.

Kinder lachen bis zu 20-mal mehr als Erwachsene. Und da das Lachen zur vermehrten Ausschüttung von Glückshormonen etc. führt, heißt dies: Wir sollten alles tun, um unsere Kinder so lange und so viel wie möglich beim Lachen zu halten – und selbst wieder so oft wie möglich dazu zurückzufinden.

Kinder lachen viel mehr als wir Erwachsenen, sie amüsieren sich viel leichter. Auch deshalb mag Jesus einmal den Erwachsenen gepredigt haben: *Werdet wie die Kinder.* Sie, sagt man, bringen es am Tag auf rund 400 Lacher, wenn man Kichern, Wiehern und andere Formen des »erweiterten Fröhlichseins« zusammenzählt. Bei Erwachsenen verzeichnet die Statistik deutlich abfallende Werte. Sie lachen durchschnittlich nur noch 15-mal am Tag – wenn überhaupt. Wieder zu werden wie die Kinder, das kann eine lebenslange Gesundheitsaufgabe sein. Wie hat der alte Picasso gesagt? »Ich habe ein Leben lang gebraucht, um jung zu werden.«

Heilsame Achtsamkeit

Die Rosinenübung

Kennen Sie die »Rosinenübung«? Sie ist ganz einfach und wird als therapeutische Maßnahme in Kliniken eingesetzt, in denen gestresste Manager mit Burnout Heilung suchen. Den meisten fällt sie sehr schwer. Dabei geht es nur darum, dass man sieben oder acht Minuten lang seine ganze Aufmerksamkeit einer weichen, verschrumpelten Rosine widmet und sie mit allen Sinnen wahrnimmt: ihre äußere Konsistenz, ihren Geruch, ihren Geschmack. Das geht nur ganz langsam, es erfordert Geduld, Präsenz, auch Hingabe und Konzentration. Manche ertragen das einfach nicht. Besonders schwer fällt es Menschen, deren Leben permanent von Hektik, Multitasking und immer neuen großen Zielen bestimmt war. Es zeigt sich: Achtsamkeit ist nicht einfach, aber heilsam. Als Haltung, in der ich konzentriert wahrnehme, was vor sich geht, hilft sie mir, innezuhalten. Von sich absehen und doch ganz bei sich sein – das kann man lernen. Wir brauchen solche Verankerungen in der Gegenwart, die uns daran erinnern, dass es Wichtigeres gibt als die Ansprüche von außen und das permanente Funktionieren in einem Takt, der von anderen vorgegeben ist. Es kann krank machen, wenn man nie gelernt hat, »Stopp« zu sagen, auch in der Verfolgung von Zielen, die von den Vorgaben anderer, von eigenem Idealismus oder Perfektionismus bestimmt oder mitgeprägt sein mögen. Achtsamkeit ermöglicht eine Rücknahme von Fremdbestimmung, von Nur-getrieben-Sein und Gejagtwerden.

»Mindfulness-based stress reduction« oder achtsamkeitsbasierte Stressreduktion ist ein von dem Molekularbiologen Jon Kabat-Zinn entwickeltes therapeutisches Programm. Durch die gezielte Lenkung von Aufmerksamkeit und die Einübung und Stabilisierung von Achtsamkeit werden (auch klinisch messbare) Erfolge erzielt. Konzentration auf den Atem, Elemente der Stille und Langsamkeit, ruhiges Gehen, ganz bewusstes Essen, das bewusste Spüren des eigenen Körpers, aber auch andere Elemente etwa aus dem Yoga und Zen spielen eine Rolle. Es ist nachgewiesen, dass dieses Achtsamkeitstraining positive gesundheitliche Auswirkungen hat bei Stress, Schlafstörungen, Burnout, chronischen Schmerzzuständen, aber auch bei Ängsten oder Panikattacken, Depressionen, Hauterkrankungen, Migräne und anderen Kopfschmerzen oder bei Magenproblemen.

Achtsamkeit ist ein »Haltezeichen« für Menschen, die in Gefahr sind, zu schnell in die falsche Richtung zu laufen. »Dieser eine Atemzug« kann es zum Beispiel sein, auf den ich achte und der mich zum Innehalten, zur Besinnung bringt. Wenn ich morgens auf die Straßenbahn warte; wenn ich im Sprechzimmer des Arztes sitze; wenn ich beim Einkauf mein Gemüse aussuche; wenn ich die Suppe schmecke, die ich im Restaurant bestellt habe: wo immer ich auch bin, alles ist Gelegenheit zur Übung und ein Weg, Ruhe zu finden.

Achtsamkeit ist die Gelegenheit und die Methode, um in Kontakt mit mir selber zu kommen, meine wirklichen Bedürfnisse zu spüren, aber auch, um in Berührung mit dem wahren Leben im Hier und Jetzt zu kommen. Es geht auch darum, Verletztes in uns selber wahrzunehmen und anzunehmen. Der Zürcher Psychiater Daniel Hell sagt, dass Zärtlichkeit die Essenz der Achtsamkeit sei. Eine fürsorgliche Medizin ist eine, in der auch der Therapeut die Grundhaltung der achtsamen Zuwendung zum Patienten und seinen Leiden praktiziert. Aber diese Perspektive gilt natürlich für jedes Miteinander von Menschen. Eine japanische Zen-Geschichte zeigt, wie es geht: Ein Mann kommt zu dem berühmten Meister Ikkyu und bittet ihn, ihm zu sagen, wie er richtig leben soll. Ikkyu nimmt den Pinsel und schreibt »Achtsamkeit«. Der Mann bittet, doch noch etwas hinzuzufügen, das sei doch etwas wenig. Ikkyu nimmt wieder den Pinsel und schreibt: »Achtsamkeit! Achtsamkeit!« Da wird der Mann böse. Er habe viel Geld ausgegeben für seine Reise zum Meister, ob das denn wirklich alles sei. Ikkyu nimmt den Pinsel und schreibt abermals: »Achtsamkeit! – Achtsamkeit! – Achtsamkeit!«

Wenn man nur achtsam genug ist, wird man auch im Trubel und unter großem Stress gut und richtig leben. Man muss es nur immer wieder üben. Üben. Üben. Üben.

Welche Art von Stress?

Jeder, nicht nur der Manager, kennt den »Stress«. Auf der Arbeit, in der Schule, im Urlaub, sogar an Weihnachten, immer gibt es irgendetwas, das uns »Stress macht«. Stress zu haben gehört beinahe schon zum guten Ton in der modernen Leistungsgesellschaft. Wenn wir von gesunder Stressreduktion und Achtsamkeit im Sinne eines bewussten Verhaltens und bewussten Umgehens mit einer herausfordernden Situation sprechen, sollten wir also erst einen Schritt zurückgehen. Es ist sinnvoll zu wissen, dass wir ohne Stress nicht leben können. Stress gab es immer. Ohne ihn hätte die Menschheit gar nicht überleben können – ist der Stress doch nichts weiter als eine natürliche Reaktion auf äußere Reize, ein Alarmsystem, das den Körper in Abwehrbereitschaft versetzt. Nur so konnten unsere Vorfahren in der Wildnis durchkommen, sich verteidigen oder fliehen. Auch heute müssen wir unterscheiden zwischen negativem und positivem Stress.

Entweder wir stellen uns dem Leben und leisten das, was wir leisten wollen, mit Begeisterung, Leidenschaft und hoher Motivation – die Psychologen nennen das den »Flow«; oder wir bleiben hängen, sind bedrückt und versuchen dem, was an Herausforderungen auf uns einströmt, zu entkommen. Die Folge: eine An- und Verspannung der Muskeln und ein Überschuss an Zucker im Körper, weil für die Muskeln Energie in Form von Zucker bereitgestellt werden muss, zur Verteidigung oder zur Flucht wie vor Millionen Jahren. Doch wir bewegen uns nicht mehr! Bleiben hängen. Verharren! Und wenn das über lange Zeit immer wieder passiert, erkrankt man möglicherweise: z. B. an Rückenschmerzen, Bluthochdruck, Diabetes.

Oder wir bewältigen etwas, stellen uns mit positivem Stress der Aufgabe, auch wenn sie im ersten Moment negativ ist. Auch hier ist Achtsamkeit hilfreich und heilsam. Wenn wir uns auf das Positive konzentrieren und in Achtsamkeit sagen: »Okay, es ist so, wie es ist, und jetzt gehe ich es mit Begeisterung und Leidenschaft an«, dann kann aus einem anfänglich negativen Gefühl ein zutiefst positives Gefühl entstehen. Wir kommen in Bewegung, gehen gestärkt aus der Situation hervor, sind auf einmal entspannt, motiviert, konzentriert … je nachdem. Indem man sich also in eine Situation hineinbegibt, sie annimmt und lernt, damit umzugehen und eine Bedrohung aktiv zu überwinden, gewinnt man innere Stabilität. Stärkung unserer Gesundheit durch Achtsamkeit heißt dann: den »Dämon« der Angst in sich erkennen, nicht zurückweichen – das würde negativen Stress bedeuten –, sondern die Angst wahrnehmen und sie überwinden, indem man sich ihr stellt. Stärker, mit einer anderen Kraft und Einstellung weiterzuleben, das ist das Ziel und das Ergebnis.

Nicht nur die Ärzte, auch die Psychologen und Psychiater sind sehr mit den weltweit zunehmenden stressbedingten Erkrankungen beschäftigt. Eine gestörtes Work-Life-Balance, also die fehlende Ausgewogenheit zwischen Arbeit und Freizeit, Burnout, Nervenzusammenbrüche und Selbstmorde nehmen durch dieses Phänomen zu. Bei über 30 Prozent der körperlichen Erkrankungen ist ein psychisches Problem mit im Spiel. Die dadurch bedingten Arbeitsunfähigkeiten und Frühverrentungen nehmen zu und überholen sogar statistisch die Erkrankungen des Muskel-Skelett-Systems, die bisher bei der Krankheitshäufigkeit an erster Stelle standen.

Positiver Stress bedeutet: Anspannung und Entspannung halten sich die Waage. Wenn dieses Gleichgewicht nicht gehalten werden kann, kommt es zu negativem Stress. Der hat weltweit dramatisch zugenommen, so dass die Weltgesundheitsorganisation Stress und die stressbedingten (Volks-)Krankheiten inzwischen zu den wichtigsten Erkrankungen zählt.

Achten auf die Signale des eigenen Körpers

Bei mir hat eine schwere Krankheit in Phasen, in denen ich mich selbst überfordert hatte, dazu geführt, wieder zu mir zu finden und neue Kraft zu tanken. Diese Krankheit hatte trotz aller Dramatik eine sinnvolle Botschaft für mich. Sie gab mir zu verstehen: Bewusstes Innehalten in der Geschwindigkeit des Lebens ist heilsam. Die meiste Zeit des Lebens befinden wir uns im Lebensraum der Arbeit, Haushaltsarbeit mit eingeschlossen. Durch zunehmende Zeitverknappung und Hektik des Alltags verlieren viele von uns das Gefühl für sich selbst. Achtsamkeit heißt dann insbesondere: wieder lernen, auf die Signale unseres Körpers zu hören, sich die Zeit nehmen, sie zu entschlüsseln. Nur so können wir gesundheitsschädliches Verhalten ändern. Dauerstress oder übergroßer Druck kann dazu führen, dass aus Anspannung schmerzhafte Verspannung wird.

Mehr als jeder Zehnte in Deutschland ist stark stressbelastet. Zur Bedeutung von chronischem Stress als Gesundheitsrisiko stellt das Robert-Koch-Institut fest: Menschen mit einer starken Belastung durch chronischen Stress haben häufiger eine depressive Symptomatik, ein Burnout-Syndrom oder Schlafstörungen. Insgesamt hatte etwa ein Drittel der befragten Erwachsenen während der letzten vier Wochen klinisch relevante Ein- oder Durchschlafstörungen, etwa ein Fünftel berichtete zusätzlich über eine schlechte Schlafqualität. Bei 1,5 Prozent der Teilnehmenden hat ein Arzt oder Psychotherapeut in den letzten zwölf Monaten ein Burnout-Syndrom festgestellt. Durch Umweltlärm fühlt sich in

Deutschland ein nicht unerheblicher Teil der Bevölkerung belästigt. An erster Stelle steht hier Straßenverkehrslärm.

Krankheit trifft uns meist als ein Schicksal, das wir zu tragen haben, dem wir aber auch selbstbewusst und wissend begegnen sollten. Theorien allerdings, die die Bedeutung von Krankheit überhöhen oder gar meinen, dass etwa Brustkrebs von mangelnder Liebe herrühre oder mit dem unerfüllten Bedürfnis nach mehr Liebe zu tun habe, sind hochgefährlich. Damit ist niemandem geholfen. Damit wird das Krankheitsgeschehen nur verantwortungslos dramatisiert. Man sollte es vielmehr als Alarmsignal ernst nehmen.

Meine schwere Krankheit war für mich eine Aufforderung, mir über meine Art zu leben Gedanken zu machen. Sie stellte an mich die Fragen: Verrennst du dich nicht in deinem Tagtäglichen, nimmst du dir genügend Zeit für dich selbst, für Familie, Freunde oder Hobbys? Wie willst du in Zukunft dein Arbeitsleben gestalten? Wie kann Arbeit (wieder) Spaß machen? Mir wurde bewusst, dass ich Grenzen überschritten hatte. Natürlich liegen diese Grenzen bei jedem woanders. Und man muss nicht erst krank werden, um dies zu erkennen. Achtsamkeit sollte uns zur Herzensangelegenheit werden, im wörtlichen Sinn.

Höre auf dein eigenes Herz

»Geh aus, mein Herz, und suche Freud« … wie anrührend klingt mir noch heute dieses wundervolle Lied von Paul Gerhardt. Schon als Kind habe ich es voller Inbrunst in der Kirche mitgesungen. Welch ein Hochgefühl der Gemeinsamkeit. »Man sieht nur mit dem Herzen gut. Das Wesentliche ist für die Augen unsichtbar«, schreibt einer der großen Herzens-Versteher, der französische Dichter Antoine de Saint-Exupéry, in seiner Erzählung *Der kleine Prinz*. Wie andere vor ihm, wie Goethe, Heine oder Hölderlin, wusste er, dass unser Herz mehr ist als eine mechanische Pumpe, die sich technisch reparieren lässt. Nicht jede Störung des Rhythmus, nicht alles Herzleiden, nicht jeder Herzschmerz lässt sich technisch nachweisen. Moderne Diagnostik allein gibt keine absolute Sicherheit und sollte stets eingebunden sein in die ganzheitliche Bewertung der Beschwerden, heute mehr denn je – zählen doch die Herzkrankheiten nach wie vor zu den häufigsten Todesursachen. Und das, obwohl allein in Deutschland jährlich insgesamt über eine Million Herzkatheter-Eingriffe im rechten und linken Herzen vorgenommen werden, Tendenz steigend. Nun mag es zwar viele Patienten beruhigen, wenn sie mit möglichst großem technischem Aufwand behandelt werden, nötig aber ist das keineswegs immer. Oftmals wäre Betroffenen mit Herzschmerzen mehr geholfen mit einem verständnisvollen Gespräch, mit Empathie und Aufklärung sowie mit der Abklärung psychosomatischer, hormoneller oder ernährungsbedingter Ursachen. Auch eine sekundenschnelle Untersuchung im Spezial-Computertomographen, wie ich sie seit fast 25 Jahren durchführe, könnte Krankenhausaufenthalte und invasive Techniken in nicht unerheblichem Maße überflüssig machen. Insgesamt ist die Achtsamkeit für unser Herz zu stärken. Das wäre die Aufgabe der Medizin weltweit. Immerhin hängt an der Kraft unseres Herzens alles, was unser Leben auszeichnet: Freude, Liebe und Trauer. Wir brauchen es nicht nur, um Anstrengung ertragen, sondern auch, um unser Dasein mit Intensität und mit Spaß genießen zu können.

Herzerkrankungen führen in Deutschland zusammen mit den Wirbelsäulenerkrankungen die Erkrankungslisten an. Um so wichtiger ist die Vorsorge-Diagnostik bei Männern und Frauen, wobei Frauen andere Herzinfarkt-Symptome aufweisen können.

Sich bewusst aufeinander einlassen

Anders als etwa bei der kontemplativen Ruhe ist es in der Haltung der Achtsamkeit wichtig, dass man sich auf sein Gegenüber, auf die Situation einlässt. Das gilt für jeden, aber für den Arzt ganz besonders. Entscheidend ist der bewusste Akt des Wahrnehmens, das bewusste Annehmen und auch Respektieren einer Situation. Achtsamkeit bedeutet ja auch, dass ich den Menschen, den ich vor mir habe, *achte* und *beachte.* Wie viel Zeit dafür zur Verfügung steht, spielt in Bezug auf die Wahrnehmung des anderen, für die Berührung von Herz und Seele zweier Menschen kaum eine Rolle. Achtsamkeit schafft Wechselbeziehungen. Indem ich den anderen achte, schaffe ich Raum für eine herzensoffene Wahrnehmung und Reflexion. Das ermöglicht gerade im therapeutischen Dialog eine ganz andere, tiefere Beziehungsqualität, als sie bei der alltäglichen professionellen und sachlichen Begegnung üblich ist.

Wenn ich als Therapeut einem psychisch auffälligen, zum Beispiel einem schmerzgeplagten Menschen gegenübersitze, dann beachte und achte ich ihn zunächst einmal in dieser konkreten Verfassheit, werde mir also dieses besonderen Zustandes bewusst. Als Therapeut in diesem Moment großherzig gegenwärtig zu sein ist die Voraussetzung dafür, einen jeden Menschen in seinem *Sosein*, das heißt aber auch in seinem *Anderssein*, seinem Kranksein, anzunehmen.

Lebenslang: Sei dein eigener Arzt – Freiheit und Verantwortung

Schwangerschaft und Geburt

Elementare Urerfahrungen

Man könnte von der Lebensreise sprechen, wenn wir die ganze Spanne unseres Weges beschreiben, die den biographischen Zeitraum von der Geburt bis zum Tod umfasst. Wir denken meist mehr über den Tod und die Wirklichkeit nach, die uns »danach« erwartet. Aber schon vor unserer Geburt war Leben. Und wir sind nicht nur »sterbliche«, sondern wesentlich auch »geburtliche« Wesen, die in einer besonderen Weise auf die Welt gekommen sind, nachdem wir neun Monate symbiotisch im Körper der Mutter gelebt haben. Auch diese Phase ist wichtig für unsere Gesundheit, für unsere innere Stabilität und das Vertrauen in die Welt. Wir haben im Mutterleib Wärme, Nahrung, Schutz, Rhythmus, Stimulierung, Bindung erfahren – alles Elemente, die auch im weiteren Leben eine Rolle für unser Wohlbefinden und die Gesundheit spielen. Bewusst erinnern wir uns nicht an diese Höhle, in der wir lagen, auch nicht an das Wachstum, das wir damals erfahren haben, nicht daran, dass wir schwimmen, aber nicht atmen konnten. Ebenso wenig ist uns bewusst, dass wir vorübergehend Kiemen hatten, um pränatal leben zu können. Wir wissen nicht mehr, wie es ist, ernährt zu werden, ohne zu kauen. Wir erinnern uns nicht mehr, ob die Musik und die Geräusche, die wir von draußen hörten, uns gutgetan haben oder nicht, wie uns der laute Streit zwischen Mutter und Vater schon belastet hat. Sicher ist, dass wir in dieser Phase unseres Lebens nichts verstehen, aber sicher alles hören, da Wasser den Schall einfach besser überträgt als Luft. Möglicherweise waren wir damals schon emotional berührt und konnten Angst, Freude und Trauer der Mutter selber spüren, indem wir spürten, wie sie reagierte. Wir wissen es nicht mehr, und ebenso wenig wissen wir noch, wie es war, aus dem dunklen Kanal hinaus ans Licht der Welt zu kommen, wie es war, in den Arm genommen zu werden oder an der Brust der Mutter zu nuckeln. All das ist nicht mehr in unserer bewussten Erinnerung. Aber vielleicht erinnern wir uns unbewusst, wenn wir uns nachts in der Geborgenheit des Bettes wie in einer Höhle wohlfühlen oder wenn wir die Haut eines geliebten Menschen fühlen. Vielleicht erinnern wir uns daran, wenn wir Caffè Latte trinken, der uns an die Muttermilch erinnert, oder wenn wir in Zeiten bedrückter Stimmung Süßes essen, weil es uns an das Fruchtwasser erinnert, das ja süß war: Süße als unbewusster Stimulus der Erinnerung an Geborgenheit. Vielleicht erinnern wir uns ebenso in Konfliktsituationen daran, dass wir auch emotional belastende Situationen im Mutterleib erlebt haben und uns nicht dagegen wehren konnten. Aber unsere Mutter schaffte uns Schutz durch die bergende Hülle ihres Mutterleibes. In einer Arbeitsgruppe in meinem Institut habe ich selber lange mit meinem Team die elektrische Herzerregung des Kindes im Mutterleib erforscht. Der Herzschlag des Kindes ist schneller als der der Mutter, aber es gibt Momente der Synchronisation, wo der schnelle Herzschlag des Kindes sich in der Rhythmik dem Herzschlag der Mutter angleicht. Und es gibt Phasen, wo sie synchron übereinanderliegen, also Resonanzen bilden. Das kindliche EKG ist dann genau im EKG der Mutter wiederzufinden.

Die Herzen von Schwangeren und ihren ungeborenen Kindern schlagen zeitweise synchron. Dieses Verhalten wird maßgeblich durch den Atemrhythmus der Mutter beeinflusst. Das haben Wissenschaftler des Grönemeyer-Instituts für Mikrotherapie und des Lehrstuhls für Radiologie und Mikrotherapie der Universität Witten/Herdecke rund um Peter van Leeuwen und Dietrich Grönemeyer u. a. in Zusammenarbeit mit Jürgen Kurths vom Potsdamer Institut für Klimafolgenforschung herausgefunden. Das zugrunde liegende mathematische Verfahren könnte genutzt werden, um Komplikationen in der Schwangerschaft frühzeitig zu erkennen und um Mutter und Kind in der Schwangerschaft besser zu überwachen.
(Pressemitteilung Uni Witten/Herdecke, 13. Juli 2009)

Ich interpretiere diese Momente als Zustände höchsten Glücks, wo das Kind im Mutterleib Freude empfindet, worüber auch immer – eine elementare Urerfahrung des Lebens. Andere elementare Urerfahrungen, über die es ebenfalls Studien gibt: Der Embryo schmeckt indirekt, was die Mutter isst, da die Blutbestandteile sich je nach der Nahrung in der Feinkonstellation ändern, also bei Süßigkeit anders sind als bei Bitterstoffen. Kinder, deren Mütter mit Vorliebe griechische, italienische oder spanische Kost zu sich nehmen, mögen das später selber auch gerne. Kinder essen z. B. sehr früh schon gerne Oliven, wenn die Mutter dies auch während der Schwangerschaft getan hat. Bestimmte Prägungen werden also bereits im Mutterleib mit angelegt, unabhängig von den genetischen Bausteinen, die das Kind von den Eltern mitbekommen hat.

Der Geschmack geht von der mütterlichen Ernährung auf das Fruchtwasser und die Muttermilch über. Auf diese Weise werden schon beim Embryo Geschmacksvorlieben vorstrukturiert.

Verstoßen aus dem Paradies?

Eine alte Sufigeschichte fragt: Was hat es mit dem ersten Schrei des neugeborenen Kindes auf sich? Das neugeborene Kind schreit, wenn es auf die Welt kommt, weil es aus dem Paradies vertrieben wurde. In der Tat bedeutet die Geburt den Verlust der Geborgenheit, die im Mutterleib möglicherweise unendlich erschien. Es war eine der paradiesischen Situation zumindest nahe, nonstop für mich organisierte und rundum beschützte Welt. Und plötzlich erfährt der Neugeborene den Schock des Neuen, erlebt völlig unerwartete Reize. Der Weg aus der Symbiose ist mit Angst verbunden: eine Feststellung, die nicht nur für den Geburtsvorgang gilt.

Auf der anderen Seite ist es ja nicht nur das Verstoßensein aus dem Paradies: Es gibt eine andere alte Geschichte, die unter den jüdischen Chassidim erzählt wird. Sie besagt, dass das Kind vor der Geburt an der Erleuchtung teilhat und ein Engel dem neugeborenen Kind einen kleinen

Schlag auf den Kopf gibt, damit es das wieder vergisst und sich sein Leben lang auf die Suche nach dieser Erleuchtung macht. Das heißt: Es eröffnet sich mit der Geburt auch eine neue Welt. Es ist der Beginn des Begreifens und einer unglaublichen physischen und mentalen Entwicklung. Es begann ja bereits mit der Schwangerschaft ein Prozess unglaublicher Fülle: aus zwei Zellen, die miteinander verschmelzen, wird im Wachstumsvorgang ein komplexer, funktionierender und mit Bewusstsein ausgestatteter Organismus, der beim Erwachsenen aus 10^{14} oder 100 Billionen oder 100.000.000.000.000 einzelnen Zellen besteht. Legte man die durchschnittlich nur 40 Tausendstel Millimeter kleinen Zellen aneinander, reichten sie hundertmal um die Erde: Wunder unseres Körpers!

Suche nach Harmonie und Resonanz

In der vorgeburtlichen Zeit ist die Erfahrung des Bezogenseins elementar: Ohne die Mutterbeziehung wären wir nicht existent. In der Phase der Schwangerschaft wird von Mutter und Kind ein doppeltes, besser: ein symbiotisches Leben gelebt. Es ist die engste Beziehung und die intensivste Berührung, die uns zuteilwird. Diese in der Schwangerschaft erfahrene Geborgenheit trägt auch in die Zukunft, wird aber im ersten Moment des Herauskommens aus der Mutterleib gestört, die Abnabelung geschieht, eine Verlustsituation für beiden Seiten, der dann aber schnell wieder eine intensive Beziehung zwischen Mutter und Kind folgt. Die Welt wird mit dem Augenblick der Abnabelung eine andere. Ich bin auf einmal darauf angewiesen, mich in der Wirklichkeit zu entwickeln, ich muss zu einer Persönlichkeit werden, die das Leben selber organisiert. Und dabei sind wir dann ewig und unbewusst auf der Suche nach der Harmonie, die wir in der vorgeburtlichen Phase unserer Existenz erlebt haben. Der einmal erfahrene Zustand absoluter Resonanz ist das Gefühl, nach dem wir uns ständig sehnen.

Geburtshelferinnen

Der Hebammenberuf ist ein uralter Beruf, der häufig dem ärztlichen Wissen viel voraushat. »Eine achtsame Betreuung vom Beginn der Schwangerschaft bis zum Ende der Stillzeit ist ein gesellschaftlich relevanter Beitrag zur Frauen- und Familiengesundheit. Denn durch eine kompetente Hebammenbegleitung wird das zukünftige gesundheitliche Wohlergehen von Mutter und Kind gestärkt.« So definiert der Deutsche Hebammenverband den Beruf der Geburtshelferin. Eine Hebamme weiß um die verschiedenen Stadien und auch Komplikationen in der Schwangerschaft. Sie kann schon einfach durch ihr Dasein Angst nehmen. Sie kann Zuversicht übertragen und Sicherheit geben, denn sie kennt Formen der Entspannung und nicht nur die Spritze und die Tablette oder den operativen Schnitt. Sie begegnet der schwangeren Frau mit Wissen und großer Erfahrung auch seelsorgerisch und kann sie ganz anders begleiten, als das in der Regel im medizinischen Alltag möglich ist. Zudem kann sie helfen, dass die werdende Mutter zur Gesundheitsexpertin für sich und ihr Kind wird. Sie weiß Rat bei Ernährungsfragen, beim »Schwangerschaftsblues«, bei depressiver Verstimmung, sie gibt Hilfe bei Übelkeit, Rückenschmerzen und Schlafstörungen. Sie hilft auf diese Weise durch ihre besondere Kompetenz mit, dass Mutter und Kind in einer stabilen Beziehung zueinanderfinden. Und die Hebamme bereitet mit der Mutter die Zukunft vor. Sie ist also weit mehr als eine rein körperorientierte medizinische Betreuerin. Sie wirkt häufig gleichzeitig als Psychologin und Psychotherapeutin, auch als Sozialpädagogin und zeitweilig sogar als häusliche Kinderfrau, zumindest in der ersten Zeit des Babyalters.

Der Geburtsschmerz, der in früheren Zeiten akzeptiert werden musste, ist heute nicht mehr das Problem. Heute können wir medizinisch mit Periduralanästhesie und Kaiserschnitt den Schmerz nehmen. Diese Methoden sind im Einzelfall notwendig und sehr hilfreich. Wir können froh sein, dass wir über diese Möglichkeiten verfügen. Das Hebammenwesen wird dabei allerdings immer mehr an die Seite gedrängt. Die Geburtsmedizin gerät heute zunehmend in die Hände von Ärzten und Krankenhäusern. Aus einer Geburt wird zunehmend ein medizinischer Prozess gemacht. Das sehe ich mit Besorgnis. Eine Geburt ist ja keine Krankheit, sondern ein natürlicher Vorgang wie das Schlafen und das Wachsein. Natürlich, es gibt phantastische Ärztinnen und Ärzte als Geburtshelfer. Aber generell meine ich, dass wir den Hebammen viel mehr Raum geben und sie in der Medizin viel umfassender einbeziehen müssten. Sie sind die »Rudelführerinnen« bei einer Geburt, ihnen gebührt der größte Dank und die größte Anerkennung. Und: Hebammen und Ärzte sind Partner, agieren auf Augenhöhe. Daran besteht kein Zweifel, auch wenn das gerne vergessen und häufig nicht honoriert wird. So sehe *ich* das aber. Die wunderbaren Hebammen sind und waren für mich bei der Geburt meiner drei Kinder die Leitpersonen, es bestand ein viel besseres Vertrauensverhältnis zu ihnen als zu den Ärzten. Gerade durch die Hebammentätigkeit könnten im Übrigen viele Kosten, die später entstehen, etwa durch Schwangerschaftsdepressionen, vermieden werden. Und vielleicht sollte das Medizinsystem sie sogar nutzen über das Babyalter hinaus. Warum sollen Hebammen nicht die dringend notwendige Gesundheitsbildung in den Familien übernehmen sowie Krankheits- und Ernährungslehre anbieten?

Aber dafür müsste die Arbeit der Hebammen finanziell anders honoriert werden. Hebammen haben heute extreme Schwierigkeiten, überhaupt wirtschaftlich überlebensfähig zu bleiben, ganz besonders als ambulante Hebammen in ihren Geburtshäusern. Viele fürchten um ihre Existenz, besonders auch deswegen, weil die Berufshaftpflicht so teuer geworden ist. Warum ist das so, was sind die übergeordneten Gründe dafür? Ungereimtheiten zwischen Angestellten und Freiberuflern? Vermehrte Komplikationen? Gerade der Berufsstand der freiberuflichen Hebammen muss abgesichert werden. Sie sind Partner der Ärzte (wie es eigentlich bei Ärzten und Psychologen oder bei Ärzten und Apothekern auch sein sollte)! Es ist an der Zeit, dass diese Partnerschaften wirklich gelebt werden. Und auch, dass mal der eine und mal die andere der »Leitwolf« bzw. die »Leitwölfin« ist, je nach Aufgabe und Situation während der Schwangerschaft, beim Geburtsvorgang und in der Zeit danach. Die Geburt ist ein natürlicher Vorgang und keine Krankheit, einer ausschließlich ärztlichen Behandlung bedarf es da nicht grundsätzlich.

Kindheit

Energiebündel für die Zukunft

Kinder machen die Zukunft aus. Sie wollen nach vorn, den nächsten Schritt gehen, besser und geschickter werden. Sie wollen ein Tor nicht aufmachen, sondern am liebsten darüberspringen. Kinder sind kreative Energiebündel. Da ist nichts eintönig, alles ist Lebendigkeit. Woher diese Kraft rührt, kann man nicht sagen, sie ist einfach da, mit leuchtenden Augen und unbändiger Neugier: Gib mir mehr, ich möchte nicht schlafen, ich möchte verstehen, warum das Haus existiert und Raketen auf den Mond fliegen und warum Menschen sich bekämpfen, sag mir, wie Herz und Gehirn funktionieren, ich will das alles wissen, und zwar möglichst auf einmal; auch wie der Körper funktioniert, wie ich mich gesund erhalte und was ich tun muss, damit ich möglichst nie krank werde, und wenn ich krank bin, was ich dann tun kann. So sind Kinder. Sie denken anders, phantasievoller, überraschender und offener.

Der große polnische Arzt Janusz Korczak hat einmal sehr poetisch formuliert: »Das Kind versteht Wunder und tut Wunder wie der Frühling.« Mit den Kindern beginnt das Leben wie im Frühling immer aufs Neue. Aber machen wir uns immer auch bewusst, was das heißt? Die ganze Debatte um steuerliche Anreize, mit denen manche Familienpolitiker versuchen, unsere Gesellschaft kinderfreundlicher zu stimmen, scheint mir absurd. Wir dürfen Kinder nicht nur als potenzielle Rentenbeitragszahler betrachten. Kinder werden nicht für die Bevölkerungsstatistik geboren. Sie sind kein ökonomischer Zweck, sondern selbst das Wichtigste. Kinder sind auch nicht der Sinncontainer für ihre Eltern, die sich in ihnen etwas erfüllen wollen, was Konsum und Karriere ihnen nicht zu geben vermochten. Kinder gehören sich selbst und werden uns geliehen, wie es der arabische Dichter Khalil Gibran (1883–1931) bereits am Anfang des 20. Jahrhunderts in seinem Gedicht *Eure Kinder sind nicht eure Kinder* so wunderschön formuliert hat.

> *Eure Kinder sind nicht eure Kinder.*
> *Sie sind die Söhne und Töchter der Sehnsucht des Lebens nach sich selbst. Sie kommen durch euch, aber sie sind nicht von euch, und auch wenn sie bei euch sind, gehören sie euch nicht.*

> *Ihr könnt ihnen eure Liebe geben, aber nicht eure Gedanken, weil sie ihre eigenen Gedanken haben. Ihr könnt ihren Körpern eine Behausung geben, aber nicht ihren Seelen, weil ihre Seelen im Haus von morgen wohnen, welches ihr nicht betreten könnt, noch nicht einmal in euren Träumen. Ihr könnt versuchen, wie sie zu sein, aber versucht nicht, sie euch anzugleichen –, das Leben geht nicht rückwärts, noch verweilt es beim Gestern. Ihr seid die Bogen, von denen eure Kinder als lebende Pfeile abgeschossen werden. Der Bogenschütze sieht das Ziel auf dem Pfad der Unendlichkeit, und Er biegt euch mit seiner Kraft, damit seine Pfeile schnell und weit fliegen. Möge das Gebogenwerden in des Schützen Hand Freude in euch auslösen. So wie Er den fliegenden Pfeil liebt, so liebt Er auch den Bogen, der fest steht.*
> (Der Prophet. Übertragen von Ulrich Schaffer, Verlag Herder)

Die Realität sieht anders aus

Wie aber sieht nun die Realität aus? Schon das Körper-
empfinden der meisten Kinder ist domestiziert. Viele, ja
die meisten sind bereits so eingeschüchtert, dass sie es
nicht einmal mehr wagen, im Park oder auf dem Schulhof
einen Purzelbaum zu schlagen. Es könnte je etwas passieren, haben sie von den Eltern, im Kindergarten oder sonst-
wo gelernt. Kinder müssen aber die Erfahrung machen
können, dass sie stark und selbstwirksam sind. Das heißt
auch: Sie müssen lernen, nicht bei den ersten Misserfolgen
die Flinte ins Korn zu werfen. Dazu braucht es die Freude
an der Überwindung von Hindernissen. Doch das erfahren Kinder immer weniger. Eltern neigen dazu, ihnen die
Hindernisse schnell aus dem Weg zu räumen. Sie fahren
ihre Kinder mit dem Auto in die Schule oder lassen sie den
Bus nehmen, anstatt sie zu motivieren, zu Fuß zu gehen
oder mit dem Fahrrad zu fahren. Die Beweglichkeit des
Körpers, aber auch die mentale Beweglichkeit wird so behindert. Von den Kindern fordern sie Höchstnoten, kümmern sich aber oft kaum darum, was sie sonst alles tun,
sehen nicht, wenn sie vier, fünf Stunden vor dem Computer hocken, was im Schnitt in Deutschland bereits Fakt ist.
Oft genug sind sie dort Horrorszenarien ausgesetzt oder
erleben Gewaltsituationen bis hin zum Kannibalismus.
Wenn darüber dann nicht gesprochen wird, wenn sich
Kinder in ihrer Angst nicht anlehnen können oder auf ihre
Fragen keine Antworten erhalten, dann wirkt dies krank
machend, sowohl seelisch als auch körperlich. Aggressio-
nen gegen sich selbst und Dritte, auch gegen Eltern, Ge-
schwister, Freunde, Lehrer, können die Folge sein. Der Bewegungsmangel ergibt sich zwangsläufig; Schlaflosigkeit

kann sich einstellen, manche entwickeln sich zu Frust-Essern, andere, vor allem Mädchen, werden magersüchtig. Von Ausnahmefällen, von vereinzelten Randerscheinungen kann da schon lange keine Rede mehr sein. Das Problem wird nur verdrängt. Wir kümmern uns zu wenig darum, dass die Kinder heute immer kränker werden. Mit »wir« meine ich uns alle: Väter, Mütter, Großeltern, Lehrer, Politiker und Ärzte.

In immer jüngeren Lebensjahren nehmen die Rückenprobleme zu, ebenso die Gefäßverkalkungen, Herzinfarkte und Schlaganfälle. Depressionen bei Kindern oder auch Burnout-Syndrome im frühen Alter sind längst keine Seltenheit mehr. Ein erschreckend hoher Prozentsatz der Kinder und Jugendlichen zwischen 10 und 17 Jahren in Deutschland klagt über Rückenschmerzen. Fast eine Million Kinder sind krankhaft übergewichtig, 21 Prozent haben Essstörungen, leiden unter Mager- oder Fettsucht. Ca. 30 Prozent der Kinder kommen ohne Frühstück in die Schule. Die nicht zugeführten notwendigen Kohlehydrate benötigten sie aber als Energielieferanten für das Gehirn und die Muskulatur. Manchmal können Kinder aber morgens auch schon überzuckert sein, weil sie wegen des lähmenden Gefühls der Unterzuckerung auf dem Schulweg noch schnell mit Heißhunger ein paar Milchschnitten verschlungen haben. Beide Zustände machen unruhig und unkonzentriert, Unterzuckerung zudem müde. Aggressivität und Unruhe schaffen eine für die Lehrer unerträgliche Unterrichtssituation. Nur allzu oft sind sie schuldlos überfordert von den Verhältnissen. Nach der neuesten Deichmann-Elefanten-Kindergesundheitsstudie leiden bereits 25 Prozent der Grundschulkinder wegen dieser Zustände an negativem Stress. Das spüren viele Eltern, es macht ihnen ein schlechtes Gewissen. Sie wollen den Kindern alles abnehmen, ihnen alles schenken: eine sich durch alle Gesellschaftsschichten ziehende Entschuldigungstaktik – in Wirklichkeit aber ein Teufelskreis, in dem die Kinder, denen man nichts mehr zutraut, immer hilfloser kreisen.

Zu wenig Freiräume

Haben Kinder heute nicht grundsätzlich zu wenig Freiräume, da die Zeit immer knapper zu werden scheint, während die Leistungsanforderungen zusehends steigen? Kinder brauchen aber Zeit zum Trödeln, zum Träumen, zum Spielen. Diese Zeit müssen wir ihnen geben und ihnen den Platz dafür einräumen. Und was geschieht stattdessen? Während der Schulpausen können bzw. dürfen sich die Schüler in den meisten Schulen kaum richtig bewegen. Der Rasen zu Hause ist »heilig« und Schulhöfe auch. Und der Schulsport fällt regelmäßig aus. Das zweite Problem: Die Latte der Anforderungen an die Kinder ist generell so hoch gelegt, dass das auf eine permanente Überforderung hinausläuft. Oft sollen die Kinder schon früh mindestens zwei Sprachen sprechen, daneben noch Unterricht in Ballett, Querflöte und Klavier gleichzeitig ableisten und darüber hinaus vielleicht noch eine asiatische Verteidigungskunst trainieren. In der Schule müssen sie ohnehin gut sein, am besten Spitze und gleich eine Klasse überspringen. Kurz: eine totale Überforderung, die verheerende gesundheitliche Folgen haben kann. Und das Dritte schließlich: Von ihrer natürlichen Neugier angetrieben, lassen sich die Kinder vom Fernsehen und vom Internet überallhin tragen, ohne dabei noch zu sich selbst zu finden. Sie werden schlichtweg überflutet und mental abgeschaltet. Sie spüren sich nicht mehr – wir Erwachsenen aber auch nicht, und wir selber führen nicht selten mechanisch und »gefühllos« Alltagsroutinen durch. Wir beantworten heute am Tag mindestens zehnmal so viele »Briefe« und Telefonate wie noch vor zehn Jahren (Mails, SMS, Handy), werden ständig durch neue Medien und digitale Welten weiter abgelenkt und damit von uns selbst entfernt. Und dasselbe gilt auch für Kinder und Jugendliche.

Kinder wollen es wissen

Es ist Konsens in der Medizin, dass Übergewicht bei Kindern und Jugendlichen ursächlich ist für die Entstehung metabolischer, kardiovaskulärer, orthopädischer und psychischer Erkrankungen. Neben genetischen Faktoren für das Übergewicht kommt auch sozialen und soziokulturellen Einflüssen eine entscheidende Bedeutung zu. Der Lebensstil rückt damit in das Blickfeld von Ursachenforschung und Gesundheitsvorsorge. So entstand die Deichmann-Elefanten-Kindergesundheitsstudie, die ich 2012 in Berlin der Öffentlichkeit vorgestellt habe. Erstmals wurden dafür fast 5000 Kinder zwischen 7 und 9 Jahren über ihre Erfahrungen, Einstellungen und Meinungen zum Thema Gesundheit befragt. Die Studie hat gezeigt, dass die Grundschulkinder überwiegend großen Wert auf Gesundheit legen und bereits mehr Grundsätzliches über Gesundheit, gesunde Ernährung und Bewegung wissen, als allgemein bekannt ist. Die Ergebnisse räumten mit manchem Vorurteil auf. So kam etwa heraus, dass Kinder häufiger Obst und Gemüse als Süßigkeiten essen, oftmals lieber Wasser und

Tee als Limonade trinken. Das sollte uns zu denken geben. Denn aus anderen Untersuchungen zur Kindergesundheit wissen wir, dass sich die Ernährungsgewohnheiten im Grundschulalter bei einem beträchtlichen Teil der Kinder negativ entwickeln.

Angesichts dieser Diskrepanz müssen wir also fragen: Was können wir tun, damit die kindliche Motivation, der Spaß und die Freude an einem gesunden Lebensstil erhalten bleiben? Offenbar lässt die Schule den Wissensdurst der Kinder zu oft unbefriedigt. Und wenn viele Kinder ihr vermeintliches Wissen über Gesundheit aus der Werbung erhalten, wir aber seit Langem wissen, dass selbst angeblich gesunde Kindernahrungsmittel sich manchmal als echte Kalorienbomben und Dickmacher entpuppen, dann ist Gefahr im Verzug. Hier müsste schon in der Grundschule, etwa durch einen regelmäßigen Gesundheitsunterricht, gegengesteuert werden. Auch ein tägliches Bewegungsangebot ohne Leistungsdruck würde helfen, späteren Fehlentwicklungen vorzubeugen. Die Elefanten-Kindergesundheitsstudie hat gezeigt, dass Kinder zumindest in der Grundschule noch offen und willens sind, etwas für ihre Gesundheit und Lebensfreude zu tun.

Wir Erwachsenen sind gefordert, diese Impulse zu verstärken, zu erhalten und weiterzuentwickeln. Lehrer, Eltern, aber auch Sportvereine, Wirtschaft und Politik – alle sind jeweils in ihrem Einflussbereich gefragt: Eltern, indem sie Kindern das Basiswissen über Gesundheit vermitteln und ihnen gesunde Ernährung und Spaß an Bewegung vorleben; Lehrer, indem sie für entsprechende Angebote in der Schule sorgen; Sportvereine, indem sie die körperliche Ausbildung unterstützen und fördern; die Wirtschaft, indem sie etwa ungesunde Lebensmittel kennzeichnet oder gar nicht erst anbietet; und die Politik, indem sie die Rahmenbedingungen für all das schafft.

Mehr Zeit und Verständnis für Kinder

Manchmal werden auch ganz normale Kinder vorschnell »krankgeschrieben«, pathologisiert und übertherapiert. Oft scheint es einfacher, eine Krankheitsdiagnose zu stellen, als sich dem Kind mit Ruhe und Zeit zu widmen – auf seine Beschwerden, seinen Kummer einzugehen. Man greift zum therapeutischen Hammer, weil man sich schnelle Wirkung und Heilung verspricht, statt die Kinder durch eine gelassene Haltung zu stärken. Da heißt es beispielsweise, dass Kinder hyperaktiv sind, unkonzentriert und in der Aufmerksamkeit gestört. ADHS (Aufmerksamkeitsdefizit-Hyperaktivitätssyndrom) nennt sich diese Krankheit. Für ihre Ausbreitung sorgen vor allem Ärzte und die Pharmaindustrie, die die Pillen dagegen verkaufen will. Die Diagnose ist schnell gestellt, wenn es schon genügt, dass ein Kind zappelnd auf dem Stuhl sitzt, um ADHS-verdächtig zu sein. Unter diesen Voraussetzungen wäre ich selbst ein ernster Fall gewesen, war ich doch während der gesamten Schulzeit ein wahrer Zappelphilipp. Bin ich nun hyperaktiv und in der Aufmerksamkeit gestört gewesen oder nur gelangweilt von dem nicht sonderlich spannenden Unterricht? Ritalin als Medikament zur Ruhigstellung oder Konzentrationsoptimierung hätte nichts an der Gesamtsituation geändert, rein gar nichts. Davon bin ich noch im Nachhinein überzeugt.

Leider ist festzustellen, dass sogar Studenten vor Prüfungen Ritalin nehmen, um sich so in eine bessere Prüfungsverfassung zu bringen. Was Kinder betrifft, setzt sich die Expertenmeinung zunehmend durch, dass Ritalin für Kinder in den seltensten Fällen notwendig ist. Gerade Jungen sind häufiger dem Ritalin-Doping ausgesetzt, weil sie meist aktiver sind als Mädchen und den Unterricht schon aus Aktivitätsdrang mehr »stören«. Nicht bedacht wird in diesem Kontext übrigens auch, dass viele Kinder ohne Frühstück in die Schule kommen und durch die Unterzuckerung unruhig werden.

Statt sich Zeit zur Analyse und für psychosoziale Therapieansätze zu nehmen, werden schon den Kindern bei sogenannten »Normabweichungen« zunehmend Medikamente verschrieben. Das geht unterdessen so weit, dass in modernen Lehrbüchern empfohlen wird, Kinder, die mehrmals als »zickig« auffallen, zum Widerspruch neigen oder aggressiv reagieren, medikamentös ruhigzustellen. Und fast schlimmer noch: Die Eltern leisten dem vielfach Vorschub. Anstatt beispielsweise dafür zu sorgen, dass ihre Kinder nicht unter- oder überzuckert sind – denn das macht u. a. aggressiv –, setzen sie immer häufiger und selbstverständlicher den Arzt unter Druck, ihrem Kind etwas zu verschreiben, das schnell hilft.

Ein Ergebnis der Deichmann-Elefanten-Kindergesundheitsstudie 2012: Kinder nehmen oft die Werbung für Lebensmittel oder Medikamente im Fernsehen, im Radio oder in Zeitschriften als echte Quelle für Gesundheitsinformation wahr. Für mich ist das ein wichtiger Hinweis, dass Gesundheitsunterricht bereits an Grundschulen richtig ist, auch um hier das notwendige Know-how aufzubauen. Gesundheits-unterricht und Gesundheitsförderung sind wesentliche Bausteine einer künftigen Medizin.

Vorschnelle Behandlung mit Medikamenten

Wir wissen, dass das Gehirn sich durch körperliche Bewegung entwickelt. Kinder, die sich viel bewegen, stecken nicht selten in einer Phase starker Hirnentwicklung. Sie sind sogar viel aufnahmebereiter und schneller in der Auffassungsgabe. Unter diesem Aspekt sollten wir die Hirnentwicklung und Lernfähigkeit durch sportliche Aktivitäten fördern, die überschäumende Energie sozusagen kanalisieren, bevor wir anfangen, Ritalin zu verabreichen, um Kinder zu dämpfen, sie abzuschalten und gefügig zu machen. Welche gespenstischen Ausmaße diese Medikamentengabe inzwischen annimmt, merken wir auch daran, dass viele Studenten vermehrt Ritalin nehmen. Mit dem Gehirndoping hoffen sie, besser durch die Prüfung zu kommen, sich die Quälerei intensiven Lernens zu ersparen.

Amerikanischem Vorbild folgend, erliegen wir immer mehr der Annahme, die Probleme, auch die der Gesellschaft, ließen sich durch den gezielten Einsatz von Psychopharmaka lösen. Da gibt es dann nicht mehr nur das hyperaktive und unaufmerksame Kind, sondern es existieren bereits Anweisungen zur Therapie des »störenden Kindes«: Ein Kind, das dreimal widersprochen hat, ist auf einmal nicht mehr normal, sondern muss mit Psychopharmaka ruhiggestellt, sediert werden. Das hört sich pervers an, ist aber in anderen Ländern schon Praxis. Und es droht uns ebenso. Neue Märkte werden zielstrebig erschlossen. Das Normale steht grundsätzlich in Frage, gerät in den Verdacht des Pathologischen. Ein Kind, das unruhig ist, wird erst einmal zum Psychotherapeuten geschickt. Ein Kind, das morgens nicht richtig aufwacht und nicht zur Schule gehen will, wird als anormal angesehen. Es beunruhigt sein soziales Umfeld. Dabei hat es vielleicht nur die ganze Nacht vor dem Computer gesessen und den Tiefschlaf mit den besonders regenerierenden REM-Phasen nicht bekommen, den es braucht, um Kraft zu tanken und sich zu erfrischen. Es kann vielleicht deswegen nicht schlafen, weil es gerade einen besonders gewalttätigen Krimi mit Mord und Totschlag oder einen pornographischen Film gesehen hat. Eltern und Lehrer wissen oft gar nicht, was dem Kind im Internet widerfahren ist. Sie erleben zwar die Unaufmerksamkeit oder die mentale Abwesenheit und bemerken vielleicht auch noch, dass das Kind missmutig ist oder sogar weint. Doch leider denken sie, denkt die Gesellschaft, denken wir Ärzte nicht darüber nach, was dem Kind da eigentlich zugemutet wurde.

Als Ärzte sollten wir diese Problematik besonders ernst nehmen und Eltern, Großeltern, Familienmitglieder darauf hinweisen. Wir müssen die »Kümmerer« werden, da wir die krank machenden Zusammenhänge am besten kennen. Besonders der Hausarzt ist hier gefragt. Wir sollten stärker auf die seelischen Faktoren achten, die im familiären und schulischen Umfeld eine beeinträchtigende Rolle spielen und seelische Veränderungen beim Kind herbeiführen können. Wenn die Medizin sich dieses Problemkreises nicht annimmt, dann werden die Menschen immer mehr mit Medikamenten ruhig- oder – noch viel schlimmer – in Zukunft abgestellt. Dann wird es normal werden, dass ein Baby bereits kontinuierlich Psychopharmaka oder andere Medikamente bekommt. Und dann wird es normal sein, dass dieser Mensch mit 10, 30, 60 oder 100 Jahren nach Medikamenten verlangen wird, wenn sich nur das kleinste Problem bemerkbar macht. Und er wird sie bekommen, wenn nicht vom Arzt, dann aus dem Online-Shop. Noch einmal: Kinder benötigen eine systematische Gesundheitsbildung, um zu gesunden Erwachsenen heranzuwachsen.

Wie wir Kindern helfen können

Das Beste, was man für ein Kind tun kann, ist genau das, was auch das Kind gerne hat. Sicher, es möchte spielen, möchte testen, ausprobieren, Neues lernen und seine Kräfte messen. Ein Kind möchte aber auch in den Arm genommen werden, es möchte Nähe spüren, und es möchte Nähe geben, wenn es merkt, es geht jemandem nicht gut. Offen sein für die Gefühlswelt des anderen, das ist Kindern viel wichtiger als ein großartiges Unterhaltungsprogramm. Kinder wollen den anderen Menschen spüren, von Herz zu Herz, von Seele zu Seele. Wir tun uns selber etwas Gutes, wenn wir uns Kindern mehr widmen. Spiel und Bewegung tun auch uns Erwachsenen gut, besonders im Freien, an der frischen Luft. Naturnähe ist wichtig. Kinder müssen die Möglichkeit haben, anderen Lebewesen zu begegnen, auch solchen, die sich nicht bewegen können, also auch Pflanzen, die Kraft ausstrahlen und Lebensfreude geben, die sich nicht nur stark anfühlen, sondern auch Stärke geben. Kindern sollte die Möglichkeit gegeben werden, etwas zu pflanzen: in der Küche, auf dem Balkon, im Garten oder

Schrebergarten oder auch an der Straßenecke – so wie meine Eltern mir das beigebracht haben. Welch ein Glücksgefühl zu sehen, wie aus einem Samen ein Spross, eine Blume wird – ich kann mich noch genau daran erinnern. Kinder sollten lernen, wie Leben entsteht, und damit Respekt vor der Kreatur und dem Leben gewinnen.

Auch das gemeinsame Essen zu festen Zeiten, also das Zusammensein verbunden mit Regeln, ist für die Entwicklung von Kindern wichtig. Konkret bedeutet das bei einer gemeinsamen Mahlzeit, dass man wartet, bis derjenige, der das Essen zubereitet hat, anfängt; dass man sich gegenseitig etwas Freundliches wünschen kann oder beim Beginn des Essens betet oder sich mit einer Andacht auf das besinnt, was einem angeboten wird. Nicht nur die Gemeinsamkeit und das gemütliche Miteinander mit den Erwachsenen ist schön, sondern auch die Erfahrung, dass das soziale Beisammensein den Genuss verdoppelt kann, dass es sinnvoll ist, sitzen zu bleiben und aufzuessen – ohne den Zwang, immer alles aufessen zu müssen, aber durchaus mit Respekt vor der Nahrung, die man sich aufgetan hat. In meiner Kindheit musste ich nach dem Essen noch beim Abspülen helfen. Auch das war Teil des sozialen Rituals. Es half mir, zu verstehen, welche Bedeutung die Hausarbeit hat und wie schwer und eintönig sie sein kann.

Körpererfahrung und Aufklärung

Körpererfahrung ist ebenso wichtig wie sexuelle Aufklärung, die situationsgerecht und entwicklungsgemäß erfolgen sollte. Auch heute noch werden die Kinder in den meisten Familien nicht aufgeklärt. Man überlässt das anderen Kindern oder dem Internet, wo Aufklärung meist über Pornographie abläuft. Wenn aber Eltern früh anfangen, über Sexualität zu reden und über die Wichtigkeit von Zärtlichkeit, wenn Kinder liebevolle Zuwendung sehen und früh begreifen, wie wichtig diese Beziehung zwischen Mutter und Vater ist, dann kann man mit ihnen auch später über Sexualität und speziell über den Sexualakt reden und sie damit schützen vor dem, was sie an sonstiger Information über das Internet bekommen.

Es gibt für Eltern, gerade auch für die Generation derjenigen, die selbst nicht gut »aufgeklärt« wurden, im Internet oder bei der Kinderärztin wichtige Tipps und Hinweise zum Thema »Doktorspiele« und dem Umgang damit. Wichtig sind Zartgefühl und die Bereitschaft, alle Fragen zuzulassen und Antworten darauf zu geben – und das Kind stark zu machen, »nein« zu sagen, wenn es etwas nicht möchte.

Gleichzeitig ist Aufklärung Missbrauchsprophylaxe! Gute Sexualaufklärung ist eine Möglichkeit, den Kindern frühzeitig Respekt beizubringen – den älteren vor den jungen Kindern, den Jungen vor den Mädchen und umgekehrt und auch gegenüber dem gleichen Geschlecht – und sie damit für sexuellen Missbrauch zu sensibilisieren, der anderen widerfährt. Sexualität gehört zur Gesamtexistenz, und Sexualhygiene sowie ein ganzheitliches Verständnis von Sexualität ist daher für mich als Arzt wichtig für das Wohlbefinden. Paracelsus hat gesagt: Liebe ist die höchste Medizin. Wenn Liebe ein Ja zur Verbundenheit ist und wir uns in höchstmöglicher Verbundenheit auch als heil und gesund erfahren, dann hat das Gefühl der Liebe in der Tat auch eine heilsame Kraft. Die Sexualität, in der die tiefsten Liebesgefühle ihren Ausdruck finden, ist etwas anderes als eine sportliche Leibesübung. Wenn Kinder Sexualaufklärung nur über das Internet erhalten und nicht mehr unterscheiden können zwischen der Realität und der virtuellen Realität des Internets, wo ihnen Liebe als entemotionalisiertes Gefühl und der andere Mensch als Objekt der Begierde vorgestellt wird, ist das nicht gut. Liebe ist Lust am Leben selbst. Lust und Liebe widersprechen sich nicht. Lust ist Lebendigkeit, Nähe zum Leben. Wer lustlos ist, ist vom Leben abgeschnitten, und Lust führt in den Augenblick, in die Gegenwart, und sie führt aus der Egozentriertheit heraus. Sie dient dem beziehungsreichen Leben und damit der Gesundheit. Ein Teil der menschlichen Fürsorge von Eltern und Erziehung für heranwachsende Kinder, aber auch der ärztlichen Vorsorge und Information bezieht sich also auf dieses Thema. Wenn das zum Wissensschatz und zu den Aufgaben des Arztes gehört, ist es zudem leichter, herauszufinden, ob Kinder missbraucht werden.

Die Funktion von Fieber bei Kindern

Fieberkrankheiten sind etwas Natürliches, etwas, das zum Leben gehört. Sie stärken das Immunsystem. Fieber sollte man zulassen, um die Immunmechanismen zu stärken, damit das Abwehrgedächtnis den Erreger spätestens beim zweiten Eindringen erkennt und ihn bekämpft. Außerdem kann es im Einzelfall Krankheitsschübe mit Fieber geben, wenn sich Kinder in einer schnellen Wachstumsphase befinden. Ein kleiner Infekt tritt auf oder Fieber, von dem man gar nicht weiß, wo es herkommt, und dann stellt man auf einmal fest: Das Kind hat einen Schub gemacht, es ist gewachsen, es spricht auf einmal anders, es hat sich verändert.

Wenn das Fieber stark steigt, dann sind natürlich gezieltere Maßnahmen notwendig. Als bei meiner Tochter, die schwer krank aus Brasilien zurückkam, das Fieber auf 41 Grad hochschoss und tagelang anhielt, wurden eine Antibiotikagabe und der Einsatz anderer Mittel unausweichlich. Zuletzt hat ihr nur das Cortison in der Verbindung mit Antibiotika geholfen. Welche Angst habe ich durchlebt, welches unglaubliche Engagement der Ärzte, Schwestern und Pfleger habe ich erfahren dürfen! Sie wurde gerettet. Es kommt also wie immer auf die individuelle Situation an.

Ich selbst habe aus dieser Situation gelernt und bin viel weniger skeptisch Impfungen gegenüber. Meine Tochter lebt jetzt wieder in Brasilien. Meine Besuche werden häufiger. Daher ist es für mich klar geworden, mich gegen Gelbfieber, Typhus, Hepatitis oder Grippe impfen zu lassen – und dies besonders, da ich vor vielen Jahren an einer Herzmuskelentzündung erkrankt war. Vorbeugen ist besser und billiger als heilen.

Adoleszenz und Pubertät

Vertrauen schaffen in schwierigen Zeiten

Die Adoleszenz oder Pubertät ist nicht nur eine Fortsetzung der Kindheit, sondern es bildet sich körperlich, emotional und kognitiv etwas Neues aus. Vom »Tanz der Hormone« spricht man jetzt. Das Gehirn ist in dieser Zeit so etwas wie eine permanente Baustelle. Nicht alle Regionen des Gehirns entwickeln sich ja gleich schnell, auf einen Schlag sozusagen. Die Regionen etwa, die zuständig sind für die Einfühlung in andere oder für die Wahrnehmung eigener Körperimpulse, entwickeln sich langsamer. Im Verhalten Jugendlicher merkt man das, und Eltern nehmen es oft als eine Problemlawine wahr, die sie unkontrollierbar überrollt. Ich selber war während der Pubertät ein schwer zu führender Mensch, weil ich immer alles besser wusste und keine Lust auf Vorschriften hatte. Es ist eine Phase, in der man aber gerade deswegen den Schutz des Elternhauses und vor allem auch die positive Zuwendung von Eltern und Institutionen braucht, weil man selber noch so vieles falsch einschätzt.

Eltern müssen, wie Gehirnforscher sagen, in dieser Zeit manchmal der »präfrontale Ersatzkortex« ihrer Kinder sein. Was die Gesundheit angeht, so ist nicht nur das Risiko größer, dass psychische Störungen oder Suchterkrankungen entwickelt werden. In dieser Zeit wächst auch die Risikobereitschaft. Man sucht neue Erfahrungen und probiert dabei Dinge aus, die gefährlich werden könnten. Beispielsweise wird mit Alkohol, Zigaretten und manchmal auch mit härteren Drogen experimentiert. Die Sexualität »übermannt« einen so sehr, dass man an nichts anderes mehr denken kann, als sie immer weiter zu entdecken und intensiver zu erfahren, je nach Vorliebe mit Jungen oder Mädchen. Auch gute Schüler oder gute Sportler neigen in dieser Zeit der Geschlechtsreife dazu, alles andere zu vernachlässigen. Dem muss man Rechnung tragen, als Eltern genauso wie als Lehrer und als Arzt. Junge Leute wollen mit einem Partner des anderen Geschlechts zusammen sein. Eltern sind gut beraten, das auch zu Hause zuzulassen, um so zu signalisieren: Ich bin bei dir und in deiner Nähe. Gerade wenn die Sexualaufklärung gut war, kann man in dieser Phase sehr viel Vertrauen schaffen. Und das ist überhaupt das Wichtigste in der Pubertät. Es gibt in dieser Zeit viele ungeklärte Fragen, Unsicherheiten und Probleme. Offenheit für diese Fragen ist zentral. Auch in dieser Phase ist wieder der Hausarzt wichtig, der schon ein Vertrauen zu dem jungen Menschen und seiner Familie aufgebaut haben sollte.

Schwierige Probleme, Störungen und Süchte

Zu den gesundheitlich schwierigsten Problemen gehören ernsthafte und bedrohliche Ess-Störungen: Magersucht bei Mädchen ist eine Krankheit, bei der die somatischen und psychischen Grenzen gefährlich überschritten wird – und auch die Bulimie, bei der das Essen wieder erbrochen wird. Da braucht es Einfühlungsvermögen und Beharrlichkeit in der Umgebung. Als Ärzte müssen wir uns diesen Erkrankungen stellen, und zwar so, dass wir die Eltern auf zwei Ebenen mitnehmen. Wir müssen ihnen einerseits vermitteln, dass diese Krankheit tatsächlich zum Tod führen kann, und sie andererseits über die Ursachen dieser Krankheit aufklären. Oft hängt sie mit der Sexualität zusammen. Gesellschaftliche Zusammenhänge gibt es ebenso. Solange der Schlankheitskult der Models gesellschaftsfähig ist und viele junge Mädchen dem Modeltraum nachhängen, werden sie auch in Versuchung sein, sich schlank zu hungern. Gerade im Moment ist hier wieder eine neue Welle festzustellen, dass international bekannte Models anscheinend Magersucht zum Markenzeichen stilisieren. Als Ärzte sollten wir den Eltern helfen, Verständnis für die Situation des Kindes aufzubringen. Familientherapeutische Maßnahmen sind anzuraten, da oft ungelöste Konflikte im Elternhaus im Hintergrund stehen. Zu anderen Formen der Sucht neigen Jungen, die eher durch Drogen wie Haschisch, Heroin oder Crack gefährdet sind. Auch Computer- oder Pornosucht gehören zu den immer stärker auffälligen Abhängigkeitsformen in dieser Lebensphase.

Das Elternhaus allein oder die Schule allein können diese dramatisch wachsenden Probleme nicht lösen. Erst im Zusammenspiel aller mit uns Ärzten und nur im Verbund mit entsprechenden Angeboten, mit Suchtteams etwa, können wir diesen zunehmenden Problemkreisen effektiv begegnen.

Positive Perspektiven

Unter Vorsorgegesichtspunkten ist die Zeit der Pubertät auch für eine lebenslange positive Entwicklung entscheidend, weil wichtige Grundlagen gelegt werden. Für mich war das die Zeit, in der ich entdeckte, was mir im Leben etwas bedeuten könnte. Gerade in der Pubertät wird der Keim für vieles gelegt, was sich nachher lebensbestimmend entwickelt. Es ist die Phase, in der die Plastizität des Gehirns positive Chancen für eine gesunde Weiterentwicklung, für körperliches und seelisches Wohlfühlen bietet. Im Sinne der Prävention und Salutogenese ist es deshalb wichtig, sich auf die Jugendlichen einzulassen und eine achtsame, respektvolle, offene und vertrauensvolle Beziehung aufzubauen und durchzuhalten, auch als Arzt oder Lehrer. Das heißt aber durchaus auch, dass man bei aller Gesprächsbereitschaft, Gelassenheit und Geduld seine eigene Position als Eltern oder Lehrer deutlich klarmacht.

Jugendliche können in dieser Phase aufblühen, ihre Begeisterungsfähigkeit leben, sich gesund entwickeln und ihre emotionale und kognitive sowie ihre soziale und berufliche Kompetenz ausbauen. Gerade in der Pubertät kann man die Schalter umlegen für eine gesunde Sexualität und für eine Ernährungskultur, die mentale und körperliche Kraft gibt, ohne allzu streng zu sein. Die Frage ist jetzt: Wie fühlst du dich wohl? Was musst du dafür tun? In dieser Phase kann ich auch die Grundlagen schaffen für einen gesunden Sport. Wir wissen ja, dass gerade Pubertierende körperliche Höchstleistungen erbringen können. Und die meisten wollen auch etwas leisten, wenn auch nicht immer das, was die Eltern wünschen. Jungs und immer mehr Mädchen wollen gut im Fußball sein, die Mädchen mehr beim Jazztanz oder Turnen.

Sie sehnen sich nach Anerkennung ihrer Leistung, aber
auch nach einer Gruppe Gleichgesinnter. Es gilt also gerade in dieser Zeit, die Freude an der Bewegung in Gemeinschaft weiterzuentwickeln, eine Freude, die schon in
früher Kindheit zum Ausdruck kommt. Es gibt Jugendliche, die ansonsten träge sind, die aber, auf Skier oder ein
Skateboard gestellt, begeistert herumtoben und einen Rie-
senspaß daran haben, sich zu vergleichen, oder die durch
die Konkurrenz mit anderen angespornt werden, sich einfach nur intensiv zu bewegen.

Nein, die Pubertät ist keineswegs eine Lebensphase, die
nur von Stress und Problemen bestimmt sein muss. Vielmehr werden wir in dieser Zeit durchaus positiv für den
Rest unseres Lebens vorprogrammiert. Und es kann, wenn
man Verständnis für die spezifischen Probleme dieser
Phase mitbringt, enorm Freude machen, mit diesen jungen

Menschen zusammenzutreffen und mit ihnen – persönlich zugewandt und nicht ablehnend – das Leben zu gestalten.

Das Erwachsenenalter

Rushhour des Daseins

Das Erwachsenenalter ist die Lebensphase, in der man wohl am stärksten unter äußerem und innerem Druck steht. Der berufliche Stress wächst, das Arbeitsleben, ob in der Automobilbranche oder der Stahlindustrie, ob in einer Bank, in der Verwaltung oder als Selbstständiger, nimmt die Menschen in Beschlag. Nach der Schulzeit kam die Lehre und dann die Meisterprüfung. Wer studiert hat, hat ein wenig länger gebraucht, um ins berufliche Leben einzusteigen und Verantwortung zu übernehmen. Es ist jetzt für viele auch die Zeit der Familiengründung und die Phase, in der man sich beruflich zu etablieren sucht, an der Karriere arbeitet. Ich hatte während des Studiums bereits zwei Kinder und musste nebenbei Geld verdienen, um die Familie zu ernähren. Ich war 29, als ich als Arzt angefangen habe. Alte Freunde aus der Kinder- und Jugendzeit waren in diesem Alter beruflich schon weiter. Man powert jetzt, solange man gesund ist, erlebt aber auch kritische Zeiten, in denen nicht alles glatt läuft. Man muss sich behaupten, trägt Verantwortung und gestaltet die Umstände seines Lebens im Beruf, in der Familie und in der Freizeit. Vieles bringt einen voran, es geht aufwärts. Dann kommen die ersten Rückschläge, Enttäuschungen, Versagensängste, wenn man das Erstrebte nicht immer erreicht. Die eigene Firma kann untergehen, oder man erreicht nicht die Position, die einem vorschwebte. Beziehungen können scheitern, Trennungen drohen, eine Scheidung legt sich belastend auf die Seele. Schon in jungen Jahren ist heutzutage die Scheidungsrate sehr hoch. Man zieht zusammen und geht bereits nach ein paar Jahren wieder auseinander. Immer mehr Single-Haushalte entstehen.

Die Zahl der Single-Haushalte in Deutschland steigt immer weiter. Bei den über 65-Jährigen leben in Deutschland 66 Prozent der Frauen und 22 Prozent der Männer in Single-Haushalten.

Die Phase ist nicht leicht, weder für die geschiedenen Väter, die für Mutter und Kinder weiter sorgen müssen, noch für die vielen alleinerziehenden Mütter, auf denen die Organisation des Alltags lastet. Diese Phase ist insbesondere für viele Frauen die Zeit der Doppelbelastung von Familienmanagement und Kindererziehung einerseits und der Notwendigkeit, den Lebensunterhalt zu verdienen, andererseits. Durch die ständig geforderte Mobilität, die schneller und dichter gewordenen Arbeitsprozesse, aber auch durch prekäre Beschäftigungssituationen wachsen Unsicherheit und Stress.

An Reizen, die uns in innere Anspannung versetzen, fehlt es nicht: Termindruck, Mobbing, Beziehungsprobleme, Versagens- und Prüfungsangst, all das kann negativen Stress auslösen. Wenn keine Lösung in Sicht ist, steigert sich die Spannung immerfort. Überreiztheit, Schwindel, Weinkrämpfe, Muskelverspannungen oder auch Herzrasen sind typische Stress-Symptome. Schwerwiegende Krankheiten bis hin zum Herzinfarkt oder Schlaganfall können folgen, wenn man nicht rechtzeitig für Entspannung sorgt. Sport kann dabei ebenso hilfreich sein wie vieles sonst, was einem Freude bereitet, was einem den Kopf frei macht – um dann auch ein Problem lösen zu können, das Leben selbstbewusst zu gestalten, offen zu werden für konstruktive Lösungen. Denn wenn er auch zum Leben gehört, so darf der negative Stress doch keineswegs zum Dauerzustand werden.

Schwachstellen des Körpers

Das Auf und Ab der Existenz, die Beschleunigung der Arbeitswelt, die Verringerung sportlicher Aktivitäten, den Bewegungsmangel, ungelöste Konflikte bekommen wir jetzt, im Erwachsenenalter, an den Schwachstellen des Körpers zu spüren. Es ist die Lebensphase, in der heutzutage erschreckenderweise bereits Herzinfarkte und Schlaganfälle und die meisten Bandscheibenvorfälle auftreten, ebenso muskuläre Blockaden in Hals, Nacken und Lendenwirbelsäule. An anderen hoch belasteten Gelenken zeigen sich erste Anzeichen einer drohenden Arthrose. Negativer Stress führt zu muskulärer Verkrampfung: Wir »haben Rücken«, wie Hape Kerkeling sagt. Eigentlich müsste man jetzt sportlich aktiv sein, um auch der gedanklichen Fixierung auf das Belastende zu entkommen. Da das aber meist nicht geschieht, bleibt die Muskulatur, die sich ja seit den Anfängen der Menschheit zur Flucht oder zur Vorbereitung der Verteidigung gegen Mammuts und Löwen spannt, weiterhin angespannt und belastet die Gelenke ebenso wie die Bandscheiben. Der Zuckerhaushalt gerät durcheinander. Glukose – der Zucker, der in Muskeln und Leber als Glykogen gespeichert ist – wird als schnell zu verbrennende Energie für die Aktivität der Muskeln ins Blut mobilisiert. Das Insulin schießt ebenfalls hoch im Blut, um den Zucker in die Zellen zu transportieren. Beides wird nicht verbraucht, da – anders als zu Urzeiten – keine Muskelaktivität zur Flucht oder Verteidigung benötigt wird. Zucker wandelt sich, wenn er nicht verbraucht wird, in Fett um. Und auch die sportliche Aktivität wird geringer als in Kinder- und Jugendtagen. Beides ist eine nicht unerhebliche Ursache für die weltweite Zunahme von Übergewicht und Diabetes, der Zuckerkrankheit.

Das in Alarmbereitschaft gestellte Immunsystem, das bei Verletzungen sofort reagieren muss, wird ebenso nicht gebraucht. Das ganze Körpersystem wird mit Adrenalin – einem Hormon der Nebennierenrinde – überschüttet, das die Schlagadern sich zusammenziehen lässt, damit die Muskeln im Verteidigungsfall gut durchblutet werden. Der Blutdruck steigt. Schlaganfälle oder Infarkte können ausgelöst werden, wenn der Stress sich chronifiziert, das heißt wenn zum Beispiel der Blutdruck ständig erhöht ist, wenn Gefäße verengt sind und die seelische Belastung die negativen Stressphänomene noch zusätzlich steigert. Immer häufiger treten bereits bei jungen Erwachsenen Herzinfarkte, Schlaganfälle oder Burnout auf. Die Situation wird in höherem Erwachsenenalter durch die zunehmende Multimorbidität, das heißt durch die Zunahme verschiedener Erkrankungen zur selben Zeit, noch verstärkt.

Eine längere Lebenserwartung bringt ja nicht nur ein Mehr an »gesunder« Zeit, sondern auch an »kranker« Zeit. Deshalb plädiere ich an dieser Stelle noch einmal dafür, umfassende Präventionskampagnen zu entwickeln, damit gerade Multimorbidität – die ja leider meist auch mit einer verstärkten Einnahme von verschiedenen Medikamenten einhergeht – sich gar nicht erst so stark entwickelt. Viele

Erkrankungen entwickeln sich ja lange, ehe sie ausbrechen. Deshalb sind das frühzeitige Verständnis für das eigene Verhalten – Bewegung, gesunde Ernährung, Stressreduktion, sich am Leben freuen, dem Leben einen Sinn geben – und die Eigenverantwortung entscheidend. Eine Voraussetzung für Wohlbefinden bzw. Gesundheit ist lebenslanges Lernen.

Arbeit als Gesundheitsfaktor

Frühverrentungen beginnen inzwischen bereits in den 40er und 50er Jahren des Lebens. Viele Männer meines Alters, Anfang sechzig, sind heute schon im Ruhestand. Natürlich ist es verständlich, wenn Menschen, die bereits als Jugendliche angefangen haben zu arbeiten, sagen: »Ich habe lange und hart gearbeitet, ich kann und will jetzt auch nicht mehr.« Aber das muss ja nicht für alle gelten. Richtiger scheint es mir, das Ende des Arbeitslebens grundsätzlich offen zu halten, es jedem selbst zu überlassen, wann er aufhören will. Dazu gehört, dass Übergänge ins Rentenalter kontinuierlich über Jahre mit immer weniger Belastungen erfolgen und je nach der Länge der Lebensarbeitszeit auch mit finanziellen Auf- oder Abschlägen. Mein ältester Mitarbeiter ist mittlerweile 75. Ich habe ihm, als er mit 59 zunächst freigestellt worden war, gesagt, dass ich ihn gerade wegen seiner Erfahrung schätze und dass er bei mir so lange arbeiten kann, wie er will. Wenn ich Menschen die Verantwortung nehme und sie aus dem sozialen Alltag herauslöse, sie aus dem gestalterischen Prozess der gesellschaftlichen Teilnahme nehme, dann sind sie auch gesundheitlich gefährdet. Gesellschaftliches Engagement durch

Arbeit kann auch nicht durch eine noch so gute ehrenamtliche Tätigkeit kompensiert werden.

Arbeit für alle

Ein wesentlicher Teil eines würdevollen Menschseins ist, dass alle Erwachsenen erwerbstätig sind, Arbeit finden und angemessen entlohnt werden, und zwar Männer und Frauen gleich. Ich finde es unwürdig, wenn etwa zehn Millionen arbeitsfähige Menschen in Deutschland aus dem Arbeitsprozess aussortiert werden, drei Millionen Arbeitslose und rund sieben Millionen Langzeitarbeitslose, die sogenannten Hartz-IV-Empfänger. Ich sehe es als meine Aufgabe als Arzt an, auf diesen gesundheitspolitisch problematischen Missstand hinzuweisen. Diese Gruppen sind wesentlich mehr an körperlichen und seelischen Gebrechen erkrankt.

Arbeitslose Männer und Frauen haben einen ungünstigeren Gesundheitszustand und leben weniger gesundheitsbewusst als berufstätige Männer und Frauen. Die Wahrscheinlichkeit, die eigene Gesundheit als weniger gut oder schlecht einzuschätzen, erhöht sich mit der Dauer der Arbeitslosigkeit. Arbeitslose sind häufiger krank und sterben früher. Arbeitslose und ungeschützte (prekär) Beschäftigte (z. B. in geringfügigen Beschäftigungsverhältnissen) haben mehr gesundheitliche Beschwerden. Die psychische Gesundheit wird in diesen Gruppen besonders beeinträchtigt. Krankheiten können sowohl die Folge als auch die Ursache von Arbeitslosigkeit sein.
(Quelle: Studie GEDA)

Wenn wir Vollbeschäftigung hätten, würden diese Menschen unser Gesundheits- und Sozialsystem bei Weitem nicht so belasten, wie es derzeit der Fall ist. Vielmehr würden sie auch mit dafür sorgen, dass unsere Gesellschaft, unsere Kultur sich positiv weiterentwickelt und dass auch in Zukunft die Renten bezahlt werden können. Die Phase der Kreativität, die im Kindesalter begann, ist in der Erwachsenenphase besonders ausgeprägt und wird durch Arbeitslosigkeit schlagartig unterbrochen. Auch deshalb dürfen moderne Gesellschaften nicht auf das enorme Wissen und die praktischen Fähigkeiten älterer Menschen verzichten. Jeder muss selbst darüber entscheiden können, wie und wie lange er arbeiten möchte. Vielleicht kann man sogar noch in hohem Lebensalter selbständig werden wie mein Vater, der zeit seines Lebens Angestellter war. Nach dem Rentenbeginn mit 65 arbeitete er noch bis zum 83. Lebensjahr. Ich plädiere aus humanistischen, aber gerade auch aus gesundheitspolitischen Gründen für eine flexible Rentenregelung bis ins hohe Lebensalter. Gerät mit dieser sicherlich auch gut gemeinten Regelung eine Gesellschaft nicht in geistige und körperliche Immobilität?

Die Lebenserwartung in Deutschland ist laut Statistischem Bundesamt noch nie so hoch gewesen wie heute, und noch nie waren so viele Menschen gesund. Drei Viertel der über 65-Jährigen fühlen sich »fit«. Mit zunehmendem Alter nimmt der Anteil der durch Krankheit Beeinträchtigten zu. Bei den 65- bis 69-Jährigen waren es 17 Prozent, die sich als krank oder unfallverletzt bezeichneten, bei den 70- bis 74-Jährigen 21 Prozent und bei den Menschen ab 75 Jahren 29 Prozent.
(Quelle: Statistisches Bundesamt)

Wertschätzung als Gesundheitsfaktor

Psychische Gesundheitsvorsorge und -fürsorge ist auch ein wesentlicher Aspekt betrieblichen Gesundheitsmanagements: Sitzt jemand in der Firma an der richtigen Stelle, wo er seine individuellen Möglichkeiten kreativ einsetzen kann? Viele krank machende Faktoren wie Frust oder negativer Stress sind vermeidbar, wenn man auf diese Aspekte achten würde. Oft kann die Leistungsfähigkeit eines Menschen gar nicht richtig gewürdigt und belohnt werden, weil seine Möglichkeiten nicht erkannt wurden. Wertschätzung besteht freilich nicht in jener manipulierenden Haltung, die Vorgesetzte gerne anwenden, wenn sie Mitarbeiter mit dem Kompliment »Sie machen das doch klasse!« zu immer neuen Höchstleistungen – nicht selten bis zum Zusammenbruch – antreiben, ohne sie wirklich zu unterstützen. Wenn jemand wertgeschätzt wird, entwickelt er ganz andere innere Kräfte, um Frust und Leiden zu überwinden oder gesundheitliche Herausforderungen zu bestehen. Da die meisten Menschen im Erwachsenenalter mehr Zeit in Arbeitszusammenhängen verbringen als zu Hause – bis zu 80 Prozent –, ist es wichtig, dass dieser wertschätzende Ansatz als heilender und heilsamer Faktor stärker in Betracht gezogen wird, auch in die Arbeitsmedizin. Wertschätzung vermittelt Sinnerfahrung, und diese ist wiederum ein motivierender und kräftigender Faktor. Eine Kultur der Wertschätzung ist also ein wesentlicher Gesundheitsfaktor.

Wenn die Belastung zu stark wird

Oft kann man nachts nicht mehr schlafen, wälzt die Probleme des beruflichen Alltags in einer Dauerschleife im Kopf, man fühlt sich überanstrengt und ausgelaugt. Überreiztheit, Müdigkeit, emotionale Erschöpfung und innere Leere – die Symptome sind vielfältig. Sie tauchen schleichend auf, aber am Ende steht oft der Zusammenbruch. Hoher Blutdruck oder Tinnitus, Magen-Darm-Krankheiten oder Störungen des Herzrhythmus sind akute körperliche Warnsignale. Vor allem psychisch ist der Betroffene überhaupt nicht mehr belastbar. Jede noch so kleine Herausforderung oder Tätigkeit türmt sich zur Eigernordwand auf. Die neue Volkskrankheit Burnout hat sicher auch damit zu tun, dass wir immer öfter immer mehr Dinge in ganz unterschiedlichen Bereichen gleichzeitig bewältigen wollen oder müssen. Früher hatte man Zeit, einen Brief zu schreiben, und konnte mit der Antwort warten. Heute erwartet der Sender einer Mail die unmittelbare Antwort.

Dass sich der Burnout so rasant ausbreitet, hat auch mit Wertschätzung und mit den Sinnfragen zu tun. Lehrer etwa, die die Kinder lieben und viel Freude an ihrem Beruf haben, aber in ihren individuellen Fähigkeiten und Bemühungen immer wieder durch administrative Vorgaben irritiert werden, brennen schneller aus. Depressive Verstimmungen oder Rückenschmerzen als Frühzeichen eines Burnout sind nicht selten.

Eine hohe Arbeitsbelastung und die Angst vor Arbeitslosigkeit treiben immer mehr Beschäftigte in eine Depression und in die Arbeitsunfähigkeit. Eine aktuelle Statistik der Rentenversicherer besagt, dass 27 Prozent der männlichen und 38 Prozent der weiblichen Frührentner wegen psychischer Probleme aufhören zu arbeiten. Depressionen und andere seelische Beschwerden machen mittlerweile die vierthäufigste Diagnose unter allen Krankmeldungen aus. Dabei steigt die Anzahl der Krankschreibungen aufgrund psychischer Beschwerden stetig. Allein 2010 wurden rund 53,5 Millionen Fehltage verzeichnet, die auf psychosomatische Erkrankungen zurückgehen. Zum Vergleich: Im Jahre 2001 waren es noch 33,6 Millionen. Damit gab es einen Anstieg der darauf zurückzuführenden Arbeitsunfähigkeitstage von 6,6 auf 13,1 Prozent. (Quelle: www.gesundheit.de)

Man steht permanent so unter Druck, dass man sich schließlich grundsätzlich fragt: Wieso machst du das eigentlich? In einer solchermaßen geballten Situation rächt sich möglicherweise noch etwas ganz Gewöhnliches: mangelnde Bewegung, falsche Ernährung, fehlender Schlaf. In der Summe all dieser negativen Einflüsse gibt es eine neue Qualität des Negativen. Und da geht es längst nicht mehr nur um die Befindlichkeit einiger besonders sensibler Perfektionisten. Die Zahl der Fehltage infolge psychischer Erkrankungen ist in den vergangenen zehn Jahren um 40 Prozent, die durchschnittliche Fehlzeit seit 2004 von vier auf 18 Tage gestiegen. 10 Prozent aller Ausfalltage sind nach dem Gesundheitsbericht des Bundes auf psychische Erkrankungen, vor allem auf Depressionen und Erschöpfungszustände, zurückzuführen. 75 000 Menschen gingen bei uns zuletzt wegen belastender psychischer Störungen jährlich in den vorzeitigen Ruhestand – im Durchschnittsalter von 49 Jahren.

Burnout – was tun?

Wichtig ist es, in einer solchen Situation erst einmal wieder
»herabzuschalten«, innerlich zur Ruhe zu kommen und zu
diesem Zweck ganz bewusst Pausen in sein Leben einzu-
bauen. Aber auch körperlich sich in Bewegung zu setzen
ist bedeutsam. Entspannung und eine Praxis der Achtsamkeit in Verbindung mit sportlichen Aktivitäten sind angesagt. Was kann nun in einer solchen Situation das medizinische System leisten? Netzwerken, als Team Hand in
Hand arbeiten, das ist auch hier wieder gefordert. In präventiver Absicht müsste zur Entflechtung der einen Burnout verursachenden Stressoren der Hausarzt in direktem
Austausch mit dem Arbeitsmediziner stehen, mit dem
Arzt des Betriebes kooperieren, der die konkreten Bedingungen am Arbeitsplatz kennt. Dies wäre für mich auch
die grundsätzliche Forderung für zukünftiges betriebliches
Gesundheitsmanagement: Hausarzt und Arbeitsmediziner
müssen Hand in Hand arbeiten. Daneben sollten in den
Betrieben Gesundheitstage und spezielle Vorsorgeprogramme angeboten werden – wir bieten dafür mit meinem
Bochumer Institut in den letzten Jahren Unterstützung
an –, und auch Bewegungsprogramme, denn Bewegung
tut gut, um »mental runterzukommen«. Sie entspannt
nicht nur den Körper. Die Sinne werden in der Entspannung schärfer, und nicht selten findet man in der Bewegung – sei es beim Laufen, Wandern oder Schwimmen –
plötzlich Lösungsansätze. Zumindest kommt man nach
der Bewegung in einen entspannteren Zustand, so dass das
Denken erleichtert wird. Selbst vorher emotional über-
lagerte Zustände relativieren sich nicht selten. Über körperliche Aktivität wird ein anderes Lebensgefühl ermög-

licht. Auch Sauna und Massagen helfen zu relaxen. Mit all dem sollte man möglichst frühzeitig anfangen. Wenn eine Depression erst einmal da ist, kann es zu spät sein. Es gilt, die Signale vorher rechtzeitig wahrzunehmen.

Gesellschaftliche Einbindung

Sozialkontakte, gesellschaftliche Einbindung sind ein nicht zu unterschätzender Gesundheitsfaktor, gerade in Zeiten starker beruflicher Inanspruchnahme. Unsere Gesellschaft ist geprägt von vielen krank machenden Faktoren, von Anonymität, von Frustrationen, Konkurrenz und auch Isolation. Was wir deshalb vor allem brauchen, sind solidarische soziale Verhältnisse, gute Freunde, die Familie, verständnisvolle Arbeitskollegen und -kolleginnen. Dies sollte die Grundlage einer zukunftsfähigen Gesellschaft sein. Robert Havemann hat in seinem Buch *Morgen* einmal das Ideal eines Gemeinwesens beschrieben, das als soziales Gefüge organisiert ist, in dem jeder für jeden da ist, wo also nicht nur professionalisierte Sozialarbeiter bezahlte Serviceleistungen erbringen. Unser Dilemma ist es, dass in der Medizin am Leid der Menschen verdient wird. Krankheiten verhindern und Wohlbefinden schaffen für jeden im Sinne einer individuellen Salutogenese, das ist mein Traum, mein Utopia!

Das Alter

Das Altern nicht tabuisieren

Vom ersten Tag an, sobald wir auf die Welt kommen, beginnen wir zu altern. Das Altern gehört zum Leben, auch wenn wir uns mit dieser simplen Erkenntnis heute schwerer tun als unsere Vorfahren. Schon in der Bibel heißt es: »Unsere Tage zu zählen lehre uns! Dann gewinnen wir ein weises Herz.« Und wer möchte das nicht? Es gibt keinen Grund, das Alter an sich zu fürchten. Weder ist es eine Krankheit, noch stellt es einen Makel dar. Vielmehr sollten wir uns glücklich schätzen, bei guter Gesundheit immer älter werden zu können, dank des medizinischen Fortschritts, dank verbesserter hygienischer Verhältnisse und auch dank einer gesünderen Ernährung.

Nur wer das Alter zu tabuisieren versucht, macht es zum Problem – auf der individuellen wie auf der gesellschaftlichen Ebene. Jeder wird die »gewonnenen Jahre« anders erleben, und jeder muss sie auf seine Weise annehmen. Das biologisch Unabänderliche ist mit sozialen und psychischen Einschnitten verbunden, die gesellschaftlich respektiert werden müssen, auch wenn sie individuell zu bewältigen sind. Wir alle kennen die Umbrüche, die das Leben im Laufe der Jahre mit sich bringt, wenn die Kinder aus dem Haus gehen oder die Alten plötzlich auf die Hilfe der Jungen angewiesen sind. Frauen erleben das Klimakterium als biographischen Einschnitt auf dem Weg des Älterwerdens; Männer haben ihre ganz eigenen Probleme mit der nachlassenden Potenz. Im Bewusstsein vieler ist alt, wer in Rente geht, staatlich verordnet spätestens mit Mitte 60. Nicht wenige fühlen sich abgeschrieben, nicht mehr gebraucht. Die danach noch verbleibende Lebenszeit wird oftmals als das Alter schlechthin verstanden. Das Ende scheint absehbar. Die Statistik sagt uns, dass in Deutschland die 60-jährigen Frauen im Schnitt noch 22 Jahre, die 60-jährigen Männer im Durchschnitt noch 17 Jahre zu leben haben. Höher ist die Lebenserwartung in der Schweiz. Da liegen die statistisch vergleichbaren Werte für die Frauen bei 25 Jahren und für die Männer bei 20 Jahren. Zur Zeit rangiert die Schweiz bei der Lebenserwartung eines neugeborenen Menschen laut dem Bundesamt für Statistik der Schweizer Eidgenossenschaft an erster Stelle in der Welt.

Fragen des Lebensstils spielen dabei eine nicht zu unterschätzende Rolle. An das Rauchen und den Alkoholkonsum mag man hier zuerst denken. Aber das ist es nicht allein. Auch soziale Kontakte können die Lebenserwartung erhöhen, ebenso wie ein grundsätzlich positiv ausgerichtetes Lebensgefühl oder die spirituelle Sinn-Orientierung. So hat zum Beispiel eine Untersuchung ergeben, dass Mönche durchschnittlich um gute vier Jahre länger leben als die Männer außerhalb des Klosters. Außer auf den geregelten Tagesablauf ist das wohl wesentlich auf die ganzheitliche Lebenseinstellung der Mönche zurückzuführen, auf ein Denken, das Körper, Seele und Geist noch als eine Einheit begreift. »Jugend ist keine bloßer Lebensabschnitt, Jugend ist eine Geisteshaltung«, hat Albert Schweitzer, selbst schon im fortgeschrittenen Alter, einmal gesagt.

Den Jahren Leben geben und nicht alt werden um der Jahre willen, darum geht es. Alt und gesund, das muss kein Widerspruch sein. Nicht zwangsläufig steht am Ende unseres Daseins die Multimorbidität, das zeitliche Zusammenkommen verschiedener schwerer Krankheiten. Eine lebensbegleitende medizinische Prävention vom ersten Tag an und ein Bewusstsein, das den Gedanken an die Endlichkeit unserer Erdentage nicht ausschließt, könnten dem wirksam vorbeugen, heute mehr denn je. Es geht – kurzum – um den pfleglichen Umgang mit uns selbst. Wir sollten unseren Körper nicht so behandeln, wie der französische Moralist Jean de La Bruyère, ein Zeitgenosse des Sonnenkönigs, das einmal beschrieb, als er sagte, dass die meisten Menschen die erste Hälfte ihres Lebens so leben, dass die zweite Hälfte miserabel wird – sondern versuchen, diesen Ablauf umzukehren.

Umsteuern ist notwendig

Sicher bringt die steigende Lebenserwartung vielfältige Probleme mit sich, für den Einzelnen wie für die Gesellschaft. Degenerative Prozesse im Gehirn beispielsweise können zwar in allen Lebensphasen auftreten. In höheren Jahren aber häufen sich die Fälle. Und da immer mehr Menschen immer älter werden, ist von dem Problem ein wachsender Bevölkerungsteil betroffen. Doch es sind nicht bloß die gesundheitlichen Folgen eines verlängerten Lebens, die uns vor Herausforderungen stellen, wie sie keine Gesellschaft bisher kannte. Der demographische Wandel, der zusehends wachsende Anteil älterer Menschen stellt schon heute den Generationenvertrag in Frage, auf dem unsere Sozialsysteme beruhen. Nolens volens werden wir uns an den Gedanken einer verlängerten Lebensarbeitszeit gewöhnen müssen. Ich plädiere deshalb seit vielen Jahren für ein selbstbestimmtes Beendigen der eigenen Arbeitszeit, wenn möglich als ausschleichender Prozess. Die Pflege alter Menschen wird eine Bedeutung gewinnen, von der wir uns bisher noch gar keine Vorstellung machen: Probleme über Probleme, die aber allesamt lösbar sind, wenn wir uns darauf einstellen. Bislang aber begegnen wir dem Alter noch immer mit einer gewissen, geradezu anachronistischen Befangenheit. Nach wie vor leisten wir uns höchst riskante, längst nicht mehr zeitgemäße, vom Jugendwahn gesteuerte Vorurteile gegenüber dem Alter, womit wir Gefahr laufen, die Zukunft, die persönliche und die der Gesellschaft, zu verspielen. Unsere Vorfahren haben da in vieler Hinsicht klüger gehandelt.

Über Jahrtausende hinweg wurden die Alten hoch geachtet. Man schätzte ihr Wissen und die gesammelte Erfahrung. Dass uns diese sprichwörtliche »Altersweisheit« so viel nicht mehr gilt, mag auch damit zusammenhängen, dass das Altwerden für viele, ja für die meisten selbstverständlich geworden ist. Bereits heute leben über 18 000 Menschen allein in Deutschland, die das 100. Lebensjahr überschritten haben – Tendenz steigend. Bleiben wir von verheerenden Katastrophen verschont, werden 2050 hierzulande zehn Millionen, Frauen und Männer, über 80 Jahre alt sein. Heute geborene Mädchen sollen, so die statistische Annahme, im Durchschnitt einmal 100 Jahre alt werden. Und immer noch fehlt uns die entsprechend gewandelte Einstellung zum Alter.

Statt es zu respektieren, versuchen wir es zu kaschieren, als wäre es eine Schande. Falten werden wie Krankheiten behandelt, überschminkt und weggespritzt. Nicht selten geben sie aber dem Gesicht erst seine individuelle Ausdruckskraft, machen es anziehend und schaffen eine besondere Altersschönheit. Dabei ist der sogenannte vierte Lebensabschnitt eine vitale kulturelle, geistige und spirituelle Ressource, auf die wir mehr und mehr angewiesen sind. Wo die Alten als die Sorgenkinder der Gesellschaft abgestempelt werden, droht die Gefahr der Ausgrenzung, der Stigmatisierung, gar nicht zu reden von der Verkennung der Tatsachen. Denn auch die Jugend hat ihre spezifischen Probleme. Es gibt doch zunehmend »alte« 20-Jährige und »junge«, jung gebliebene 100-Jährige. Beides, Jugend und Alter, gehören zum Kreislauf des Lebens. Es kann nicht angehen, dass sich ein kalter ökonomischer Blick auf Kranke oder auf alte Menschen durchsetzt, bei dem es am Ende auf die Frage hinausläuft, ob sich eine teure Behandlung oder eine langwierige Betreuung noch »rechnet«. Mit einer solchen Sicht der Dinge – und niemand sage, dass es dafür keine Anzeichen gebe – würden wir die Büchse der Pandora öffnen. Der Artikel 1 des Grundgesetzes, in dem es heißt: »Die Würde des Menschen ist unantastbar«, wäre das Papier nicht mehr wert, auf das er gedruckt ist.

Jenseits aller wirtschaftlichen Überlegungen zur Optimierung unseres Gesundheitssystems stellt die Lebensqualität sowohl für den einzelnen Menschen als auch für die Gesellschaft das höchste Gut dar. Das Alter darf dabei kein Gesichtspunkt sein. Doch gerade da liegt mehr im Argen, als wir uns eingestehen wollen: Demenz, Depressionen, Burnout, Schlaganfälle, Diabetes nehmen mit wachsender Lebenserwartung zu, ohne dass wir in unseren Familien darauf vorbereitet sind. Selbst die medizinischen Strukturen sind in der Regel hoffnungslos überfordert. Viele Ärzte, Krankenschwestern und andere Betreuer sind nicht wirklich auf diese speziellen Krankheitsbilder eingestellt. Die auseinanderbrechenden Familienverbände in unseren Gesellschaften verschärfen das Problem zusätzlich.

Warum strukturieren wir Krankenhäuser nicht unter gerontologischen Gesichtspunkten um, statt sie zu schließen oder auch nur einzelne Abteilungen dichtzumachen? Mit großer Dankbarkeit nähmen die Betroffenen und deren Angehörige ein solches Netzwerk von stationärer und ambulanter Versorgung direkt beim Krankenhaus an und würden möglicherweise sogar dankbar mitarbeiten. Das wäre doch ein wunderbares neues Modell der integrierten familiär-stationären Versorgung. Auch ließen sich so technische Probleme beim Übergang vom Krankenhaus in die Familien oder in Altersheime unmittelbar lösen, zum Beispiel die Organisation eines Rollstuhls, von Medikamenten, Infusionen, Sondenkost oder Dekubitusbetten gegen das Wundliegen.

Das alles ist teuer, aber um der Menschen willen, also schon aus Achtung vor dem Kunstwerk Leben und der Würde des Menschen, im wahrsten Sinne des Wortes »alternativlos«. Gleiches gilt für die Hightech-Medizin, die den Alten nicht vorenthalten werden darf, im Gegenteil: Gerade bei ihnen sind damit große Erfolge bei geringen Belastungen zu erzielen. Hier sind insbesondere nichtinvasive Verfahren oder sanfte Verfahren der Schulmedizin, aber auch Naturheilverfahren hervorzuheben – sowohl zur Diagnostik und Behandlung als auch zur Nachsorge und Rehabilitation. Sicher müssen alte Menschen lernen, Schmerzen und Beeinträchtigungen zu akzeptieren. Nur dürfen weder Kosten noch Mühen gescheut werden, diese Beeinträchtigungen auf ein möglichst erträgliches Maß zu reduzieren, was heute bei kreativem

Engagement von Ärzten, Krankenhäusern und Kranken-kassen meist möglich wäre – wenn es denn gewollt wird. Pflegende Berufe präsentieren nicht selten Lösungen oder geben Ratschläge für Hilfsangebote, die nicht selten aus Ignoranz oder aus formalen Gründen abgelehnt werden.

Eine Altersbegrenzung für medizinische Leistungen ist schlichtweg unmoralisch. Solange ein Mensch nur nach seiner beruflichen Leistung und Funktion betrachtet wird, ist natürlich jeder nutzlos, der außerhalb steht – sei er krank, behindert oder alt. Diese Reduktion ebnet jedoch einem zynischen Menschenbild den Weg. Man denke nur an das furchtbare Wort vom »unwerten Leben«. Nicht zuletzt deshalb sollte vor einer Entsolidarisierung mit den Alten und Kranken in unserer Gesellschaft eindringlich gewarnt werden. Die Vorstellung vom freudlosen, gar nutzlosen Alter darf nicht weiter um sich greifen. Wir müssen endlich wieder umdenken. Es geht um die Aufwertung und An-erkennung des Alters.

Vom Sinn des Alters

Weil sie nicht mehr in die Sozialkassen einzahlen, fallen äl-tere Menschen nur allzu oft durch die Maschen unseres ökonomisierten Denkens. Als Leistungsträger werden sie nicht mehr wahrgenommen. Die Gesellschaft verschenkt einen großen Teil ihres Potenzials. Denn die gesammelte Erfahrung und das Wissen, dass man schon Schwierigkei-ten überwunden hat, gibt Sicherheit und Gelassenheit bei der Steuerung vieler Prozesse. Gerade bei der Bewältigung von Verwaltungs- und Leitungsaufgaben verfügt die Gene-ration zwischen 55 und 75 oftmals über ein »menschliches

Know-how«, das den Jüngeren erst noch zuwachsen muss. Viele Pleiten von Jungunternehmern könnten vermutlich verhindert werden, wenn wir diese Ressourcen des Managements nicht ohne Not brachliegen ließen. Wir brauchen das Bündnis der Generationen, ein Bündnis von Dynamik und Erfahrung.

Vielleicht tut sich der ältere Mensch manchmal etwas schwerer im Umgang mit der neuesten Computertechnologie. Ich selbst könnte ein Lied davon singen. Dafür aber können jüngere Menschen manche Entwicklungen noch nicht in ihrer Tiefe beurteilen, in ihrer Tragweite übersehen oder Fehler im System nicht so schnell erkennen. Es ist auch keineswegs so, dass alles alte Wissen überholt und Wegwerfgut wäre. Altes Wissen kombiniert mit neuen Entwicklungen kann zu unvorhergesehenen Innovationen führen. Das gilt nicht nur im Handwerk, wo sich neue Technologien seit jeher mit altem Können verbinden. Das Alte kann das Know-how von morgen sein!

Ältere Menschen können nach wie vor, auch und gerade in der modernen Wissensgesellschaft, phantastische Lehrer sein. »Wenn wir alt sind, werden wir uns Geschichten erzählen können«, hat eine junge Slam-Poetin kürzlich gedichtet. Insbesondere von jungen Leuten wurde ihr Auftritt im Internet millionenfach aufgerufen. Die »User« haben erkannt, was den gestandenen Managern der mittleren Generation erst langsam dämmert: Der Wert von Geschichten liegt in der reflektierten Erfahrung, die wir als Ältere an andere weitergeben können, in der Motivation nach vorne, aber auch im Reflektieren dessen, was falsch und richtig ist.

Wer das Leben im Rückblick mit wissenden Augen betrachtet, macht Mut für die Zukunft. Ich denke da etwa an eine 100-jährige Frau, die mir ohne Verbitterung von ihrem Schicksal erzählte, von zwei Weltkriegen, vom Tod ihrer Angehörigen, von Kindern und Freunden, die gestorben sind. Menschen, die wie sie größtes Leid erfahren haben und trotzdem Ja zum Leben sagen, sollten uns Stärkung und Vorbild sein. Ernst, doch keineswegs verzagt erinnerte sich die alte Dame, wie sie nach dem Krieg auf den Turm des Kölner Doms gestiegen ist und auf die total zerbombte Stadt schaute. Kein Stein war mehr auf dem anderen. »Sie können sich das«, sagte sie, »beim besten Willen nicht vorstellen. Wo vorher bis zum Horizont noch Häuser, ganz Köln zu sehen war – Einöde.« Nein, ich vermag mir das wirklich nicht vorstellen, kann nur die Frau bewundern, die mir trotz allem mit ihren 100 Jahren versicherte: »Ich möchte noch ganz alt werden.« Das ist eine Botschaft der Hoffnung und ein motivierendes Beispiel. Aber wer möchte schon 100 werden?, fragen jetzt vielleicht einige. Meine Antwort: Die meisten 99-Jährigen! Über 50 Prozent der 100-Jährigen sagen, sie würden gerne noch lange leben. Erfahrung und Bildung der Alten bereichern unsere Gesellschaft: Sie sind das Bindeglied zur identitätsstiftenden Vergangenheit und zu den Traditionen, ohne die wir die Zukunft nicht gewinnen können.

Alte, oder sagen wir besser: reife Menschen, die gelassen und unaufgeregt zu erzählen, zu mahnen und zu raten verstehen, sorgen für das überlebensnotwendige Innehalten in der Hektik der modernen Konsumwelt.

Die besondere Situation der Hochbetagten

In den letzten 120 Jahren, über fünf Generationen hinweg, ist die Lebenserwartung der Deutschen um 44 Jahre gestiegen. Jedes Jahr nimmt sie um weitere drei Monate zu. Bis zum Ende des Jahrhunderts wird es nach einer Studie der Vereinten Nationen schon in fünf Ländern mehr als eine Million 100-Jährige geben – mit wachsendem Lebensanspruch. Folgt man der Hochaltrigen-Studie der Versicherung Generali, dann wünschen sich die Hochbetagten eine sehr viel aktivere Teilhabe am gesellschaftlichen und auch produktiven Leben, als sie ihnen bislang zugestanden wird.

Selbst habe ich erst unlängst in Zürich einen 95-Jährigen kennengelernt, der genau diesem Bild entspricht. Mit 40 Jahren war er an einer offenen Tuberkulose erkrankt, ist aber immer sportlich aktiv geblieben und selbst während der akuten Tuberkulose gegen den ärztlichen Rat in die Wälder zum Wandern gegangen. Heute ist er »topfit«, rudert noch über den Zürichsee und geht dreimal in der Woche in ein Fitness-Center. Seine Muskelmasse wächst. Nachdem er schon eine Fülle von Medaillen in seiner Altersklasse im Rudern eingesammelt hat, hat er jetzt seine erste Medaille als Leichtathlet gewonnen. Geistig hellwach, schreibt er gerade an einem Buch.

Sicher, diese und andere Beispiele mögen herausragende Einzelfälle sein. Nicht jeder hat das Glück, so lange so aktiv zu bleiben; nicht jeder verfügt über eine Konstitution, die das erlaubt. Andererseits sind es aber auch nicht nur die genetischen und biologischen Faktoren, die über den Grad unserer Fitness bis ins hohe Alter entscheiden. Auch habituelle Faktoren, also die Möglichkeiten, durch das eigene Verhalten den gesundheitlichen Gesamtzustand

zu beeinflussen, wirken lebensverlängernd. Die 103-Jäh-
rige in einem Altersheim in Staufen, die immer noch ihren Fahrradtrainer im Zimmer hat und täglich nutzt, wird
die Herzfrequenz, die Lungenfunktion und die Muskelkraft anders stärken und dadurch anders und mit mehr
Widerstandsfähigkeit auf altersbedingte Gesundheitsrisiken reagieren als jemand, der nur noch bettlägerig ist. Die
Funktionseinschränkungen schreiten individuell unterschiedlich schnell voran. Man kann den Verfall ein Stück
weit verlangsamen, gänzlich aufhalten kann man ihn
nicht. Und am Ende steht unausweichlich das Sterben, das
uns alle erwartet.

Doch es liegt auch in der Eigenverantwortung des Einzelnen sowie an der medizinischen Betreuung, wie diese
Phase verläuft, wie es gelingt, die körperlichen und mentalen Kraftreserven zu erhalten und zu aktivieren. Bei einem
älteren Menschen, von dem ich das Gefühl habe, er könne
seine Altersdiabetes und seine leichten Schmerzen durch
Bewegung überwinden, kann schon die psychische Motivation helfen, den Verfallsprozess aufzuhalten. Bis ins
hohe Alter kann man viel Bewegung in seinen Alltag integrieren. Gehen und Laufen setzen Endorphine frei – und
die wiederum erfreuen und stabilisieren die Seele. Bewegung regt den Kreislauf an, transportiert Sauerstoff ins Gehirn und stärkt das Gedächtnis. Wer beweglich bleibt, ist
zudem weniger sturzgefährdet. Wenn ich einen alten Menschen anrege, sich wieder zu engagieren – etwa Theater zu
spielen, musikalisch tätig zu werden, in einem Chor zu singen oder sein Klavierspiel wiederaufzunehmen, Gedichte
zu schreiben, zu malen –, dann ist das nicht nur eine Sinn
stiftende Erfahrung. Durch die Stimulierung der mentalen
Kräfte lassen sich auch die körperlichen Veränderungen

ein Stück weit beeinflussen. Ein Mensch, der sich in seinem Körper wohlfühlt, bewegt sich anders, schläft besser, ernährt sich gesünder und aktiviert seine Körperfunktionen besser. Wenn wir Ärzte die Betroffenen in diesem ganzheitlichen Sinn begleiten, mit einer gleichsam seelsorgerischen Verantwortung, können wir wieder Lebenslust und Lebensmut wecken. Entscheidend ist die ganzheitliche Betrachtung. Wenn ich einem Patienten helfe, seine Ernährung zu optimieren, ihm rate, mit viel Eiweiß und Fitness den Muskelaufbau anzuregen und mit Vitaminen und energieliefernder Nahrung seine Körper- und Denkfunktionen zu optimieren, dann kann sich das Selbstwertgefühl positiv verändern.

Wichtig für das Selbstwertgefühl ist auch die psychologische Seite. Eine Studie der Universität Klagenfurt kommt zu dem Ergebnis, dass auch hochbetagte und körperlich schwer eingeschränkte alte Menschen davon profitieren, wenn sie sich nicht nur mit der Vergangenheit aussöhnen, sondern sich auch Kraft und Hoffnung gebende Bilder für die Zukunft erlauben.

Gemeinsamkeit schafft Stärke

Ich halte es prinzipiell für falsch, wenn alte Menschen kaserniert und isoliert werden. Das Wegsperren der Alten in Seniorenheimen löst keine Probleme. Es befördert allenfalls die Illusion einer ewig jungen Gesellschaft. Nur entspricht das eben nicht der Realität, auch nicht der Realität, auf die wir unsere Kinder vorbereiten müssen. Was wir brauchen, ist die erkennbare Durchmischung der Generation. Sie allein entspricht als soziale Struktur den natür-

lichen Zyklen des Lebens. Warum also nicht Senioren-
heime mit Kindergärten integrativ verbinden? Kinder und
alte Menschen haben ja etwas gemeinsam: Sie leben nahe
an den Grenzen unserer Existenz – in jenen Phasen, in denen wir Heimat und individuelle Geborgenheit am stärksten brauchen. Und gleichwohl werden eben sie, Alte und
Kinder, oftmals aus der Mitte der Gesellschaft an den Rand
gedrängt. Diese Segmentierung mag eine preiswerte Lösung sein, aber zukunftsträchtig ist sie nicht, und mora-
lisch vertretbar gleich gar nicht.

Integrative Konzepte mit alten und jungen Menschen,
mit Gesunden und Behinderten oder Krebskranken wären
eigentlich normal und könnten dem jeweils Schwächeren
Lebensmut, Freude und Kraft geben. Aber statt uns darauf
zu besinnen, laufen wir Gefahr, überall Inseln zu schaffen:
Inseln für den Beginn des Lebens, Inseln fürs Sterben, Inseln fürs Heilen, Inseln fürs Religiöse und Spirituelle. Aber
Inseln isolieren uns voneinander. Menschen brauchen die
Nähe anderer, soziale Kontakte erhöhen die Intensität des
Lebens. Wenn wir dagegen so weitermachen wie bisher,
sind wir auf dem besten Weg in die Isolation.

Statt der persönlichen gibt es dann die Behandlung nach
Schema F. So geraten alte Menschen, wenn sie in eine Klinik eingewiesen werden, sehr schnell, fast schon routinemäßig unter Demenz-Verdacht. Da ist eine ältere Frau
nach einem Schlaganfall wieder genesen und rehabilitiert
worden. Kurz darauf stürzt sie unglücklich. Die Klinik, in
die sie dann eingeliefert wurde, wollte sie zunächst gar
nicht aufnehmen, weil sie desorientiert war. Hochgradiger
Demenz-Verdacht, hieß es. Dabei hatte die Frau sich durch
den Sturz nur einen Bluterguss, ein subdurales Hämatom,
also eine Blutung zwischen harter Hirnhaut und Gehirn,

zugezogen. Wie in vielen Kliniken war man auch in dieser auf den speziellen Fall nicht vorbereitet. Es fehlten die fachärztliche Kompetenz und die modernen Diagnosemöglichkeiten. Die Frau lag drei Tage im Krankenhaus ohne Diagnosestellung. Oder ein anderer Fall: Eine Frau, die unter Vollnarkose operiert wurde, war nach dem Aufwachen noch etwas verwirrt, was wahrscheinlich jedem von uns ebenso passieren würde. Während dieser Phase kam jemand, der einen psychologischen Demenz-Test durchführte, vielleicht aus abrechnungstechnischen Gründen. Sie selbst und die Angehörigen haben das als eine hochgradige Entwürdigung erlebt. Dabei muss jedem (und erst recht dem älteren) Patienten nach einer Operation erst einmal Zeit gelassen werden, zu sich zu kommen, betreut von Ärzten und Pflegepersonal. Im stationären Alltag ist das jedoch selten möglich. Die Zeit dafür fehlt, weil es an Personal fehlt, zumal an Schwestern und Pflegern. Alles muss immer schneller gehen, um die Fülle der Aufgaben wenigstens halbwegs bewältigen zu können – Notversorgung im wahrsten Sinne des Wortes. Dazu kommt, dass viele Beschäftigte in den Kliniken heute kein fundiertes Wissen über demenzielle und altersspezifische Erkrankungen haben. Nicht selten fehlt die Zeit für eine entsprechende Fortbildung; sie wird nicht angeboten. Zudem besteht häufig keine Verbindung zum Hausarzt, der umfassender über den Gesamtzustand des Patienten informieren könnte. Man hat auch dafür keine Zeit. Und wie von selbst kommt es dann zum Generalverdacht: alt gleich dement. Ein häufiger Fehlschluss – und ein Verstoß gegen die Menschenwürde.

Vergiss mein nicht: Demenz

Weil wir zwar immer älter werden wollen, uns aber scheuen, alt zu sein, neigen wir dazu, alles auszublenden, was uns daran erinnern könnte, dass das Alter nach wie vor mit Beschwerden und Verfall belastet sein kann. Besonders deutlich wird das in unserem Verhältnis zur Demenz. Wir wissen nicht, wie wir diesem geistigen Verfallen, dieser Form des langsamen »Wegtretens« begegnen sollen. Weil sich die Krankheit bislang weder mit Medikamenten behandeln noch wegoperieren lässt, weil sie unseren Traum vom unbeschwerten Alter stört, weil der Verlauf des Vergessens so unbegreiflich scheint, reagieren wir irritiert und nur allzu oft mit der Ausgrenzung derer, von denen wir meinen, sie nicht weiter erreichen zu können. 1,1 Millionen Demenz-Kranke leben heute in Deutschland. 250 000 Neuerkrankungen werden jährlich registriert. Was da im Zuge der weiteren demographischen Entwicklung auf uns zukommt, kann man sich leicht ausmalen, zumal wenig dafür spricht, dass wir in absehbarer Zeit über wirksame Heilmethoden verfügen könnten. Wir wissen nicht genau, was Demenz verursacht: Haben wir es mit organischen Veränderungen des Gehirns zu tun, oder sind womöglich toxische Einflüsse entscheidend? Umweltgifte, die wir mit der Nahrung zu uns nehmen? Kleinste Dosen von Pflanzenschutzmitteln, die ja auch die Nerven der Bienen lähmen können? Gibt es genetische Ursachen, oder ist die Demenz am Ende gar eine Schutzfunktion, mit der sich unser Gehirn vor Überlastung zu retten sucht? Nur wenn wir den ganzen denkbaren Ursachenkomplex im Blick haben, werden wir schließlich auch zu anderen Formen des Umgangs mit dieser Krankheit finden. Keinesfalls können wir ihr weiter mit peinlich berührtem Wegsehen begegnen. Vielmehr gilt es, die Demenz als eine Form menschlichen Alterns zu begreifen, zu erkennen, dass die Betroffenen ein Recht haben, ihr Leben, wie immer sie es erfahren mögen, in Würde weiterzuführen, und zwar nicht ausgeschlossen, weggesperrt, sondern in der Gemeinschaft mit denen, die das Glück haben, gesund zu altern. Hierzu gehört ein liebe- und verständnisvoller Umgang mit den Kranken daheim in der Familie sowie in den Pflegeeinrichtungen – ein Umgang, wie wir ihn auch für uns wünschen würden. Darauf, vor allem darauf kommt es an. Das Problem brennt uns unter den Nägeln, weltweit. Allein in Deutschland leben derzeit 850 000 Pflegebedürftige in stationären Einrichtungen, an die zwei Millionen werden in häuslicher Pflege versorgt.

Menschlich pflegen

Wie vieles im Gesundheitswesen ist auch die Pflege ein Geschäft geworden, unter ökonomische Zwänge geraten. Umso mehr sind wir als Ärzte aufgerufen, einer Tendenz entgegenzutreten, die die Kosten in den Vordergrund rückt. Denn wenn wir uns erst einmal auf die ökonomische Betrachtungsweise als Leitlinie unseres Handelns einlassen, dann werden uns die älteren Menschen zunehmend als Belastung der Bilanz erscheinen. Ohnehin hat das versorgungsindustrielle Denken und Handeln auch schon im Pflegebereich um sich gegriffen. Die tayloristische Arbeitsorganisation, die auch die Zuwendung zum Mitmenschen in Einzelschritte zerlegt und mit der Stoppuhr zu begrenzen versucht, ist ein Problem, weil sie die Mitmenschlichkeit abtötet oder die Pflegenden zumindest großen Zerreißproben aussetzt.

Doch es geht hier nicht nur um die Institutionen der Pflege, denn wir können das Problem nicht »abschieben«. Jeder von uns ist betroffen und kann plötzlich herausgefordert sein, selbst pflegend aktiv zu werden. Der Filmemacher David Sieveking hat ein Buch über seine demente Mutter geschrieben: *Vergiss mein nicht*, ein beeindruckendes menschliches Zeugnis, sehr ernst und voller Humor zugleich. Er zeigt darin, wie schwierig und bisweilen komisch es für die ganze Familie war, »dementisch« zu lernen, sich auf die Veränderungen in der Persönlichkeit der Mutter einzustellen. Der Leser erfährt, wie die Krankheit der Mutter es vermochte, Emotionen in der Familie zu wecken, die früher nicht möglich schienen. Später hat David Sieveking noch beschrieben, wie sehr er sich gerade in dieser für die Familie belastenden Zeit gewünscht hätte, dass sich Freunde nicht zurückziehen, dass aktive und entlastende Anteilnahme möglich gewesen wäre; dass etwas von der Fürsorgeenergie in der Gesellschaft, die er bei der Geburt seines Babys erfahren hat, auch »herübergeschwappt« wäre in die Situation der Krankenpflege, von der er sagt, dass sie »mehr Spaß macht, als man denkt«. Ich selbst habe das bei der Pflege meiner »vergesslichen« Familienangehörigen ganz ähnlich erlebt und mich an jeder Minute des gemeinsamen »dementischen« Miteinanders oder Lachens erfreut. Obwohl mein Vater am Ende seines Lebens, das letzte Jahr, im Grunde nur noch gelegen hat und sich nicht mehr äußern konnte, hat er uns, der Familie, sehr viel Kraft gegeben. Wir konnten uns in dieser Zeit voneinander verabschieden. Derartige Grenzsituationen zählen gewiss zu den prägendsten Erfahrungen, die wir machen können. Sie zeigen uns, dass jeder Mensch bis zur letzte Minute einer von uns ist, dass er Anspruch auf unsere Teilnahme hat, koste es, was es wolle: Zeit, Kraft und auch Geld.

Immer wieder wird es gesagt: Die größten Kosten im Gesundheitswesen verursachen die Patienten im hohen Alter, kurz vor dem Tod. Das stimmt – und stimmt auch wieder nicht. Jedenfalls müsste es so nicht sein, wenn wir vorher mehr tun würden, um den Erkrankungen, die uns im Alter drohen, rechtzeitig vorzubeugen. Bis heute haben wir kein Vorsorgesystem entwickelt, um dem Auftreten von Rückenproblemen, Arthrose, Bluthochdruck und anderem mehr im Alter schon in der Jugend präventiv zu begegnen. Hier bedarf es – man kann das nicht oft genug wiederholen – eines grundsätzlichen Umdenkens. Wir müssen lernen, das Leben in seiner zeitlichen Gesamtheit zu begreifen: vom Mutterleib bis zum Tod. Wenn wir das endlich täten – auch und vor allem in der Gesundheitspolitik –, dann würden frühzeitige präventive Maßnahmen und schonende Behandlungen nicht nur die große Erkrankungswelle zum Ende des Lebens reduzieren, sondern auch die Kostenexplosion vermeiden helfen.

Palliativmedizin – Schmerzen am Lebensende verhindern

»Wir können nichts mehr für Sie tun«, diesen Satz darf es für eine menschliche Medizin auch am Lebensende nicht mehr geben. Die Palliativmedizin ist heute in der Lage, die begrenzte verbleibende Lebenszeit eines Patienten mit möglichst viel Lebensqualität zu füllen und

Schmerzen, Luftnot, Angst und Übelkeit zu lindern. Da der Schmerz nicht nur eine körperlich-physische Komponente hat, ist die psychische und fürsorgende Behandlung umso wichtiger. Allein das Gefühl, aufgehoben zu sein, kann schon eine schmerzlindernde und entspannende Wirkung haben. Der seelische Schmerz, der aus dem Alleinsein resultiert, und auch der Schmerz, den einer empfindet, weil er Angst hat vor dem, was auf ihn zukommt, vor dem schwarzen Loch des Todes, verlangt nach einer menschlichen, durchaus seelsorgerischen Hilfe – auch in der Medizin. Und das nicht erst am Ende des Lebens. Die Lebenskunst, die *ars vivendi*, entsteht ja überhaupt erst in Auseinandersetzung mit der *ars moriendi*. Sie beinhaltet das Akzeptieren der Tatsache, dass zum Leben der Tod gehört. Und das wiederum verlangt für mich lebensbegleitend die spirituelle Auseinandersetzung mit dem immer möglichen Tod. Mit ihm müssen wir zu Lebzeiten unseren Frieden schließen – als Gläubige im Vertrauen auf Gott, als Nichtglaubende in der philosophischen Reflexion.

Wir haben in Deutschland bereits eine hervorragende Palliativmedizin, die mittlerweile auch ins Krankenhaus und in den ambulanten Raum hineinwirkt. Es gibt zudem sehr gute Hospiz-Einrichtungen. 50 Prozent der Menschen sterben heute im Krankenhaus, 40 Prozent in den Pflegeheimen. Aber 70 Prozent der Menschen würden gerne zu Hause sterben. Anders als in früheren Zeiten sind die Familien darauf jedoch nicht mehr vorbereitet, weder mental noch organisatorisch. Hier kollidiert das menschlich Gebotene einmal mehr mit der Realität einer konsumorientierten Leistungsgesellschaft. Dass das nicht allein am fehlenden Willen hängt und dass die Probleme, die der Tod in häuslicher Umgebung mit sich bringt, nicht immer ganz leicht zu bewältigen sind, weiß ich aus eigener Erfahrung. Ich habe in meinem Leben Patienten zum Sterben zu mir nach Hause geholt, wie Ernie damals. Seine Familie war überfordert, die Krebsstation im Krankenhaus auch. Er durfte in meinem Bett sterben, das war für mich ganz normal.

Unser moderne Welt gibt dem Tod weder Raum noch Zeit, geschweige denn, dass wir eine Kultur des Umgangs mit dem Tod entwickelt hätten. Schon gar nicht findet so etwas in unseren Krankenhäusern oder der täglichen medizinischen Praxis statt. Hier gehörte es aber hin! Aus der Medizin heraus könnte und müsste ein neues Sterbeverständnis entwickelt werden, zusammen mit den großen Konfessionen.

Andernorts – ich habe es in Sri Lanka erlebt – wird nicht nur der eigentliche Tod zelebriert. Die Zeremonie ist ein soziales Ereignis, eine Feier mit langer Vorbereitungszeit für die Familie und die Freunde in Verbindung mit den Priestern und Ärzten. Es gibt Jahresfeste des Gedenkens an den Verstorbenen, um die Verbundenheit mit den Vorfahren zu feiern. Der Tod ist also ins Leben integriert, er gehört dazu. Davon können wir nur lernen.

Sterbehilfe

Die Diskussion über Patientenverfügungen und Sterbehilfe hält unvermindert an. Dass sie nötig ist, kann niemand bezweifeln, der den klinischen Alltag kennt. Sie ist sogar überfällig, denn oft behandeln wir buchstäblich im rechtsfreien Raum. Der Gesetzgeber hat sich bisher nur unzureichend zu verbindlichen Regelungen durchringen können. Vielleicht setzt er auf die normative Kraft des Faktischen, denn immer mehr Menschen legen notariell beurkundete Verfügungen vor, die der behandelnde Arzt beachten muss.

Und dennoch: Es ist erst wenige Jahre her, da kam die Tochter einer Patientin zu mir und beklagte sich über einen Kollegen in einer anderen Klinik. Ihre Mutter, über 90 Jahre alt, war bewusstlos in dieses Krankenhaus eingeliefert worden. Die sie begleitende Tochter hatte dem Stationsarzt eine von einem Notar ausgefertigte Verfügung der Patientin vorgelegt: Keine lebenserhaltenden Maßnahmen um jeden Preis, insbesondere keine künstliche Ernährung, wenn eine Genesung nach menschlichem Ermessen ausgeschlossen ist. Es traten bei der an einem nicht mehr operablen Karzinom leidenden Frau bald Komplikationen ein, die auf Sicht zum Hungertod geführt hätten. Der behandelnde Arzt entschloss sich, trotz der bekannten Verfügung, eine Magensonde zu legen. Die Tochter wurde vor vollendete Tatsachen gestellt, obwohl sie mehrmals auf die Patientenverfügung hingewiesen hatte. Die Missachtung einer solchen Verfügung war und ist bisher nicht strafbewehrt, hingegen sind Kunstfehler sehr wohl strafbar, und unterlassene Hilfeleistung ist es ebenso. Der Kollege hatte sich durch seine Maßnahme zwar über den ausdrücklichen Willen der Patientin hinweggesetzt, war aber rechtlich auf der sicheren Seite. Er setzte die verfügbare Technik ein, um den Tod der Sterbenden gegen ihren Willen hinauszuzögern.

Ständig wachsen unsere technischen Möglichkeiten, Leben in früher finalen Situationen zu erhalten, und die Frage stellt sich gebieterisch, wann Pflege in Folter umschlägt und welcher Stellenwert dem Patientenwillen zukommt. Wohlgemerkt, ich rede hier nicht einer aktiven Sterbehilfe das Wort. Mir geht es einzig und allein um das Konzept einer liebevollen Medizin, also einer Medizin, die den Kranken oder gar Sterbenden nicht als Objekt, sondern stets als Subjekt sieht, so schwer das in vielen Einzelfällen sein mag. Möglich ist dies selbst dann, wenn der Patient nicht ansprechbar ist, beispielsweise mit besagter Verfügung und durch ärztliches Augenmaß.

Der Konflikt zwischen dem Menschenmöglichen und dem Menschenverträglichen, also dem, was dem Menschen am menschlichsten hilft und mithin ärztlich geboten ist, dieser Konflikt entwickelt im Angesicht des Todes natürlich besondere Brisanz. Er steht im Grunde aber schon am Anfang jeder Behandlung und ist während ihrer Dauer ständiger Gast. Wir bewegen uns bei jedem Therapieschritt auf dem schmalen Grat zwischen Machbarkeit und Zumutbarkeit oder zwischen Nutzen und Kosten, womit ich keine finanzielle Abwägung, sondern eine solche der Lebensqualität meine. Noch in der letzten Sekunde seines Lebens möchte ein Sterbender wohlbefindlich in die nächste Welt eintreten. Ich möchte das auch. Daher wird die Güterabwägung, ganz speziell angesichts unseres unentwegt wachsenden und verbesserten Instrumentariums, keineswegs leichter; sie fordert vielmehr in immer höherem Maß unsere prognostischen Fähigkeiten, das Akzeptieren individueller Entscheidungen und unser Fingerspitzengefühl, unser Einfühlungsvermögen, unsere seelsorgerische Zuwendung.

Wege zur Veränderung im System

Vorsorge – ein Leben lang

Wenn wir eine andere Vision von Gesundheit verwirklichen wollen, müssen wir der lebenslangen Vorsorge in allen Phasen unseres Lebens neue Beachtung schenken. Wenn wir methodisch einmal von einer möglichen Lebensdauer von 100 Jahren bei guter Lebensqualität und mentaler Klarheit ausgehen – was wissenschaftlich gesehen möglich wäre –, dann wäre es notwendig, ein Gesamtbild von den Volkskrankheiten zu bekommen und herauszufinden, welche Erkrankungen wann und in welcher Häufung in einer Region, in einem Land auftreten. In welchem Alter treten etwa Gelenk- oder Gefäßerkrankungen vermehrt auf? Wie hoch ist die Anzahl schwerer Gefäßerkrankungen? Wie häufig sind Herzinfarkte oder Schlaganfälle?

Fast 10 Prozent der erwachsenen Bevölkerung in Deutschland, in der Schweiz und in Österreich leiden an Diabetes, also der Zuckerkrankheit. Jeder Fünfte weiß laut der Deutschen Diabetes-Hilfe nichts davon. Es ist eine schleichende Erkrankung. Am lebenslang insulinpflichtigen Diabetes Typ 1 sind in Deutschland ca. 300 000 Menschen erkrankt, die übrigen sechs Millionen an dem mit Tabletten und/oder Insulin (1,5 Millionen) behandelbaren Altersdiabetes (Typ 2). 30 000 Kinder und Jugendliche leiden an Diabetes Typ 1, eine Verdoppelung bei den Kindern unter 5 Jahren wird bis 2020 vorausgesagt. Familiäre Veranlagung, Übergewicht, ungünstige (kalorienhaltige, kohlehydrathaltige) Ernährung und Bewegungsmangel gehören zu den Hauptursachen des Diabetes Typ 2, beim Typ 1 sind die Hauptursachen Vererbung und Infektionen. Übergewichtige Menschen aus anderen Kulturkreisen sind stärker betroffen. Trotzdem bleibt der Anstieg auch rätselhaft – Übergewicht (1,5 Milliarden weltweit, jeder Zweite in Deutschland) allein erklärt ihn nicht.

Besonders in Asien hat die Zuckerkrankheit in den letzten Jahrzehnten dramatisch zugenommen. Alte Essgewohnheiten werden durch den Konsum von Fast Food und Softdrinks verändert. In China wird von einem Zuwachs von heute 96 Millionen Diabeteskranken auf eine halbe Billion in 2030 ausgegangen, in Indien von heute 67 auf 120 Millionen in 2030.

Weltseuche Diabetes: Die Anzahl von Diabeteskranken liegt in Europa bei etwa 52 Millionen (Dunkelziffer 17 Millionen) und bei mehr als 380 Millionen weltweit (etwa 8,3 Prozent der Weltbevölkerung bezogen auf Erwachsene). Mindestens 90 Prozent sind an Typ 2 erkrankt. Schätzungen gehen für die nächsten 20 Jahre von einem Anstieg auf etwa 592 Millionen aus. Europa hat das höchste Vorkommen von Diabetes Typ 1 bei Kindern.

Wussten Sie, dass ein Viertel der Gesamtbevölkerung in Deutschland Bluthochdruck hat (nur jeder Zweite weiß es) und dass über die Hälfte der Kinder und Jugendlichen zwischen 10 und 17 Jahren unter Rückenschmerzen leiden? Wir sollten daher auch wissen, wie sich Volkserkrankungen über die Lebenszeit verteilen und in welchen Lebensjahrzehnten sie verstärkt auftreten. Wenn diese Daten auf einer Skala von 1 bis 100 Jahren aufgetragen würden, ließen sich Antworten auf die entscheidende Frage ablesen: In welcher Phase sind welche Interventionen, Aufklärungskampagnen oder sonstigen medizinischen Maßnahmen sinnvoll, damit die jeweilige Erkrankung möglichst nicht oder nicht mehr so häufig auftritt oder zumindest so milde verläuft, dass sie im Alter nicht zu einem großen Problem wird? So könnten wir nicht nur die kritischen Perioden eines individuellen Lebens, sondern in der Konsequenz auch das Gesundheitswesen insgesamt entlasten. Das heißt: Ich muss – wenn ich nun auch die Kostenbrille aufsetze – die Gesamtkosten eines Lebens von 0 bis 100 Jahren auch und gerade unter präventiven Gesichtspunkten im Blick haben und nicht mehr quartalsweise oder in Jahreszeiträumen rechnen. 2012 betrugen die Ausgaben für das Gesundheitswesen in Deutschland bereits 300 Milliarden Euro. Demnächst werden wir wahrscheinlich bei 350 Milliarden landen, wenn wir nicht die richtigen Maßnahmen ergreifen. Man könnte sich allerdings auch auf den Standpunkt stellen: Wir tun alles für unsere Bevölkerung und geben auch 400 Milliarden oder mehr aus, damit möglichst alle Bürgerinnen und Bürger an Körper und Seele gesunden oder gesund bleiben. Eine Frage der Haltung!

Auch dagegen wäre prinzipiell nichts einzuwenden. Nur muss das Geld auch richtig eingesetzt werden, entsprechend den veränderten Bedingungen und Möglichkeiten. Warum investieren wir nicht in großem Stil in die digitale Technologie einer Tele-Ambulanz, die für die Kommunikation zwischen dem Hausarzt und den in den urbanen oder ländlichen Räumen allein zu Hause lebenden Menschen, etwa bei Gehstörungen oder Sturzgefahr, hilfreich ist?

Wenn in die Tele-Ambulanz investiert würde, gäbe es nicht nur eine bessere und dichtere Versorgungsqualität, sondern auch viele neue Arbeitsplätze in ambulanter Pflege und mobiler Versorgung: Medizin als Beschäftigungsmotor. Auch in eine flächendeckende Palliativ- oder Hospiz-Medizin könnten wir dann effizienter investieren. Natürlich müsste dann bei anderen Etats in der Bundespolitik gespart werden, etwa bei der Rüstung.

Nach den Prognosen wird die Multimorbidität, also das Auftreten von Mehrfacherkrankung im Alter, zunehmen. Das betrifft vor allem chronische Erkrankungen. Das ist einerseits kein Wunder, da wir im Alter anfälliger werden. Andererseits ist es aber auch kein unausweichliches Schicksal, wenn man rechtzeitig gegensteuert. Doch unsere Medizin ist nicht darauf ausgerichtet, Menschen von Tabletten wegzubekommen. Wir halten also ständig chronisch kranke Menschen in ihrem Zustand, in ihrem Status quo, anstatt zu versuchen, sie wieder in normale Funktionsfähigkeit zu bringen und von der ständigen Angewiesenheit auf ärztliche Versorgung wegzubekommen. Die Folge: Die durch vermeidbare Gebrechen, Chronifizierungen und durch die Einnahme von Medikamenten bedingten Schäden nehmen mit steigendem Alter zu.

Wenn wir Ärzte aber das ganze Leben eines Menschen im Auge hätten, wenn wir versuchen würden, anfängliche Verschleißerscheinungen wie eine Arthrose der Rückengelenke oder Krankheiten wie Diabetes vielleicht im Einzelfall erst einmal nicht durch Medikamente zu behandeln, sondern zum Beispiel durch ärztlich kontrollierte und dokumentierte Bewegungsangebote, wenn jährliche Vorsorgeuntersuchungen auf 100 Jahre angelegt wären – dann könnten wir immer mehr Menschen auf der Welt helfen, bei klarem Verstand und wenig Schmerzen uralt zu werden.

Aber dazu ist nicht nur die entsprechende grundsätzliche Einstellung notwendig, wir bräuchten dazu auch nicht nur ein Vorsorgeheft für Kinder, sondern sollten schnellstmöglich mit einem persönlichen *Vorsorgebuch* für jeden Menschen arbeiten, das vom Lebensanfang bis zum Lebensende reicht und den Einzelnen motiviert, präventiv etwas für seine Gesundheit zu tun. Durch die im Gesundheitssystem vorhandenen, dokumentierten und auswertbaren Daten können wir zu genau kalkulierbaren Möglichkeiten und einem kontinuierlichen Angebot vorbeugender, wenn notwendig gezielter und meist weniger invasiver Maßnahmen kommen, die spätere Schadensbegrenzungen bzw. »-reparaturen« überflüssig machen würden. Damit würde auch der Hausarzt gestärkt, der nicht nur medizinische Interventionen durchführen würde, sondern in die lebenslange Begleitung eingebunden wäre, indem er diese Vorsorge koordiniert und als »Kümmerer« und Präventologe die hierfür notwendigen Maßnahmen einleitet. Das schafft Sicherheit, das schafft Vertrauen, und es schafft Gesundheit. Dazu parallel muss es in allen Lebensaltern, vom Kindergarten an, eine ausreichende Gesundheitsbildung geben, damit die Menschen in der Lage sind, mehr über Krankheit und Hilfe zur Selbsthilfe zu wissen.

Runde Tische schaffen

Unter dem Gesundheitswesen stellen sich die meisten ein System vor, das sich der Krankheit widmet und sie verwaltet. An die Stelle dieser Sichtweise muss ein Denken treten, das nicht nur von Gesundheit redet, sondern auch wirklich Gesundheit im Sinne einer hohen Lebensqualität für alle meint.

Wenn wir nicht umdenken und uns weiter mit der Behandlung bereits eingetretener Gesundheitsschäden begnügen, tun wir heute schon alles, um die Behandlungskosten in der Zukunft immer weiter in die Höhe zu treiben. So werden Kosten provoziert, von denen niemand sagen kann, wie sie einmal gedeckt werden sollen, ohne dass die Qualität der Versorgung für alle darunter leidet. Mit Geld allein wird sich das Problem immer nur vorübergehend lösen lassen. Was wir brauchen, sind strukturelle Veränderungen.

Der Rahmenbedingungen dafür muss der Staat schaffen – und alles andere ließe sich an runden Tischen lösen. Gemeint sind damit Zusammenschlüsse, die Patientenverbände sowie medizinische Institutionen wie Krankenkassen oder Krankenhäuser, Rettungsdienste oder Apotheken ebenso umfassen wie die niedergelassenen Ärzte und Physiotherapeuten oder andere Berufsgruppen, um im Netzwerk in den Quartieren die medizinische Versorgung kontinuierlich zu analysieren und zu verbessern.

Der regionale Aspekt spielt dabei eine entscheidende Rolle. Im Schwarzwald sind die Gegebenheiten andere als in Großstädten wie Berlin oder Hamburg. Deswegen empfehle ich, in jeder Region auch kleinere runde Tische zu entwickeln, in denen spezifische Vorsorgekonzepte entwickelt werden, auch um bestimmten regionalen Gefährdungen zu begegnen. Auch einzelne Stadtteile könnten sich zu solchen runden Tischen zusammentun und so ihren medizinischen Alltag und ihr Netzwerk organisieren. Auch die spezifischen Krankheiten eines Ortsteils würden so gezielt angegangen. Da ist der Apotheker genauso dabei wie der Ernährungsberater oder der Physiotherapeut, da kann der Supermarkt mit der Bioabteilung genauso mitmachen wie der Bioladen und die Feuerwehr, die den Sanitätsdienst stellt – und nicht zu vergessen die Mitarbeiter in der Gesundheitserziehung. Wir brauchen sinnvolle Synthesen und müssen endlich lernen, das enorme Wissen der Menschheit, das uns auch digital vorliegt, zu nutzen.

Natürlich geht es dabei immer auch um die Sicherung der Qualität. Aber das Entscheidende ist doch, Medizin vor Ort zu betreiben. Die zentrale und die dezentrale Perspektive müssen zusammengehen. Dann werden wir auch in der Lage sein, medizinisch unterversorgte ländliche Regionen wieder ganz anderes zu reaktivieren. Politische und finanzielle Anreize sind zu schaffen, damit Ärzte und medizinische Teams aufs Land gehen, weil dort die Arbeitsbedingungen und die finanziellen Möglichkeiten wieder attraktiv werden: freie Niederlassung, Einzelvergütung von medizinischen Leistungen statt Pauschalen, telemedizinische Versorgung, die bezahlt wird. Das zöge wieder andere medizinische Versorger nach, den Bioladen oder den Gesundheitsmarkt, der sich dem Anliegen der Gesundheitsversorgung verschreibt.

Flexible Krankenversicherung nach dem KASKO-Prinzip

Wir haben hierzulande, zumindest wenn man von den Abrechnungsmodalitäten ausgeht und etwas zugespitzt formuliert, eine Mehrklassenmedizin.

Ich selbst bin gesetzlich versichert und habe daneben

Versicherungen für Zusatzleistungen abgeschlossen. In diesem Sinn plädiere ich für die Ausnutzung der Möglichkeiten des bestehenden Systems: also eine Versicherung, die die Grundrisiken durch notwendige, effiziente und bezahlbare Leistungen abdeckt und neben der man eine Versicherung für zusätzliche Leistungen im Krankenhaus oder im ambulanten Bereich abschließen kann. Die »*PrivaSetzliche*« Versicherung, das ist meine Vision: gesetzlich versichert und privat zusatzversichert.

Als Autofahrer kennen wir die Verbindung von gesetzlich vorgeschriebener Versicherung und privater Absicherung als Teil- oder Vollkasko zusätzlich zur normalen Versicherungspflicht. Auch sind wir es gewohnt, uns mit einem Pannendienst zu versichern. Das Prinzip stimmt: Du kaufst dir die Grundleistung der Pannenhilfe und kannst dann Zusatzpakete dazu erwerben. So sollten wir auch ein transparentes Versicherungswesen für die Gesundheit aufbauen, egal, ob gesetzlich oder privat versichert. Entscheidend ist die Qualität der Versicherungsleistung und die der angebotenen Zusatzpakete, sei es für Präventionsmaßnahmen oder für Hightech-Untersuchungen (z. B. den Ersatz des Herzkatheters durch schnelle Schnittbildgebung), sei es für Akupunktur, für Krebsvorsorge-Untersuchungen im erweiterten Stil oder für eine besondere psychotherapeutische Leistung. Jeder entscheidet selbst. Kasko-Beteiligungen beim Auto sind breit akzeptiert. Die Auto-Versicherung wird privat bezahlt, trotzdem nehmen viele das Zusatzangebot gerne in Anspruch. Auch der TÜV wird anstandslos gezahlt oder die Tierarztrechnung. Nur wenn es um uns selbst geht, werden wir skeptisch. Ja, es geht ans eigene Geld, wo wir doch schon monatlich so viel an die Krankenversicherung zahlen. Ja, auch Ärzte rechnen immer mehr Nebenleistungen (IGeL-Leistungen) ab, seitdem die Krankenkassen medizinische Leistungen wie die Glaukomuntersuchung oder den Ultraschall bei der gynäkologischen Krebsvorsorge aus den allgemeinen Erstattungsleistungen herausgenommen haben. Warum dann nicht ein Kasko-System einführen? Dann müssten individuelle Spezialbehandlungen nicht mehr aus eigener Tasche bezahlt werden. Der Versicherte würde die Rechnung für die Spezialleistungen des Arztes bei seiner Versicherung einreichen und bekäme unbürokratisch sein Geld zurück.

Dass Kassenpatienten dreimal länger auf einen Termin beim Facharzt oder ungebührlich lange auf eine Computertomographie- oder Kernspin-Diagnose oder einen Operationstermin warten müssen, ist nicht in Ordnung. Jeder Mensch ist nicht nur nach dem Grundgesetz gleich. Jeder hat auch einen Anspruch darauf, in der Grundversorgung gleich und nach dem Grad der Dringlichkeit behandelt werden, jedem sollte das für seine Gesundheit Notwendige zur Verfügung gestellt werden, unabhängig von Einkommen, Herkunft, Stand oder (gesetzlichem bzw. privatem) Versicherungsstatus. Wenn wir mit den (inzwischen wieder abgeschafften) 10 Euro Praxisgebühr pro Quartal – also 40 Euro pro Jahr – eine medizinische Kasko-Versicherung geschaffen hätten, anstatt sie ersatzlos abzuschaffen, wären wir heute auf diesem Wege weiter. Die 10 Euro waren akzeptiert. Jeder hätte die Möglichkeit gehabt, sich für wenig Geld zusätzlich versichern zu lassen, etwa für natürliche Heilverfahren oder technisch innovative Möglichkeiten. Nicht das System müssen wir ändern, sondern das Beste aus ihm machen und neue Möglichkeiten schaffen, beispielsweise auch für die Abrechnung und die Transparenz im System.

Ein Netz therapeutischer Kompetenzen

Meine Vision von medizinischer Versorgung lässt sich mit wenigen Sätzen beschreiben: Der Hausarzt übernimmt im Netzwerk der Therapeuten eine Schlüsselrolle als Lotse: Er weist dem Patienten den Weg zu den für ihn geeignetsten Behandlungsangeboten und nimmt ihm die Angst vor dem oft als bedrohlich empfundenen Medizinsystem. Nach dem Prinzip des abgestuften Einsatzes entscheidet der Hausarzt, wie weit er selbst helfen kann, wann und welche Spezialisten zu Rate zu ziehen sind, wo es die besten Möglichkeit zur Rehabilitation gibt und in welchem Stadium er den Genesenden wieder übernehmen kann. Solches Gesundheitsmanagement verlangt allerdings Kenntnisse über Innovationen oder neue Möglichkeiten der Diagnose und Therapie, wie sie Hausärzte meistens zu wenig oder doch nach einiger Zeit nicht mehr haben, weil sie für umfassende Information und Weiterbildung kaum Zeit haben oder keine zusätzlichen Mittel aufwenden können – und für die Früherkennung von Krankheiten schon gar nicht. Das aber wäre ganz wesentlich, weil nur der Hausarzt genau weiß, welche Risikofaktoren beim Patienten vorliegen. Nur Puls, Cholesterin und Urinuntersuchungen als Vorsorgemaßnahme abrechnen zu dürfen ist ein Hohn. Weitere Angebote in einer Hausarztpraxis wie etwa Ultraschall- oder EKG-Angebote wären für ein integriertes und funktionierendes Präventionskonzept dringend notwendig. Alle Hausarztpraxen sollten in ein Netz von medizinischen Online-Diensten eingebunden werden, die Fernkonsultationen und eine telemedizinische Notfall-Fernüberwachung ebenso ermöglichen wie Ferndiagnosen. Eine Datenübermittlung in Bruchteilen von

Sekunden ist kein Problem, auch Bilder lassen sich in einer so hohen Auflösung mailen, dass praktisch kein Qualitätsverlust eintritt. Ein vom Hausarzt erbetener Rat etwa bei einem Bandscheibenvorfall könnte heute schon – auch von meinem Institut – ohne Zeitverlust zur Verfügung gestellt werden, gäbe es diese Vernetzung. Allein – man scheut die Investitionen, die nicht abrechenbar sind. Angst ist überall, in der Medizin aber in besonderer Weise der schlechteste Ratgeber, weil sie zum Kleben an Überholtem verführt und damit teurer ist als die gefürchtete Investition. Den Patienten werden so viele Möglichkeiten vorenthalten.

Partnerschaften mit dem Arzt

Die Ärzte haben viele natürliche Partner, die sie oft viel zu wenig als solche erkennen. Der Apotheker zum Beispiel kann sehr viel medizinische Aufklärung übernehmen, indem er dem Patienten erklärt, wie ein Medikament wirkt, welche Nebenwirkungen es hat, wie man es einnimmt und was der Patient sonst vielleicht alternativ tun könnte. In dieser Rolle sehen sich Apotheker heute schon mehr als früher, und man muss sie in dieser Entwicklung bestärken. Ärzte und Apotheker sind Partner! Dasselbe gilt für die Hebammen. Sie könnten entscheiden, wann die Schwangere ins Krankenhaus muss und wann nicht. Sie, die Hebamme, ist im Grunde die Steuerfrau während der Schwangerschaft und Geburt, nicht der Arzt. Früher wurde der Arzt erst während der Geburt dazugerufen, wenn es irgendwie schwierig wurde.

Zunehmend muss in einem Team auch der Psychologe für den Patienten die Führung übernehmen, zum Beispiel bei einem Menschen, der depressiv wird, weil er in einer sozialen Falle steckt, und der deshalb jetzt vielleicht unter chronischen Rückenschmerzen leidet. Da würde ich immer sagen: Die Psychologin leitet, und ich als Arzt unterstütze sie. Das ist einer meiner Vorschläge für ein zukünftiges, modernes Gesundheitswesen. Wie in einer Matrixorganisation wechselt die Leitung je nach Anforderung: Auf der einen Seite steht die Erkrankung, auf der anderen Seite das Wissen. Und dann ist mal der eine, mal die andere mit seiner bzw. ihrer spezifischen Kompetenz gefragt, im konkreten Fall die Leitung zu übernehmen.

Jeder Arzt, jeder Therapeut – ob Physiotherapeut, Osteopath oder Psychotherapeut – kann solche Netzwerke entwickeln, indem er sein Behandlungsfeld analysiert. Die Entwicklung solcher Netzwerke mit abrechenbaren Leistungen darf nicht an bürokratischen Hürden scheitern. Hier gilt es die Krankenkassen ins Boot zu holen, indem man ihnen die Vorteile, auch die finanziellen, von spezifischen Netzwerkleistungsangeboten aufzeigt.

Betriebliches Gesundheitsmanagement in Unternehmen

Alle Krankenkassen haben ein starkes Interesse daran, dass ihre Versicherten gesund sind und bleiben. Die Unternehmen teilen dieses Interesse, auch sie sind auf gesunde und leistungsfähige Arbeitnehmer angewiesen. Der Dritte in diesem Bund gleicher Interessen sind die Arbeitnehmervertretungen, die Gewerkschaften. Diese starke Gemeinschaft könnte den Motor für eine wirkliche Reform bilden. Durch das Zusammenspiel aller Beteiligen würde die gesundheitliche Situation der Mitarbeiter verbessert. Vor diesem Hintergrund ließen sich deren Motivation und Leistungsbereitschaft deutlich steigern.

Als Modellprojekte besonders geeignet wären die Volkskrankheit Rückenleiden oder auch Herzerkrankungen in all ihren Ausprägungen. Denn die Erkrankungen des Herzens und Rückens sind die Volksleiden Nr. 1 in Deutschland. Berücksichtigt man überdies den Arbeitsausfall, der durch diese Erkrankungen verursacht wird, so belief sich die Summe der direkten und indirekten Kosten bei den Rückenerkrankungen etwa im Jahre 2008 auf ca. 35 Milliarden Euro: 25,5 Milliarden krankheitsbedingte Kosten (Quelle: Statistisches Bundesamt 2014) plus ca. zehn Milliarden Euro durch Arbeitsausfallzeiten in den Betrieben. Das müsste nicht sein, gäbe es entsprechende Präventions- und Gesundheitsprogramme, die in Zusammenarbeit zwischen den Betrieben, den Arbeitsmedizinern, den Krankenkassen, den Hausärzten und integrierten rückenspezifischen Versorgungszentren durchgeführt werden könnten.

95,4 Millionen Arbeitsunfähigkeitstage durch Muskel-Skelett-Erkrankungen gab es im Jahr 2010, wobei hierbei die Rückenerkrankungen (ca. 50 Prozent) integriert sind, 26 000 Berentungen, 16 Milliarden Euro Ausfall an Bruttowertschöpfung – so laut der Präventionskampagne *Denk an mich. Dein Rücken* der gewerblichen Berufsgenossenschaften, der Unfallkassen, der Landwirtschaftlichen Sozialversicherung und der Knappschaft Bahn See. (Quelle: www.deinruecken.de)

Auch die Herz-Kreislauf-Erkrankungen, allen voran der Bluthochdruck – wie oben gesagt leidet die Hälfte der Bevölkerung darunter – und der Diabetes mellitus (fast 10 % der Bevölkerung) als Volkskrankheiten sollten in den Betrieben eine andere Berücksichtigung finden als bisher. Die Hälfte aller Herzinfarkte und zwei Drittel aller Schlaganfälle sind allein auf chronisch erhöhten Bluthochdruck zurückzuführen. Voraus geht meist die Gefäßverkalkung, die durch beide Erkrankungen wesentlich negativ beeinflusst wird. Eine kalorien- und kohlehydratreiche Ernährung, mangelnde Bewegung und Adipositas tun das ihre dazu.

Daher hier ein Beispiel für ein einfaches innovatives Check-up-Vorsorge-Modell für Herz- und Kreislauferkrankungen. Es wäre denkbar, dass man ein Großunternehmen zusammen mit einer Krankenkasse dafür gewinnt, speziell die Herzinfarktprävention als betriebliche Vorsorgeleistung anzubieten.

Die kardiale Vorsorgeuntersuchung könnte Männer und Frauen ab 40 Jahren sowie Risikopatienten erfassen. Erfolg und Effizienz sind bei einer solchen Maßnahme davon abhängig, dass eine gute Zusammenarbeit im medizinischen Netzwerk zwischen den Hausärzten, den Arbeitsmedizinern und den jeweiligen Fachärzten bzw. integrierten Versorgungszentren gegeben ist – z.B. kardiologische Untersuchungen wie Ultraschall und Belastungs-EKG und Blutanlysen vom Kardiologen. Neben diesen spezifischen Vorsorgemaßnahmen könnte etwa – wie in meinem Institut in Bochum – die katheterlose Herzkranzgefäßuntersuchung am schnellen Computertomographen oder Kernspintomographen durchgeführt werden.

Durch betriebliche Vorsorgeprogramme wie Sport, flexible Arbeitszeiten, Ernährungsumstellung, Arbeitsplatzgestaltung, Entspannungskonzepte und Personal Training könnten diese Vorsorgemaßnahmen effektiv begleitet werden. Wer sich als Unternehmer um gute Arbeitsbedingungen bemüht, wird auf motivierte und leistungsbereite Mitarbeiter zählen können.

Daher müssten in den Unternehmen die Themen Gesundheit, wertschätzende Arbeit und Führung sowie Arbeitsplatzgestaltung eigentlich eine viel größere Rolle spielen als bisher. Gerade kleine Betriebe stoßen ganz schnell an ihre Grenzen, wenn die beste Frau oder der beste Mann ausfällt. Was Betriebe brauchen, sind gut ausgebildete Gesundheitsbeauftragte bzw. Gesundheitslotsen. Sie könnten Veranstaltungen zur Information der Belegschaft anbieten. Den Teilnehmern könnten Bonuspunkte vom Betrieb und den Krankenkassen in Aussicht gestellt werden. Themen solcher Veranstaltungen könnten eine gesunde Lebensweise, gesundheitsgefährdende Faktoren, Motivationstechniken für die konsequente Änderung der Lebensweise, die Wahrnehmung der Körpersignale und die gesundheitsrelevante Analyse des Arbeitsplatzes sein. Aber auch die Initiierung von Fitness-Angeboten, psychologischen Beratungen oder Vorsorgeuntersuchungen in Zusammenarbeit mit den Betriebsärzten, Arbeitsmedizinern oder Krankenkassen würden in ihren Zuständigkeitsbereich fallen.

Seit sieben Jahren mache ich hierbei gute Erfahrung mit der Techniker Krankenkasse (TK). Im Rahmen der Initiative Gesundheit für Deutschland, deren Schirmherr ich bin, sind wir mit mobilen Vorsorge-Gerätschaften und Beratungen in vielen Betrieben in Deutschland gewesen. Sehr engagiert sind hierbei auch die Barmer GEK und die Knappschaft in Bochum. Und es scheint sich auszuzahlen. Die Betriebe stellen mehr und mehr fest, dass sich die

Investition in ihre Mitarbeiter auszahlt. Wertgeschätzt als Menschen und körperlich und mental fit schaffen sie dem Unternehmen dann auch die notwendige Rendite.

Viele dieser Aspekte sind mittlerweile unter der Bezeichnung *Betriebliches Gesundheits-Management (BGM)* von vielen Krankenkassen als Angebot für Groß- und Kleinbetriebe aufgenommen worden. Diese Krankenkassen arbeiten dabei z. B. mit vielen Anbietern von Gesundheitsdienstleistungen wie Krankengymnastinnen, Psychologen, Masseuren und Ärzten zusammen.

Die Gesundheitserziehung in Schulen fördern

Wer die Menschen für eine eigenverantwortliche Gesundheitsgestaltung gewinnen möchte, muss bei den Kindern anfangen. Eine Einführung des Faches »Gesundheit« in den Schulen fordere ich schon seit Jahren. Bereits in der Grundschule sollte mit der Gesundheitserziehung begonnen werden. Eine kontinuierliche Fortführung über alle Schulzweige bis hin zur Berufsschule und zu den Universitäten ist wünschenswert. Als Inhalte dieses Unterrichts wären Themen denkbar wie die grundlegenden Funktionen des menschlichen Körpers, die Wahrnehmung von Körpersignalen als Hinweis auf entstehende Krankheiten, gesunde Ernährung, die richtige Sitzhaltung, entlastende Sport- und Bewegungsübungen, aber auch die Bedeutung der Natur und die Rolle des Menschen als Teil des Ökosystems. Wichtig wäre, dass der Unterricht interessant und abwechslungsreich gestaltet würde. Dazu könnten Demonstrationsobjekte, Filmmaterial oder die Internetnutzung eine wichtige Rolle spielen. Auch die Einbeziehung eines Hausarztes oder von Fachärzten und des Gesundheitsamtes der Region wäre sinnvoll. Die Etablierung eines Schularztes oder einer Schulkrankenschwester – zunächst ehrenamtlich – ist überfällig. Sie könnten die Gesundheitsausbildung übernehmen und auch Vorsorgeuntersuchungen initiieren und koordinieren.

Übergeordnetes Unterrichtsziel müsste es sein, dass man lernt, Verantwortung gegenüber dem eigenen Körper und der eigenen Gesundheit zu übernehmen, und hierzu konkrete Ratschläge erhält: Wie beuge ich Haltungsschäden vor? Was passiert, wenn ich zu viele Süßigkeiten und zu oft Fast Food esse? Günstig wäre es sicher auch, wenn dieser Unterricht in Abstimmung mit den Sportlehrern erfolgen könnte. Nach meinen täglichen Erfahrungen mit jungen Menschen ist es zwingend notwendig, die Lerninhalte des Sportunterrichts zu überprüfen und zu aktualisieren. Sport sollte weniger im Sinne von Leistungssport begriffen werden, sondern viel eher als Freude an der Bewegung. Junge Sportlehrer aus Vereinen könnten den nicht selten ausfallenden Sportunterricht an den Schulen übernehmen und gleichzeitig die Kinder für den Vereinssport motivieren.

Finale: Gesundheit und Wohlbefinden – ein Leben lang

Weil wir als Ärzte viel zu oft nur den Körper behandeln, Laborwerte anschauen, Urinwerte betrachten und Medikamente geben oder operieren – so wurden wir universitär und fachärztlich ausgebildet –, schränkt das unsere Wahrnehmung der Wirklichkeit ein. Wir sollten darüber hinaus lernen, uns den Menschen und seine persönliche Situation anzuschauen und zu sehen: Wo steht dieser Mensch eigentlich, der 20, 40, 60 oder älter ist? Welche Haltung zum Leben nimmt er ein, welche mentale Kraft hat er? Was kann man ihm zumuten? Was ist er bereit selbst zu tragen und in seinem Leben zu ändern, ohne dass er gleich medikamentös eingestellt werden muss? Wie kann ich ihn dazu bewegen, sportlich aktiv zu werden?

Es geht nicht nur um Lebensverlängerung und um möglichst viele Jahre, die zu gewinnen wären, sondern in erster Linie darum, den Jahren Leben zu geben – egal, wie lang die verbleibende Lebensspanne noch sein wird. Aber Qualität im Sinne einer Zusammenschau von Körper, Seele, Geist und sozialem Umfeld auf der einen Seite und Quantität im Sinne eines langen Lebens auf der anderen, das muss ja kein Gegensatz sein. Natürlich geht es nicht nur um Aktivität, sondern auch um Muße, um die Balance von Anspannung und Entspannung, um die Integration von Elementen der Besinnung, Ruhe oder Meditation neben der beruflichen Arbeit, ganz so, wie es das alte benediktinische Konzept als Modell für eine bestimmte Lebensform der Mönche seit anderthalb Jahrtausenden zeigt. Wir müssen den Menschen in Zukunft allerdings nicht nur mehr

Entspannung, sondern auch mehr gestalterische Möglichkeiten geben. Das sehe ich auch aus medizinischer Sicht, nicht nur, um einen Kollaps unserer Kultur, sondern auch, um ein gesamtgesellschaftliches Burnout von jungen und alten Menschen zu verhindern.

Ein zukunftsweisendes Modell wäre es, wenn alle Therapeuten dafür (besonders) bezahlt würden, dass sie vorsorgend tätig werden, damit Krankheiten gar nicht erst ausbrechen. Das Argument, dass der Nutzen vieler präventiver Maßnahmen wissenschaftlich nicht belegt sei, lasse ich dabei nicht gelten. Wir brauchen den Mut, uns heute auf den Weg zu machen. Was wichtig ist: Vorsorge, umfassende Untersuchungen schon bei Kindern – und dann auftretende bzw. sichtbare Schäden nach dem Prinzip »von leicht nach schwer« behandeln; gesunde, naturbelassene Ernährung schon in der Kita, spielerische sportliche Aktivitäten ebenso, Zusammenarbeit von Eltern, Erziehern und Ärzten, und im Krankheitsfall traditionelle Heilweisen mit der Schulmedizin verbinden. Wenn diese Prinzipen befolgt würden, wenn ein persönliches Vorsorgebuch auf 100 Jahre angelegt wäre mit einer Untersuchung pro Jahr, dann würden die Ausgaben im Gesundheitssystem in der Totalperiode eines individuellen Lebens geringer werden, davon bin ich überzeugt. Unsere bisherigen Annahmen machen mich mittlerweile ärgerlich. Ich höre sie seit 30 Jahren: »Wir haben eine alternde Gesellschaft, der demographische Wandel belastet die Ausgabenseite enorm, und wir können uns keine großen Ausgaben für Prävention leisten, weil sonst das System zusammenbrechen würde.« Monotone Wiederholungen, obwohl die Medizin sich rasant weiterentwickelt hat. Das Gegenteil ist der Fall: Nur wenn wir moderne Vorsorge- und Therapiemöglichkeiten einsetzen, werden wir in Zukunft weniger Ausgaben in der späteren Lebensphase haben.

Wenn wir das medizinische Leistungsangebot nicht *von leicht nach schwer* anlegen, also mit einfachen Therapieangeboten starten, bevor größere und schwerwiegendere Eingriffe erfolgen, und wenn wir nicht integrative Behandlungsmöglichkeiten aus Hightech und Naturheilkunde unter der Maxime »so wenig wie möglich und so viel wie gerade nötig« einsetzen – dann wird unser Gesundheitssystem nicht nur den Menschen nicht mehr gerecht, sondern es wird auch aus Gründen der Kostenexplosion zusammenbrechen. Dazu wird es aber nicht kommen, wenn jetzt gegengesteuert wird. Nicht nur Medizin und Technik haben sich rasant weiterentwickelt, sondern, dank digitaler Informationstechnologien, auch das weltweite medizinische Informationssystem. Dadurch wissen wir heutzutage viel umfassender über die Wirkungsweisen alter und traditioneller Heilverfahren Bescheid, aber genauso über die großen Erfolge modernster Schul- und Hightech-Medizin. Und wir können uns vernetzen.

Sieben Milliarden Menschen, weltweit – was für ein gewaltiges Potenzial an Intelligenz und Kompetenz! Das Alte mit dem Neuen und verschiedene Kompetenzen miteinander verbinden, das ist meine Devise. Wohlbefinden und gute Lebensqualität für jeden, ein Leben lang – darum geht es. *Gesundheit!*

Mein Manifest der Lebenskunst

1. Sieh dein und unser aller Leben auf dieser Erde als ein *Wunder* und als ein *Geschenk*.

2. Besinne dich auch in der Hektik deines Alltags immer wieder darauf, was das *eigene Dasein* möglich macht: Trilliarden mal Trilliarden Zellen. Sie konkurrieren nicht, sondern schaffen in einem grandiosen Miteinander tagtäglich gemeinsam *dieses Wunderwerk Leben*.

3. Staune über die unendliche Komplexität des Körpers. Es bedeutet *Glück*, diese *Lebendigkeit* zu fühlen und darüber nachdenken zu können. Alle Menschen sind gleich.

4. Sei ganz du *selbst* – und erkenne dich gleichzeitig als Teil eines großen Ganzen. Und jeder ist *einzigartig*. Wir dürfen leben innerhalb der gesamten kosmischen Existenz – zumindest eine kurze Zeit.

5. Genieße die globale *Geschwisterlichkeit* und setzte dich für sie ein. Das Heute und auch die Zukunft benötigt unsere liebevolle *Fürsorge*.

6. Lass dich nicht leben, lebe selber – im *Einklang* mit der Natur. In Ruhe und innerer *Balance*, mit der eigenen Körpergeistseelischen *Urkraft. Du bist deine eigene Marke*.

7. Wir sind mit anderen Menschen und Lebewesen *verbunden*.

8. Unsere *Lebenszeit* auf diesem Planeten Erde ist begrenzt – und sie ist *kostbar*. Daher sollten wir sie *genießen*.

9. Engagiere dich für deinen *Glauben* und für deine *Überzeugung*, aber respektiere gleichzeitig die Andersdenkenden. Ein *Lächeln* ist der kürzeste Weg zwischen zwei Menschen.

10. Lebe mit *Leidenschaft* und schöpfe *Kraft* aus innerer *Ruhe*. Selbst *kreativ* und *aktiv* werden. Sich *nicht behandeln lassen*, sondern *handeln*. Sei dein eigener Arzt.

11. Du bist nicht nur für dich allein *verantwortlich*. Wir alle sind verantwortlich für die globale Familie, für unseren Globus – auch für Tiere und Pflanzen.

12. Lebe *friedvoll* und *liebevoll* mit den anderen Menschen – überall und ohne Unterschied.

13. Du bist wesentlicher *Teil des Ganzen*. Das heißt auch: Sich nicht ablenken lassen – und nicht von der Meinung scheinbarer Autoritäten abhängig machen.

14. Wir können für unser eigenes Leben lernen, *Wesentliches* vom *Unwesentlichen* zu trennen. Das eigene Leben könnte ein *Kunstwerk* werden.

15. Es braucht Kopf und Herz, Wissen und Vernunft, Leidenschaft und Mut – um das Leben *verantwortlich* zu leben. Darin liegt *die Kunst zu leben. Jetzt!*

(aus: Dietrich Grönemeyer, Lebe mit Herz und Seele. Sieben Haltungen zur Lebenskunst, Verlag Herder, 11. Auflage 2014)

Dankeschön!

Ein großer Dank allen, die mich unterstützt haben. Allen voran den Patienten, aber auch Schwestern und Pflegern, die über ihr zum Teil tragisches Leid in diesem medizinischen System berichteten und mich dringend gebeten haben, das Buch zu schreiben. Mein Dank gilt auch meinen Mitarbeitern, besonders meiner persönlichen Referentin, Frau Gisela Heßler, für ihr unermüdliches Lektorat, aber auch Frau Anna Schmidt und Herrn Thomas Welt für die Unterstützung bei der Recherche.

Dem Verlag und den ungenannten Helfern danke ich für die Geduld mit mir und die Unterstützung beim Gesamtlektorat und der Fertigstellung des Werkes. Hierbei besonders Herrn Dr. Rudolf Walter ein ganz herzliches Dankeschön.

Dietrich Grönemeyer

Wichtige Adressen und Webseiten

Gesundheit allgemein in Deutschland

Bundesministerium für Gesundheit (BMG)
Rochusstr. 1
53123 Bonn oder
Friedrichstraße 108
10117 Berlin (Mitte)
Telefon: 030 18441-0 (bundesweiter Ortstarif)
Fax: 030 18441-4900
E-Mail: info@bmg.bund.de
Website: http://www.bmg.bund.de

Gesundheitsberichterstattung des Bundes
Graurheindorfer Straße 198
53117 Bonn
Telefon: +49 (0) 2 28 99 / 6 43 - 81 21
          +49 (0) 6 11 / 75 - 81 21
Fax: +49 (0) 2 28 99 / 6 43 - 89 96
          +49 (0) 6 11 / 75 - 89 96
E-Mail: gbe-bund@destatis.de
Website: www.gbe-bund.de

Statistisches Bundesamt
Gustav-Stresemann-Ring 11
65189 Wiesbaden
Telefon: +49 611 75 1
Fax: +49 611 72 4000
Email: poststelle@destatis.de

Robert-Koch-Institut
Nordufer 20
13353 Berlin
E-Mail: Zentrale@rki.de
Telefon: 030 - 18754-0 (Zentrale)
Website: http://www.rki.de

Deutsches Institut für
Medizinische Dokumentation und Information
Waisenhausgasse 36-38a
50676 Köln
Tel.: +49 221 4724-1
Fax: +49 221 4724-444
Website: http://www.dimdi.de

Thema Herz

Deutsche Herzstiftung e.V.
Vogtstraße 50
60322 Frankfurt am Main
Telefon: 069 955128-0
Fax: 069 955128-313
Email: info@herzstiftung.de
Website: http://www.herzstiftung.de

Deutsches Zentrum für Herz-Kreislauf-Forschung e.V.
Oudenarder Straße 16
Building D/04 (1st Floor)
13347 Berlin
Telefon: +49 30 45937-101
Fax: +49 30 45937-109
Website: http://dzhk.de

Thema Demenz

Deutsche Alzheimer Gesellschaft e.V.
Selbsthilfe Demenz
Friedrichstr. 236
10969 Berlin-Kreuzberg
Tel: 030 / 259 37 95-0
Fax: 030 / 259 37 95-29
E-Mail: info[at]deutsche-alzheimer.de
Website: http://www.deutsche-alzheimer.de

Internationale Adressen

Zu Gesundheitsthemen allgemein

World Health Organization
Website: http://www.who.int/en/

Thema Diabetes

International Diabetes Federation
166 Chaussee de La Hulpe
B-1170 Brussels, Belgium
Telefon: +32-2-538 55 11
Fax: +32-2-538 51 14
Website: http://www.idf.org